Partie I
Lexique

Vocabulaire anglais infirmier
Kit de survie en services de soins

Chez le même éditeur

L'intégrale. Diplôme IFSI, en 6 semestres, par P. Hallouët, G. Dagorne, V. Yhuel. 2019, 1544 pages.

L'intégrale. Stages IFSI, en 17 spécialités, coordonné par L. Sabbah. 2019, 2176 pages.

L'intégrale. Évaluations IFSI, en 1200 questions, par J. Chevillotte, C. Muller. 2020, 336 pages.

Méga Guide PHARMACO Infirmier, par L. Chouchana, N. Dussaule. 2020, 896 pages.

L'essentiel des PATHO. Par spécialité pour l'infirmière, par L. Pitard. 2019, 472 pages.

Vocabulaire anglais infirmier

Kit de survie en services de soins

Anne-Laure Guin

Enseignante certifiée d'anglais technique et médical à l'IFSI de Tarbes

2e édition

Elsevier Masson

ELSEVIER

Elsevier Masson SAS, 65, rue Camille-Desmoulins, 92442 Issy-les-Moulineaux cedex, France

Vocabulaire anglais infirmier - Kit de survie en services de soins, 2e édition, de Anne-Laure Guin.

ISBN : 978-2-294-77313-6
e-ISBN : 978-2-294-77381-5

Illustrations de Carole Fumat

Les indications et posologies de tous les médicaments cités dans ce livre ont été recommandées dans la littérature médicale et concordent avec la pratique de la communauté médicale. Elles peuvent, dans certains cas particuliers, différer des normes définies par les procédures d'AMM. De plus, les protocoles thérapeutiques pouvant évoluer dans le temps, il est recommandé au lecteur de se référer en cas de besoin aux notices des médicaments, aux publications les concernant et à l'Agence du médicament. L'auteur et l'éditeur ne sauraient être tenus pour responsables des prescriptions de chaque médecin.

Sommaire

Dédicace

À ma défunte collègue et amie Isabelle Derrien, qui m'a donné ma chance et fait confiance il y a 15 ans de cela à l'université de médecine et pharmacie de Rennes, et sans qui je n'aurais jamais trouvé ma vocation.

Remerciements

Cet ouvrage est le fruit d'échanges riches et réguliers avec 142 professionnels, mes anciens étudiants devenus professionnels, et mes étudiants. Qu'ils soient ici remerciés de m'avoir permis de comprendre leurs besoins et ainsi de proposer ce Kit de survie centré sur leur pratique et leur quotidien !

Je remercie mes collaborateurs : Aurélie Gaye, Joëlle Laulhe, Isabelle Capdevielle, Marie-Agnès Bignalet, Michel Fontourcy, Nathalie Henebel, Claire Duperoir, Caroline Lhomme, Ananda Vuillaume, Mathilde Etcheverry, Caroline Périssé, Véronique Barrière.

Je remercie les professionnels pour leur aide précieuse.

Je remercie mes anciens étudiants, maintenant professionnels, pour leur aide : les promotions 2011–2014, 2014–2017, 2012–2015, 2013–2016, 2015–2018, 2016–2019, 2017–2020 et 2018–2021. La liste complète se trouve sur le site www.apprendre-anglais-medical.fr.

Anne-Laure Guin

Chapitre 1
Anatomie

Dans ce chapitre, vous trouverez des termes correspondant à l'anatomie, aux parties du corps et différents systèmes anatomiques, accompagnés de **dessins**.

PARTIES DU CORPS – (FRONTAL) – *BODY PARTS* – (FRONT)

abdomen – ventre	*abdomen – belly*	13
aine	*groin*	12
aisselle	*armpit*	3
avant-bras	*forearm*	5
bras	*arm*	4
cou	*neck*	1
entre-jambes	*crotch*	10
épaule	*shoulder*	2
genou	*knee*	9
gorge	*throat*	18
main	*hand*	7
mamelon	*nipple*	15
nombril	*belly button – navel*	14
poignet	*wrist*	6
poitrine – sein	*breast*	16
sexe – organes génitaux	*genitals*	11
tibia (devant du mollet)	*shin*	8
torse	*chest*	17

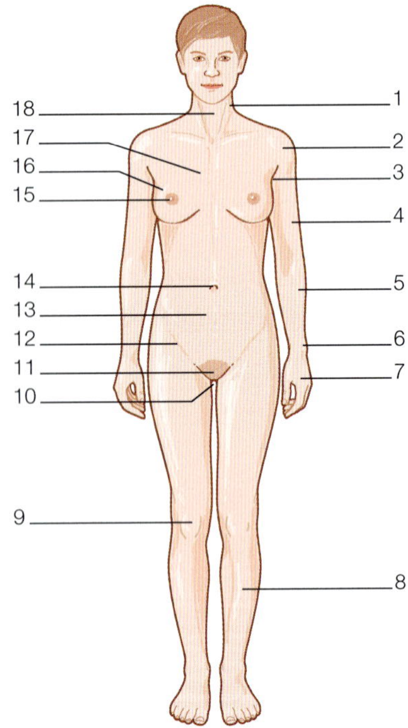

PARTIES DU CORPS – (DORSAL) – *BODY PARTS – (BACK)*

articulation(s)	*knuckle(s)*	6
cheveux	*hair*	2
cheville	*ankle*	14
coude	*elbow*	16
cuisse	*thigh*	9
dos	*back*	4
fesse/fesses	*buttock/buttocks*	8
hanche	*hip*	7
jambe	*leg*	10
membre(s)	*limb(s)*	15
mollet	*calf (pl: calves)*	11
nuque	*nape of the neck*	3
peau	*skin*	18
pied	*foot (pl: feet)*	13
taille	*waist*	5
talon	*heel*	12
tête	*head*	1
tronc	*trunk*	17

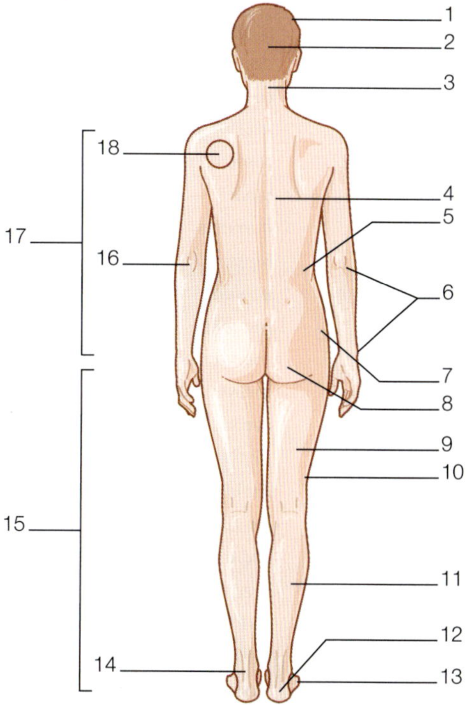

SQUELETTE (FRONTAL) – *SKELETON (FRONT)*

acromion	*acromion*	19
clavicule	*clavicle – collarbone*	21
coccyx	*coccyx*	10
col du fémur	*neck of the femur*	8
coracoïde	*coracoid bone*	20
cubitus – ulna	*ulna*	16
humérus	*humerus*	18
iliaque	*hipbone*	6
ischion	*ischium*	9
mandibule	*mandible*	2
manubrium	*manubrium*	3
métatarses	*metatarsal bones*	13
orbite	*eye socket*	1
phalange(s)	*phalange(s)*	12
radius	*radius*	17
rotule – patella	*kneecap – patella*	11
sacrum	*sacrum*	7
sternum	*breastbone – sternum*	4
symphyse pubienne	*pubic bone*	15
tarses	*tarsal bones*	14
xiphoïde	*xiphoid*	5

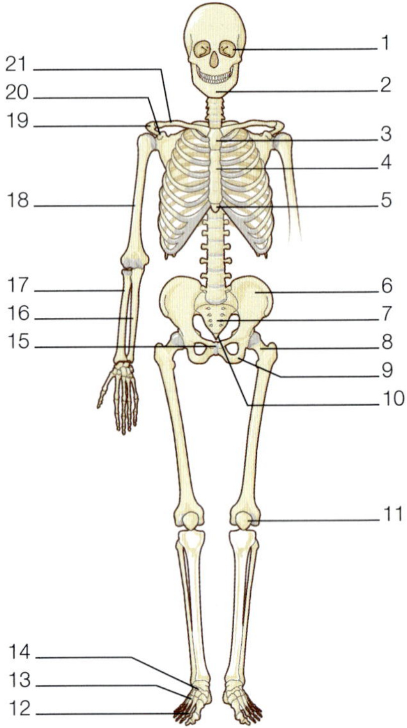

SQUELETTE (DORSAL) – *SKELETON (BACK)*

astragale – talus	*talus bone – ankle bone*	15
atlas	*atlas*	2
bassin	*pelvis*	17
cage thoracique	*rib cage*	5
calcanéum – calcanéus	*calcaneus – heel bone*	14
carpes	*wrist bones*	7
colonne vertébrale	*backbone – spine*	16
côtes	*ribs*	6
crâne	*skull*	1
fémur	*thigh bone – femur*	10
fibula – péroné	*fibula/perone/peroneal bone*	12
ménisque	*meniscus*	11
métacarpes	*metacarpal bones*	8
omoplate – scapula	*shoulder blade – scapula*	4
phalange(s)	*phalange(s)*	9
rachis cervical	*cervical spine*	20
rachis dorsal	*thoracic spine*	19
rachis lombaire	*lumbar spine*	18
tibia	*tibia – shin bone*	13
vertèbre(s)	*vertebra (pl: vertebrae)*	3

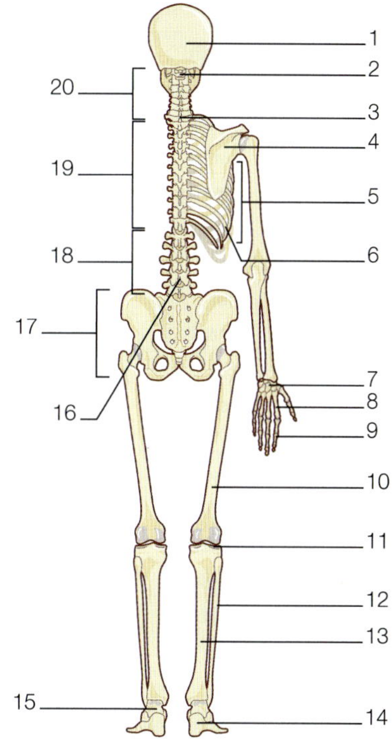

TÊTE ET VISAGE – *HEAD AND FACE*

bouche	*mouth*	9
cheveux (mèche de)	*hair (hair shaft)*	15
cuir chevelu	*scalp*	14
fossette	*dimple*	7
front	*forehead*	1
joue	*cheek*	5
mâchoire	*jaw*	10
menton	*chin*	8
narine	*nostril*	11
nez	*nose*	6
œil	*eye*	2
oreille	*ear*	4
pattes d'oies rides	*crow's feet* *wrinkles*	3
taches de rousseur	*freckles*	12
tempe	*temple*	13
tête	*head*	16

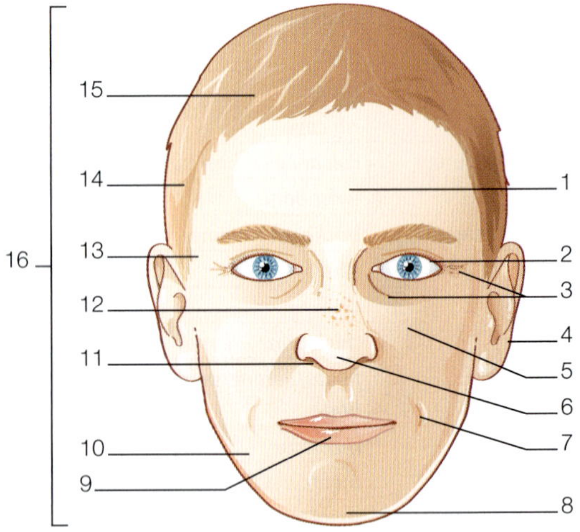

ŒIL – *EYE*

arcade sourcilière	*superciliary arch*	9
choroïde	*choroid*	13
cils	*eyelashes*	2
commissure de l'œil	*corner of the eye*	7
conjonctive	*conjunctiva*	4
cornée	*cornea*	19
corps ciliaire	*ciliary body*	11
corps vitré	*vitreous humor*	17
cristallin	*lens*	10
glande lacrymale	*lacrimal gland*	3
globe oculaire	*eyeball*	16
humeur aqueuse	*aqueous humor*	18
iris	*iris*	6
nerf optique	*optic nerve*	14
orbite	*eye socket*	–
paupière	*eyelid*	1
pupille	*eye pupil*	5
rétine	*retina*	15
sclère	*sclera*	12
sourcil	*eyebrow*	8

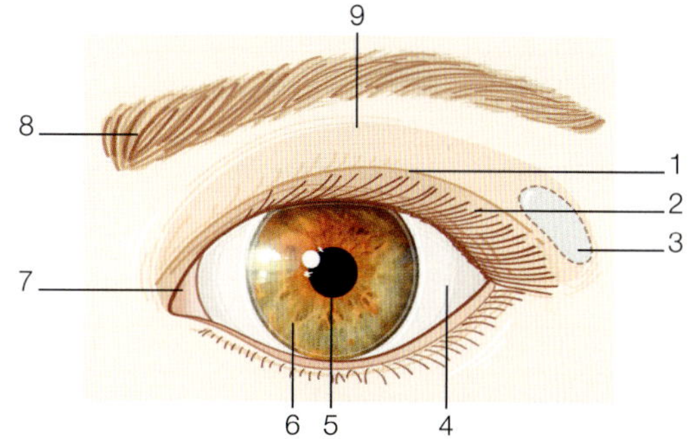

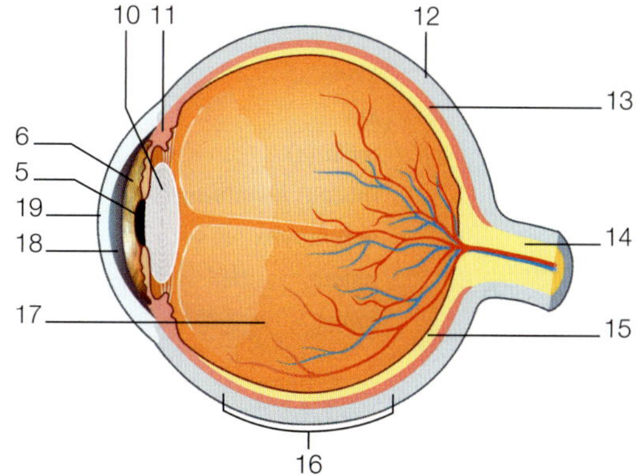

Vocabulaire anglais infirmier - Kit de survie en services de soins

BOUCHE – *MOUTH*

amygdale(s) – tonsille(s)	*tonsil(s)*	12
canine(s)	*canine(s)*	3
commissure des lèvres	*corner of the lips*	5
dent(s)	*tooth (pl: teeth)*	7
épiglotte	*epiglottis*	11
frein	*fraenum*	1
gencive(s)	*gum(s)*	15
incisive(s)	*incisor(s)*	2
langue	*tongue*	10
lèvre(s)	*lip(s)*	8
luette/uvule	*uvula*	13
mâchoire	*jaw*	–
molaire(s)	*molar(s)*	6
muqueuse(s)	*mucous membrane(s)*	–
oropharynx	*oropharynx*	9
palais	*palate*	14
raphé	*raphe*	4

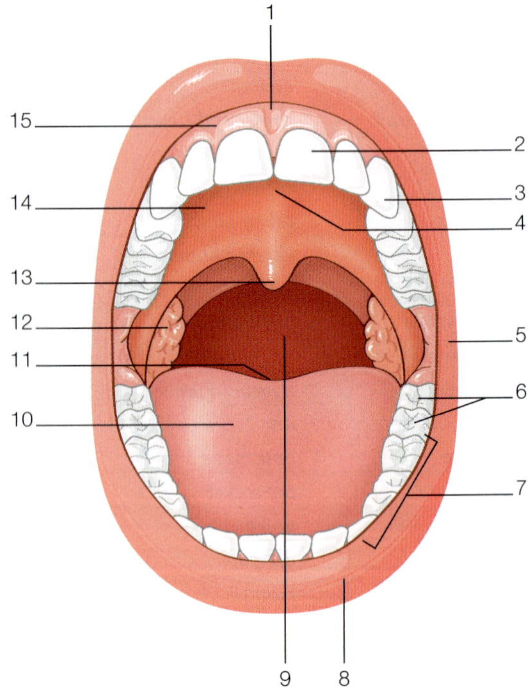

OREILLE – *EAR*

cartilage	*cartilage*	17
cochlée	*cochlea*	6
conduit auditif	*ear canal*	9
conque	*concha*	14
enclume	*anvil – incus*	2
étrier	*stapes – stirrup*	3
glandes à cérumen	*earwax glands*	10
hélix	*helix*	16
lobe	*earlobe*	11
marteau	*malleus – hammer*	1
nerf auditif	*auditory nerve*	5
osselets	*ossicles*	18
pavillon	*auricle – pinna*	12
poils	*hairs*	15
tragus	*tragus*	13
trompe d'eustache	*Eustachian tube*	7
tympan	*eardrum*	8
vestibule	*semi-circular canals – labyrinth*	4

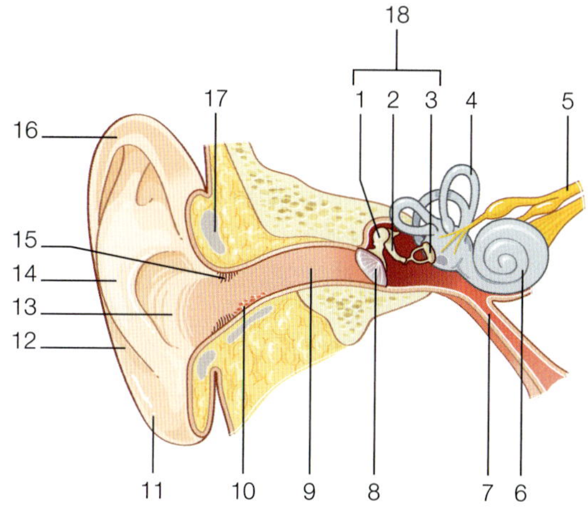

MAINS ET PIEDS – *HANDS AND FEET*

annulaire	*ring finger*	8
auriculaire	*little finger*	7
doigt	*finger*	6
index	*forefinger*	1
main	*hand*	5
majeur	*middle finger*	9
paume	*palm*	4
phalange(s)	*phalange(s)*	2
poing	*fist*	–
pouce	*thumb*	3

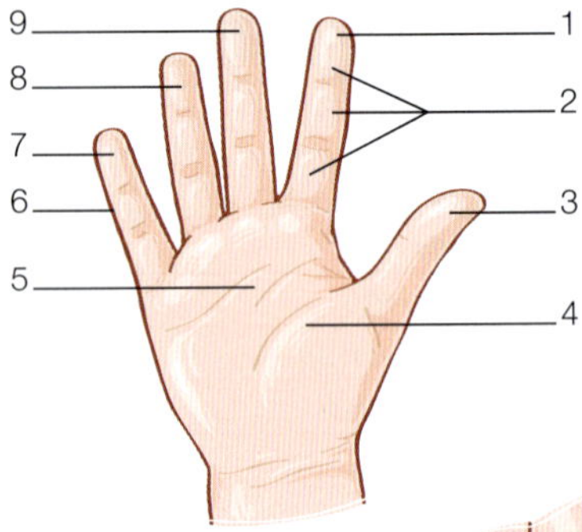

cou du pied	*instep*	8
gros orteil	*big toe*	3
malléole	*malleolus*	9
ongle(s)	*nail(s)*	7
orteil(s)	*toe(s)*	6
pied	*foot (pl: feet)*	–
plante du pied	*sole*	4
talon	*heel*	2
tendon d'Achille	*Achilles' tendon*	1
voûte plantaire	*arch of the foot*	5

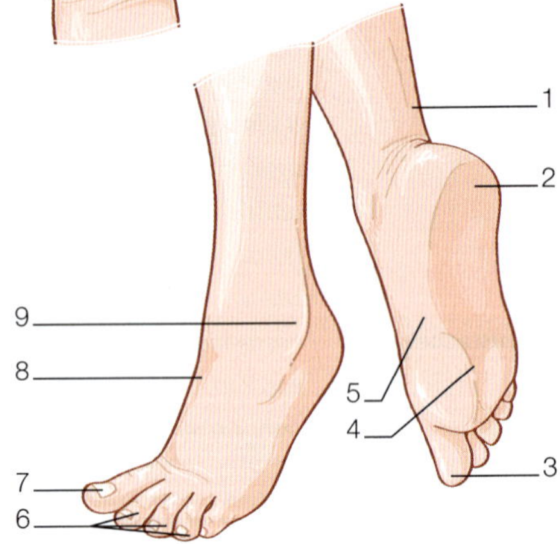

SYSTÈME RESPIRATOIRE – *RESPIRATORY SYSTEM*

alvéole	*alveolus – air sac (pl: alveoli)*	10
bronche	*bronchus (pl: bronchi)*	7
bronchiole	*bronchiole*	9
cage thoracique	*rib cage*	6
carène	*carina of trachea*	17
cavité buccale	*oral cavity*	19
cavité nasale	*nasal cavity*	20
cavité pleurale	*pleural cavity*	11
diaphragme	*diaphragm*	12
épiglotte	*epiglottis*	1
larynx	*larynx*	3
lobe inférieur	*inferior lobe*	13
lobe moyen	*middle lobe*	14
lobe supérieur	*superior lobe*	16
muscle intercostal	*intercostal muscle*	8
pharynx	*pharynx*	2
plèvre	*pleura*	4
poumon droit	*right lung*	15
poumon gauche	*left lung*	5
sinus	*sinus*	21
trachée	*trachea – windpipe*	18
voies respiratoires	*airways*	–

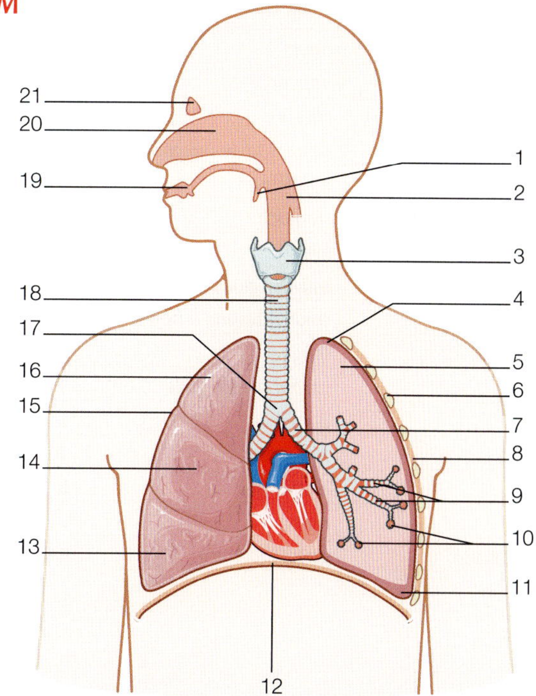

SYSTÈME DIGESTIF – *DIGESTIVE SYSTEM*

anus	*anus*	9
appendice	*appendix*	10
cæcum	*caecum*	11
côlon – gros intestin	*colon – large intestine*	12
duodénum	*duodenum*	13
estomac	*stomach*	4
foie	*liver*	15
glandes salivaires	*salivary gland*	2
intestin grêle	*small intestine – bowel*	6
langue	*tongue*	1
œsophage	*oesophagus – gullet*	3
pancréas	*pancreas*	5
pharynx	*pharynx*	16
rectum	*rectum*	8
sigmoïde	*sigmoid*	7
vésicule biliaire	*gallbladder*	14

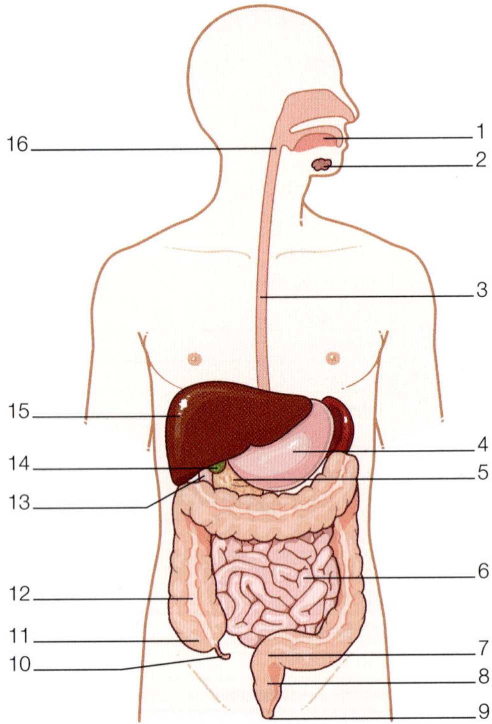

SYSTÈME URINAIRE – *URINARY SYSTEM*

aorte abdominale	*abdominal aorta*	1
artère iliaque	*iliac artery (pl: -ries)*	7
artère rénale	*renal artery (pl: -ries)*	4
bassinet	*renal pelvis*	20
calice	*calyx (pl: calyces)*	15
capsule rénale	*renal capsule*	17
colonne rénale	*renal column*	16
glande surrénale	*adrenal gland*	3
papille rénale	*renal papilla*	19
pyramide médullaire	*renal pyramid*	14
rein	*kidney*	6
substance corticale	*renal cortex*	13
substance médullaire	*renal medulla*	18
sphincter (muscle)	*sphincter (muscle)*	8
uretère	*ureter*	12
urètre	*urethra*	9
veine cave	*vena cava*	2
veine iliaque	*iliac vein*	11
veine rénale	*renal vein*	5
vessie	*bladder*	10

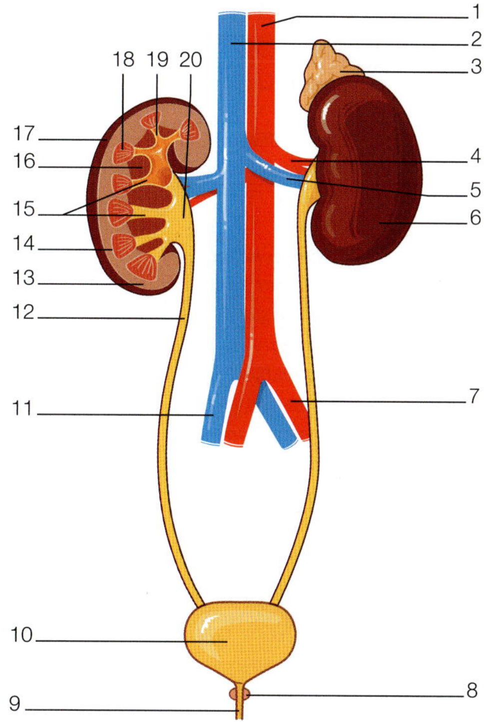

SYSTÈME NERVEUX – *NERVOUS SYSTEM*

arbre de vie	*arbor vitae – tree of life*	9
bulbe rachidien	*medulla oblongata*	6
cerveau	*brain*	19
cervelet	*cerebellum*	5
corps calleux	*corpus callosum*	17
cortex	*cortex*	2
crâne	*skull*	–
diencéphale	*diencephalon*	15
formation réticulée	*reticular formation*	10
glande pinéale – épiphyse	*pineal gland*	3
glande pituitaire – hypophyse	*pituitary gland – hypophysis*	13
hippocampe	*hippocampus*	12
hypothalamus	*hypothalamus*	14
lobe(s)	*lobe(s)*	–
méninges	*meninges*	18
mésencéphale	*midbrain*	4
moelle épinière	*spinal cord*	8
nerf(s)	*nerve(s)*	7
pont – protubérance annulaire	*pons*	11
sillons	*folds*	1
thalamus	*thalamus*	16

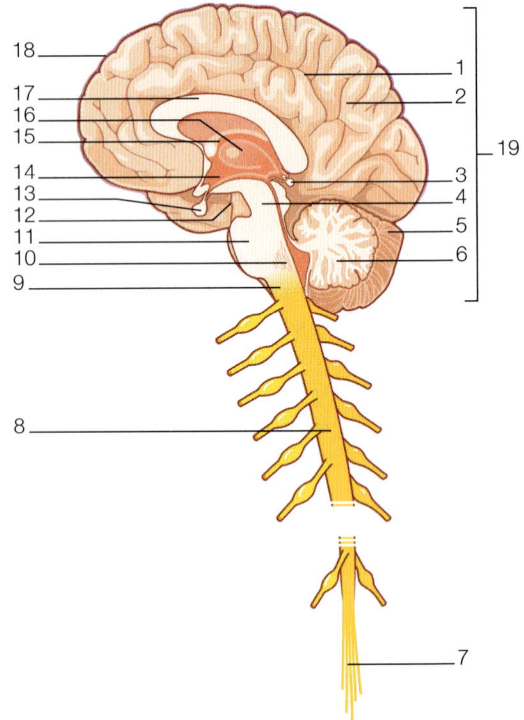

SYSTÈME NERVEUX – *NERVOUS SYSTEM*

branche musculaire du fémoral	*muscular branches of femoral nerve*	4
moelle épinière	*spinal cord*	19
nerf fémoral	*femoral nerve*	2
nerf fibulaire – péronier	*fibular nerve*	5
nerf génitofémoral	*genitofemoral nerve*	14
nerf iliohypogastrique	*iliohypogastric nerve*	15
nerf latéral de la cuisse	*lateral cutaneous nerve of the thigh*	10
nerf médian	*median nerve*	16
nerf musculocutané	*musculocutaneous nerve*	18
nerf obturateur	*obturator nerve*	13
nerf pudendal	*pudendal nerve*	11
nerf radial	*radial nerve*	17
nerf saphène	*saphenous nerve*	9
nerf sciatique	*sciatic nerve*	3
nerf sous-costal	*subcostal nerve*	1
nerf sural	*sural nerve*	7
nerf tibial	*tibial nerve*	6
nerf ulnaire	*ulnar nerve*	12
nerfs digitaux	*plantar digital nerves*	8

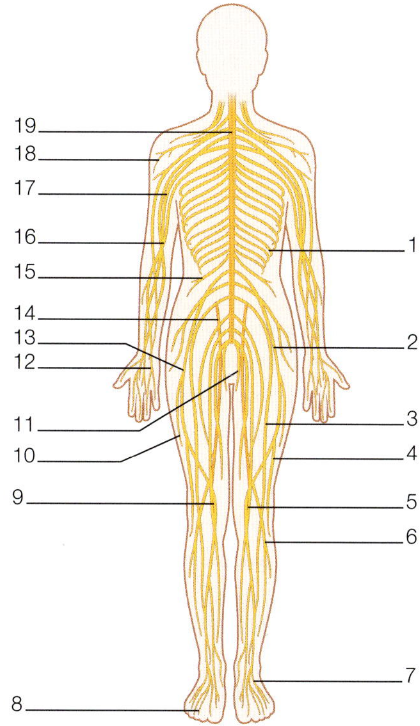

SYSTÈME CARDIOVASCULAIRE – *CARDIOVASCULAR SYSTEM*

artère brachiale	*brachial artery*	19
artère carotide interne/externe	*internal/external carotid artery*	1
artère radiale	*radial artery*	14
artère ulnaire	*ulnar artery*	15
artère et veine axillaires	*axillary artery and vein*	21
artères et veines digitales	*digital arteries and veins*	10/13
artère et veine fémorales	*femoral artery and vein*	12
artère et veine gonadiques	*gonadal artery and vein*	6
artère et veine hépatiques	*hepatic artery and vein*	4
artères et veines iliaques	*iliac arteries and veins*	7
artère et veine poplitées	*popliteal artery and vein*	11
artères et veines pulmonaires	*pulmonary artery and vein*	3
artère et veine rénales	*renal arteries and veins*	5
artère et veine sous-clavières	*subclavian artery and vein*	22
artères et veines tibiales	*tibial artery and vein*	9
veine basilique	*basilica vein*	18
veine cave inférieure/supérieure	*inferior/superior vena cava*	20

veine céphalique	*cephalic vein*	16
veine cubitale médiane	*medial cubital vein*	17
veines grande/petite saphène	*great/small saphenous veins*	8
veine jugulaire interne/externe	*internal/external jugular vein*	2

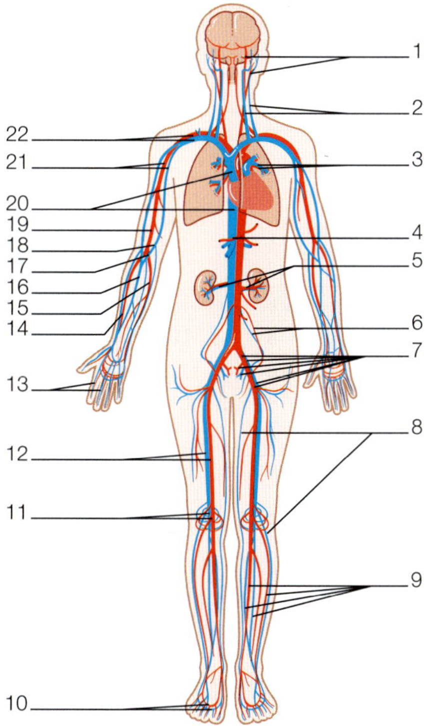
1
2
3
4
5
6
7
8
9
10
11
12
13
14
15
16
17
18
19
20
21
22

SYSTÈME CARDIOVASCULAIRE – *CARDIOVASCULAR SYSTEM*

aorte	*aorta*	1
apex	*apex*	9
artère(s) pulmonaire(s)	*pulmonary artery (-ries)*	2
cœur	*heart*	–
endocarde, myocarde, péricarde	*endocardium, myocardium, pericardium*	10
oreillette – atrium droit(e)/gauche	*right/left atrium*	4
septum	*septum*	8
valvule aortique	*aortic valve*	5
valvule mitrale	*mitral valve*	6
valvule pulmonaire	*pulmonary valve*	13
valvule tricuspide	*tricuspid valve*	12
veine cave supérieure/inférieure	*superior/inferior vena cava*	11
veine(s) pulmonaire(s)	*pulmonary vein(s)*	3
ventricule droit/gauche	*right/left ventricle*	7

Et aussi :

globules blancs, leucocytes	*white blood cells*
globules rouges, hématies	*red blood cells*
plaquettes	*platelets*
plasma	*plasma*

sang (circulation du)	*blood (stream)*
vaisseaux (sanguins)	*(blood) vessels*

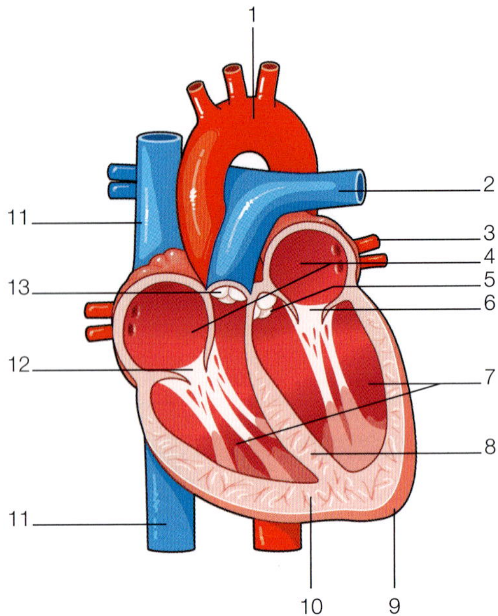

SYSTÈME ENDOCRINIEN – *ENDOCRINE SYSTEM*

glande pinéale – épiphyse	*pineal gland*	11
glandes parathyroïdes	*parathyroid glands*	4
glandes surrénales	*adrenal glands*	6
glande pituitaire – hypophyse	*pituitary gland – hypophysis*	2
hypothalamus	*hypothalamus*	1
ovaire(s) (chez la femme)	*ovary (pl: -ries)*	9
pancréas	*pancreas*	5
placenta (pendant la grossesse)	*placenta (during pregnancy)*	7
testicule(s) (chez l'homme)	*testicle – testis (pl: testes)*	8
thymus	*thymus*	10
thyroïde	*thyroid*	3

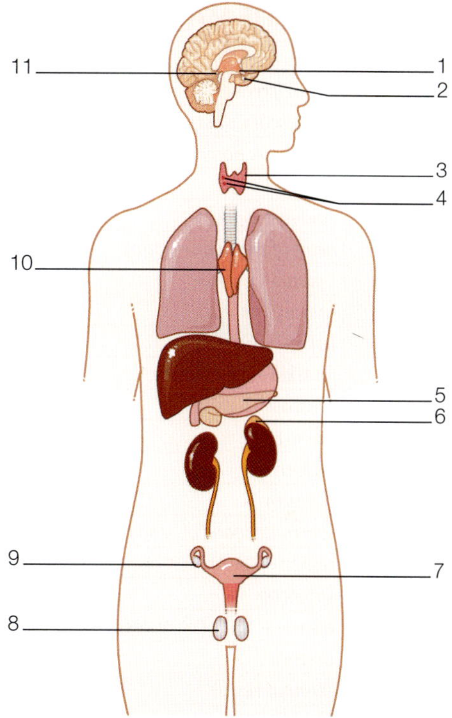

SYSTÈME REPRODUCTIF MASCULIN – *MALE REPRODUCTIVE SYSTEM*

anus	*anus*	6
canal déférent	*vas deferens*	7
canal éjaculateur	*ejaculatory duct*	3
corps caverneux	*cavernous body*	17
corps spongieux	*spongy body*	15
épididyme	*epididymis*	8
gland	*head of the penis – glans*	14
glande de Cowper	*Cowper's gland*	4
méat urétral	*urinary meatus*	12
pénis	*penis*	16
prépuce	*foreskin – prepuce*	11
prostate	*prostate*	18
pubis	*pubic bone*	19
rectum	*rectum*	1
scrotum	*scrotum*	9
spermatozoïde(s)	*spermatozoon (pl: -zoa)*	–
sperme	*semen – sperm*	–
sphincter	*sphincter*	5
testicule(s)	*testicle – testis (pl: testes)*	10
urètre	*urethra*	13
vésicule séminale	*seminal vesicle*	2
vessie	*bladder*	20

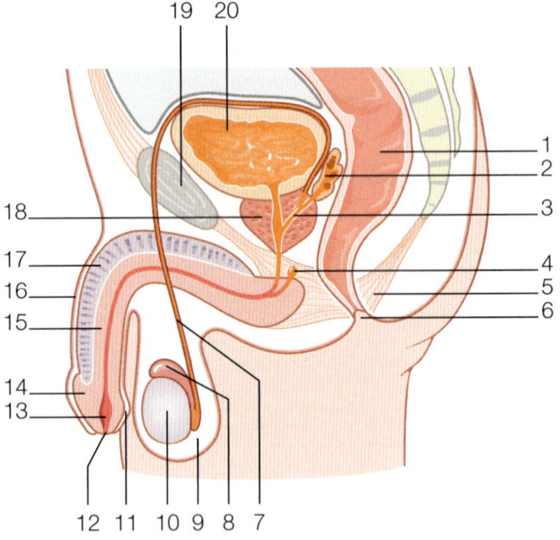

SYSTÈME REPRODUCTIF FÉMININ – *FEMALE REPRODUCTIVE SYSTEM*

anus	*anus*	7
clitoris	*clitoris*	13
col de l'utérus	*cervix*	4
endomètre	*endometrium*	3
glandes vestibulaires	*vestibular glands*	–
grandes lèvres	*labia majora*	11
méat urétral	*urinary meatus*	10
myomètre	*myometrium*	2
ovaire(s)	*ovary (pl: -ries)*	18
ovule(s)	*ovum (pl: ova)*	–
périnée	*perineum*	–
petites lèvres	*labia minora*	12
pavillon	*fimbria (pl: -riae)*	1
pubis	*pubic bone*	14
rectum	*rectum*	6
trompe utérine	*Fallopian tube*	17
urètre	*urethra*	9
utérus	*uterus – womb*	16
vagin	*vagina*	5
vessie	*bladder*	15
vestibule	*vestibule*	–
vulve	*vulva*	8

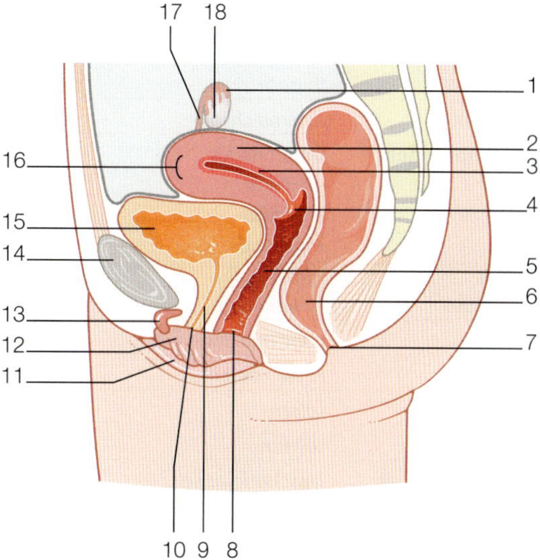

SYSTÈME LYMPHATIQUE – *LYMPHATIC SYSTEM*

amygdales	*tonsils*	17
appendice	*appendix*	11
canal thoracique	*thoracic duct*	14
citerne du chyle	*cisterna chyli*	13
ganglions lymphatiques	*lymph nodes*	
– axillaires	*– axillary*	4
– cervicaux	*– cervical*	16
– inguinaux	*– inguinal*	9
– intestinaux	*– intestinal*	12
– mésentériques	*– mesenteric*	8
moelle osseuse	*bone marrow*	10
plaques de Peyer	*Peyer's patches*	7
rate	*spleen*	5
thymus	*thymus*	15
vaisseaux lymphatiques	*lymphatic vessels*	6
végétations	*adenoids*	1
veine jugulaire	*jugular vein*	2
veine sous-clavière	*subclavian vein*	3

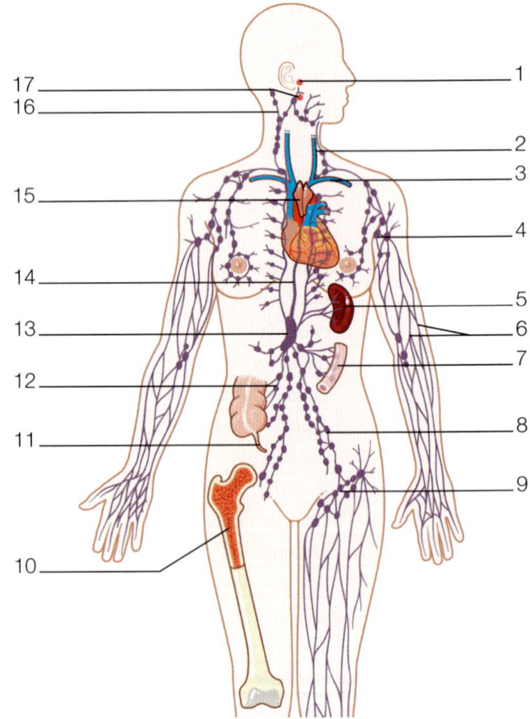

QUELQUES MUSCLES ET LEURS RÔLES – *MUSCLES AND THEIR ROLES*

abdominaux	*stomach muscles*	*They provide postural support and protect internal organs.*
abducteurs	*abductor muscles*	*They provide movement away from the midline of the body.*
adducteurs	*adductor muscles*	*They provide movement toward the midline of the body.*
biceps	*biceps*	*They enable to bend the arms.*
deltoïdes	*deltoid muscles*	*They provide flexion, rotation and extension of the arms.*
dorsaux	*muscles of the back*	*They protect the rib cage and enable the arms and back to move.*
extenseurs	*extensor muscles*	*They enable to increase the angle between two bones or body parts.*
fessiers	*gluteal muscles*	*They enable to perform a lot of movements: standing up, climbing, etc.*
fléchisseurs	*flexor muscles*	*They enable to decrease the angle between two bones or body parts.*
ligaments	*ligaments*	*They connect muscles to bones.*
lombaires	*lumbar spine muscles*	*They enable to straighten the spine up, rotate and stabilize it.*
pectoraux	*pectoral muscles*	*They enable to lift the arms.*
pronateurs	*pronator muscles*	*They enable to flip the hand palm down.*
quadriceps	*quadriceps*	*They enable to extend the knee.*
supinateurs	*supinator muscles*	*They enable to flip the hand palm up.*
tendons	*tendons*	*They connect bones to each other.*
trapèzes	*trapezius muscles*	*They provide upright posture support.*
triceps	*triceps*	*They enable to extend and retract the forearm.*

QUELQUES HORMONES ET LEURS FONCTIONS – *HORMONES*

adrénaline – épinéphrine	*adrenaline – epinephrine*	*Among other things, it produces glucose within the blood.*
cortisol	*cortisol*	*Among other things, it helps regulate blood pressure.*
dopamine et endorphine	*dopamine and endorphin*	*They produce a feeling of relaxation, well-being and pleasure.*
ghréline	*ghreline*	*It stimulates one's appetite.*
hepcidine	*hepcidin*	*It regulates the quantity of iron in the body.*
insuline	*insulin*	*It reduces the quantity of glucose in the blood.*
leptine	*leptin*	*It indicates satiation.*
mélatonine	*melatonin*	*It helps regulate sleep, puberty and menstruations.*
ocytocine	*ocytocin*	*Among other things, it eases childbirth and numbs the pain.*
œstrogène	*oestrogen*	*It has a role in the female puberty and menstruations.*
progestérone	*progesterone*	*It helps the fertilised egg to set in and grow.*
prolactine	*prolactin*	*It stimulates lactation and the flow of breast milk.*
somatotrophine	*growth hormone*	*It stimulates body growth.*
testostérone	*testosterone*	*Among other things, it stimulates the growth of the male reproductive system.*
thyroxine	*thyroxine*	*It increases the consumption of oxygen in the body.*
vasopressine	*vasopressin*	*It helps reduce urine volume.*

QUELQUES LIQUIDES BIOLOGIQUES – *BODY FLUIDS*

bile	*bile*
cérumen	*ear wax – cerumen*
chyle	*chyle*
colostrum	*colostrum*
cyprine	*vaginal fluid*
eaux (perdre les)	*waters (to break)*
endolymphe	*endolymph*
expectoration	*expectoration – sputum*
exsudat	*exudate*
glaire	*phlegm*
humeur aqueuse	*aqueous humour*
lait maternel	*breast milk*
larmes	*tears*
liquide amniotique	*amniotic fluid*
liquide cérébrospinal	*cerebrospinal fluid*
liquide péricardique	*pericardial fluid*
liquide péritonéal	*peritoneal fluid*
liquide pleural	*pleural fluid*
liquide synovial	*fluid*
lymphe	*lymph*

menstruations	*periods – menses*
moelle osseuse	*bone marrow*
morve (familier)	*mucus – snot (informal)*
mucus	*mucus*
périlymphe	*perilymph*
pus	*pus*
salive	*saliva*
sang	*blood*
sécrétion	*secretion*
sperme	*sperm – semen*
suc gastrique	*gastric juice*
suc pancréatique	*pancreatic juice*
sueur	*sweat – perspiration*
urine	*urine*

LES POSITIONS DU CORPS – *BODY POSITIONS*

Français	*Anglais*	Explications : *you need to...*
accroupi	*squatting*	*squat, by bending your knees and hips and pushing your knees out for more balance. Keep your back straight.*
assis droit (pieds ballants)	*"dangle" feet sitting*	*sit down on the edge of the bed, with your feet dangling.*
assis droit	*sitting position*	*sit down, with your feet in front of you.*
décubitus	*supine position*	*lie down on your back.*
décubitus latéral	*lateral position*	*lie on your side. We can give you a pillow to place between your legs, to feel more comfortable.*
décubitus semi-ventral	*semi-prone*	*lie on your stomach, with one knee bent so that your body is not lying completely flat.*
debout	*standing*	*stand, with both arms on each side of your body.*
demi-assis / 45°	*Fowler's*	*be half-sitting, with a 45 to 60 degree angle.*
demi-assis / 30°	*semi-Fowler's*	*be half-sitting with a 30 to 45 degree angle.*
position fœtale – chien fusil	*foetal*	*curl up in a ball on the side, with your knees close to your chin.*
genu-pectoral	*knee-chest*	*kneel and lean forward, rest your head down, and bottom up.*
position gynécologique	*lithotomy*	*lie flat on your back with knees flexed, legs spread apart (with your feet in the stirrups / close to your bottom).*
procubitus	*prone*	*lie on your stomach, with your head turned to one side.*
trépied	*tripod*	*sit down, lean forward, rest your head and arms here.*

Chapitre 2
Pathologies et problèmes médicaux

Dans ce chapitre, vous trouverez des termes correspondant à des maladies, pathologies et problèmes médicaux, triés par **spécialités**.

Phrases utiles :

Vous avez contracté un/une...	*You have caught a...*
Vous souffrez de...	*You are suffering from...*
Vous êtes affecté par...	*You are affected with...*

TERMES UTILES – *USEFUL TERMS*

affection	*affliction*
allergie/allergique avoir un terrain allergique	*allergy/allergic* *to be prone to allergies*
antécédents	*patient history – antecedents*
antécédents familiaux	*family history*
asymptomatique	*asymptomatic*
auscultation	*examination*
ausculter	*to sound somebody's chest*
bactérie(s)	*bacterium (pl: bacteria)*
bactérien	*bacterial*
bénin – inoffensif	*benign – harmless*
calcification	*calcification*
cicatrisation/cicatriser	*healing/to heal up*
complications	*complications*
condition physique (être/rester en bonne)	*bodily condition (to be fit/to keep fit)*
conflit	*impingement*
consultation	*medical appointment*
contagieux/contagion	*contagious/contagion*
convalescence (être en)	*convalescence (to be convalescing)*

curable-guérissable	*curable*
curatif	*curative*
dépistage (test de)	*screening (screening test)*
dépister	*to screen for*
diagnostic / diagnostiquer	*diagnosis / to diagnose*
durée de vie	*lifespan*
épanchement	*effusion*
épidémie	*epidemic*
évolution	*progression*
examen/examiner	*examination/to examine*
extravasation	*extravasation*
fongique	*fungal*
gérable	*manageable*
handicap	*handicap – disability*
handicapé	*handicapped – disabled*
imminent	*pending*
incubation (période d')	*incubation period*
incurable	*incurable*
infection	*infection*
infection nosocomiale	*in-hospital infection*
infestation	*infestation*

inflammation	*inflammation*
malade (adj.)	*to be sick – ill*
malade (n.)	*patient – sick person*
maladie	*disease – illness*
maladie auto-immune	*autoimmune disease*
maladie congénitale	*congenital condition*
maladie héréditaire	*inherited condition*
maladie idiopathique	*idiopathic disease*
maladie infectieuse	*infectious disease*
maladie mortelle	*deadly – lethal – fatal disease*
maladie rare	*rare disease*
maladie répandue	*widespread disease*
maladie saisonnière	*seasonal disease*
malin (tumeur)	*malignant*
microbe – germe	*germ*
mycose(s)	*fungus (pl: fungi)*
nocif	*harmful*
pandémie	*pandemic*
parasitaire/parasite(s)	*parasitic/parasite(s)*
patrimoine génétique	*genetic makeup*
polype	*polyp*
prédisposé à	*to be prone – likely to*
prédisposition	*propensity – proneness*

préventive	*preventative*
problème médical	*condition-ailment*
pronostic qui engage le pronostic vital	*prognosis* *life-threatening*
propagation/propager (se)	*spreading/to spread*
rechute (faire une)	*relapse (to have a relapse)*
remettre (se) – rétablir (se)	*to recover*
rémission (être en)	*recovery (to be on the mend)*
résistance	*resistance*
sain	*healthy*
santé (être en bonne santé) (aliments mauvais pour la santé)	*health* *(to be in good health)* *(unhealthy food)*
septicémie	*septicaemia*
séquelle(s)	*sequela(e), after-effect(s)*
symptomatique	*symptomatic*
symptôme (persistant)	*(lingering) symptom*
traitable	*treatable*
traitement (être sous)	*treatment – cure* *(to be on medication)*
ver	*worm*
virus / viral	*virus (pl: viruses) / viral*

MALADIES INFANTILES – *CHILDHOOD DISEASES*

apnée du prématuré	*premature baby apnoea*
appendicite	*appendicitis*
bronchiolite	*bronchiolitis*
colique	*colic*
coqueluche	*whooping cough – pertussis*
croup (laryngo-trachéo-bronchite)	*croup*
Dukes (maladie de) – la 4e maladie	*Duke's disease – fourth disease*
énurésie	*enuresis – bed wetting*
épiglottite	*epiglottitis*
érythème infectieux – 5e maladie	*erythema infectiosum – fifth disease – slapped cheek disease*
hypothyroïdie congénitale	*congenital hypothyroidism*
impétigo	*impetigo*
jaunisse	*jaundice*
maladie des membranes hyalines	*hyaline membrane disease*
malformation	*abnormality*
méningite	*meningitis*
mort-né	*still birth*
mort subite	*cot death – crib death*

oreillons	*mumps*
pied-main-bouche (syndrome de)	*hand-foot-and-mouth syndrome*
prématurité	*premature birth*
purpura fulminant	*purpura fulminans*
retard de croissance –(lié à la malnutrition) –(intra-utérin [RCIU])	*growth delay* *–stunting* *–foetal growth restriction*
roséole	*roseola – sixth disease*
rougeole	*measles – first disease*
rubéole	*German measles – rubella – third disease*
scarlatine	*scarlet fever – second disease*
sténose du pylore	*pyloric stenosis*
syndrome de Gianotti-Crosti – acrodermatite papuleuse infantile	*acrodermatitis – Gianotti-Crosti syndrome*
syndrome de sevrage du bébé	*withdrawal syndrome in new-borns*
syndrome du bébé secoué	*shaken baby syndrome (SBS)*
varicelle	*chicken pox*

MALADIES PSYCHIATRIQUES – *PSYCHIATRIC DISEASES*

anorexie	*anorexia*
autisme (troubles du spectre autistique [TSA])	*autism (autistic spectrum disorder [ASD])*
boulimie	*bulimia*
burn-out	*burnout*
délires chroniques	*chronic delirium*
démence	*dementia*
dépression-trouble dépressif	*nervous breakdown – depression*
état d'agitation aigu	*acute agitation*
état délirant aigu	*acute delirium*
idées suicidaires	*suicidal thoughts*
Korsakoff (syndrome de)	*Korsakoff's syndrome*
Manie	*mania*
névrose	*neurosis (pl: neuroses)*
orthorexie	*orthorexia*
paranoïa	*paranoid personality disorder*
Peter Pan (syndrome de)	*Peter Pan syndrome*
phobie	*phobia*
psychopathie	*psychopathy*
psychose	*psychosis*

retard mental	*mental retardation*
schizoïdie	*schizoid personality disorder*
schizophrénie	*schizophrenia*
schizotypie	*schizotypal personality disorder*
somnambulisme	*sleep-walking*
spasmophilie	*spasmophilia*
syndrome d'alcoolisation fœtale	*foetal alcohol syndrome*
syndrome de stress post-traumatique	*post-traumatic stress disorder (PTSD)*
trichotillomanie	*hair-pulling disorder*
troubles de l'addiction	*addictive disorders*
troubles de l'attention	*attention-deficit disorders*
troubles bipolaires	*bipolar disorders*
troubles dissociatifs	*dissociative disorders*
troubles de l'humeur	*mood disorders*
troubles obsessionnels compulsifs	*obsessive compulsive disorders*
trouble panique aigu	*panic disorder*
troubles paraphiliques	*paraphilic/sexual disorders*
troubles de la personnalité	*personality disorders*
trouble de la personnalité limite	*borderline personality disorder*

MALADIES GÉNÉTIQUES ET HÉRÉDITAIRES – *GENETIC AND HEREDITARY DISEASES*

achondroplasie	*achondroplasia*
albinisme	*albinism*
amyotrophie spinale	*spinal muscular atrophy*
Andersen (maladie d')	*Andersen's disease*
ataxie de Friedreich	*Friedreich's ataxia*
daltonisme	*colour blindness*
déficits immunitaires combinés sévères	*severe combined immune deficiency*
drépanocytose	*sickle cell anaemia*
Duchenne (maladie de)	*Duchenne muscular dystrophy*
galactosémie	*galactosemia*
hémochromatose	*hemochromatosis*
hémophilie	*haemophilia*
Huntington (maladie de)	*Huntington's disease*
hyperplasie des surrénales	*congenital adrenal hyperplasia*
luxation congénitale de la hanche	*congenital hip dislocation – dysplasia*
maladie des enfants de la Lune	*Moon children disease*
Marfan (maladie de)	*Marfan's disease*
mucoviscidose	*cystic fibrosis*

myopathie	*muscular dystrophy – myopathy*
neurofibromatose	*neurofibromatosis*
neuropathie optique de Leber	*Leber hereditary optic neuropathy*
phénylcétonurie	*phenylketonuria*
progeria	*progeria*
syndrome de Bloch-Sulzberger	*Bloch-sulzberger syndrome – incontinentia pigmenti*
syndrome de Bloom	*Bloom's syndrome*
syndrome de Gardner	*Gardner's syndrome*
syndrome de Lowe (syndrome oculo-cérébro-rénal)	*Lowe's syndrome (oculocerebrorenal syndrome)*
syndrome de Noonan	*Noonan's syndrome*
syndrome de Rett	*Rett syndrome (RTT)*
syndrome de Sotos	*Sotos' syndrome*
Tay-Sachs (maladie de)	*Tay-Sachs disease*
trisomie 21	*Down's syndrome*
Willebrand (maladie de)	*Von Willebrand's disease*
Wilson (maladie de)	*Wilson's disease*

MALADIES CHRONIQUES – *CHRONIC DISEASES*

addiction	*addiction*
Alzheimer (maladie d')	*Alzheimer disease*
amyotrophie spinale	*spinal muscular atrophy*
apnée du sommeil	*sleep apnoea*
arthrite	*arthritis*
arthrose – ostéoarthrite	*degenerative joint disease – osteoarthritis*
asthme	*asthma*
bronchopneumopathie chronique obstructive (BPCO)	*chronic obstructive pulmonary disease (COPD)*
cancer	*cancer*
cirrhose du foie	*liver cirrhosis – fatty liver*
colopathie fonctionnelle	*irritable bowel syndrome*
Crohn (maladie de)	*Crohn's disease*
diabète	*diabetes*
encéphalomyélite myalgique – syndrome de fatigue chronique	*myalgic encephalomyelitis – chronic fatigue symptom*
endocardite	*endocarditis*
endométriose	*endometriosis*
épilepsie	*epilepsy*
fibromyalgie	*fibromyalgia*
hémophilie	*haemophilia*
hypertension artérielle	*high blood pressure*
hypothyroïdie	*hypothyroidism*
insuffisance cardiaque	*heart failure*
insuffisance rénale	*kidney failure*
lupus	*lupus*
Lyme (maladie de)	*Lyme's disease*
maladie cœliaque	*celiac disease*
mucoviscidose	*cystic fibrosis*
myopathie	*muscular dystrophy*
narcolepsie	*narcolepsy*
obésité	*obesity*
ostéoporose	*osteoporosis – fragile bone disease*
Parkinson (maladie de)	*Parkinson's disease*
polyarthrite rhumatoïde	*rheumatoid arthritis*
sclérose en plaques	*multiple sclerosis*
scoliose	*scoliosis*
spondylite ankylosante	*ankylosing spondylitis*
tuberculose	*tuberculosis*

MALADIES OPHTALMOLOGIQUES – *EYE DISEASES*

achromatopsie	*achromatopsia*
albinisme	*albinism*
algie vasculaire de la face	*trigeminal neuralgia*
amaurose	*amaurosis*
amblyopie	*amblyopia – lazy eye*
astigmatisme/astigmate	*astigmatism/astigmatic*
Best (maladie de)	*Best's disease*
blépharite	*blepharitis*
cataracte	*cataract*
cécité	*blindness*
cellulite orbitaire	*orbital cellulitis*
cellulite péri-orbitaire	*periorbital cellulitis*
chalazion	*chalazion*
conjonctivite	*conjunctivitis*
daltonisme/daltonien	*colour blindness/colour blind*
décollement de la rétine	*retinal detachment*
dégénérescence maculaire liée à l'âge (DMLA)	*age-related macular degeneration (AMD)*

ectropion	*ectropion*
endophtalmie	*endophtalmitis*
glaucome	*glaucoma*
hypermétropie/hypermétrope	*long-sightedness/long-sighted*
iridocyclite	*iridocyclitis*
kératite	*keratitis*
kératocône	*keratoconus*
myopie/myope	*short-sightedness/short-sighted*
occlusion	*occlusion*
ophtalmie des neiges	*snow blindness*
ophtalmoplégie	*ophthalmoplegia*
orgelet	*sty*
presbytie	*presbyopia*
ptosis	*droopy eyelid*
rétinopathie	*retinopathy*
strabisme	*strabismus/squint*
syndrome des yeux secs	*dry eye syndrome*
uvéite	*uveitis*

MALADIES BUCCO-DENTAIRES – *ORAL AND DENTAL CONDITIONS*

ankyloglossie	*ankyloglossia – tongue-tie*
aphte	*mouth ulcer*
arthrite dentaire	*dental arthritis*
bruxisme	*bruxism*
cancer buccal	*oral cancer*
candidose	*thrush*
carie(s)	*cavity (pl: cavities)*
déchaussement de la dent – récession gingivale	*gum receding*
dent cassée	*broken tooth*
effet piercing	*piercing effect*
fistule dentaire	*dental fistula*
gingivite	*gingivitis*
glossite	*glossitis*
grenouillette	*ranula*
halitose – mauvaise haleine	*halitosis – bad breath*
herpès buccal – bouton de fièvre	*herpes – cold sore*
leucoplasie	*leukoplakia*
lichen	*lichen*
mononucléose – maladie du baiser	*mononucleosis – glandular fever*
mucocèle	*oral mucocele*
muguet	*oral thrush*
mutisme	*dumbness*
nécrose dentaire	*dental necrosis*
névralgie dentaire	*dental neuralgia*
occlusion dentaire	*dental occlusion*
parodontite	*periodontitis*
perlèche	*angular cheilitis – perleche*
rage de dents	*toothache*
stomatite	*stomatitis*
syndrome de Gougerot-Sjögren	*Gougerot-Sjögren syndrome*
tartre	*tartar – dental plaque*
verrue buccale	*oral HPV (human papillomavirus) – oral wart*

MALADIES DERMATOLOGIQUES – *SKIN CONDITIONS*

abcès	*abscess*
achromie	*achromia*
acné	*acne*
alopécie	*alopecia – hair loss*
ampoule – cloque	*blister*
angiome	*angioma*
aphte	*mouth ulcer*
bouton	*spot*
bouton de fièvre	*cold sore*
bulle – phlyctène	*bullae – phlyctena*
carcinome	*carcinoma*
cellulite	*cellulite*
cellulite infectieuse	*cellulitis*
cicatrice	*scar*
cor	*corn*
coup de soleil	*sunburn*
coupure	*cut*
crevasse	*crack – chap*
croûte	*scab*
dartre	*red patch*
dermatite	*dermatitis*
dermatophytose	*ringworm*
desquamation – exfoliation	*peeling – exfoliation*

dyshidrose	*dyshidrosis*
eczéma	*eczema*
éraflure	*scratch – scrape – graze*
éruption cutanée – érythème	*rash – erythema*
érysipèle	*erysipelas*
escarre	*pressure sore – bedsore*
folliculite	*folliculitis*
furoncle	*carbuncle – boil*
gale	*scabies*
ganglion	*node*
grain de beauté	*mole*
grosseur – tuméfaction	*lump*
hématome	*hematoma/bruise*
hyperhidrose	*hyperhidrosis*
ichtyose	*ichtyosis*
impétigo	*impetigo*
kyste	*cyst*
lésion	*lesion*
mélanome	*melanoma*
molluscum contagiosum	*molluscum contagiosum*
nodule	*node – lump*
oignon	*bunion*

ongle incarné	*ingrown nail*
onychomycose	*onychomycosis*
panaris	*whitlow*
pédiculose corporelle	*pediculosis – body lice*
pelade	*alopecia areata – patchy hair loss*
pétéchies	*petechiae*
pied d'athlète	*athlete's foot*
piqûre (d'insecte)	*insect bite*
pityriasis	*pityriasis*
plaie	*wound - sore*
pou(x) (pédiculose de la tête) et lente(s)	*head louse (pl: lice) and nit(s)*
psoriasis	*psoriasis*
purpura fulminant	*purpura fulminans*
pustule	*pustule*
rosacée	*rosacea*
staphylocoque	*staphylococcus (pl: -cocci)*
staphylocoque « doré » (SARM)	*Methicillin-resistant Staphylococcus aureus (MRSA)*
tache de naissance	*birthmark*
taches brunes (de vieillesse)	*brown patches*
trombidiose	*trombidiosis – chigger bite*
ulcère	*ulcer*

urticaire (avoir de l') urticaire	*hives – nettle rash* *to break out in hives*
varice	*varicose vein*
vergetures	*stretch marks*
verrue	*wart*
vésicule	*small blister*
vitiligo	*vitiligo*
xanthome	*xanthoma*
zona	*shingles*

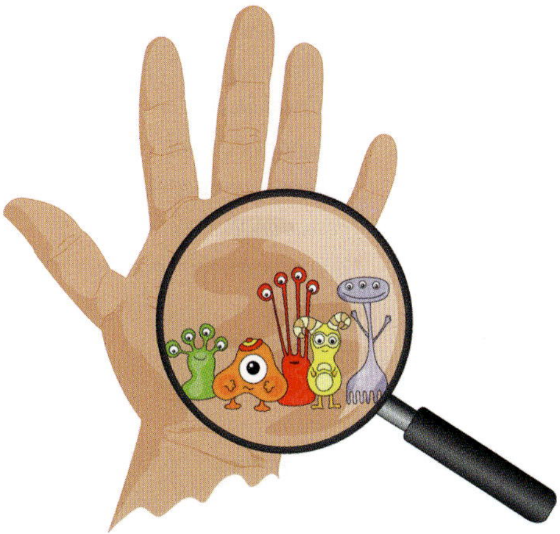

GYNÉCOLOGIE, OBSTÉTRIQUE ET IST – *GYNAECOLOGY, OBSTETRICS AND STD*

accouchement dystocique	*dystocic delivery*
accouchement par césarienne	*C-section delivery*
adénofibrome	*fibroadenoma*
aplasie	*aplasia*
bartholinite	*bartholinitis*
blennorragie – gonorrhée	*gonorrhoea*
cervicite	*cervicitis*
chancre	*chancroid*
chlamydiose	*chlamydia infection*
déchirure du col/vagin/ périnée	*cervical/vaginal/ perineal laceration*
déni de grossesse	*pregnancy denial*
dépression post-partum	*post-partum depression*
diabète gestationnel	*gestational diabetes*
dysménorrhée (règles douloureuses)	*dysmenorrhoea (painful periods)*
dystocie des épaules	*shoulder dystocia*
ectropion	*ectropion*
endométriose	*endometriosis*
endométrite	*endometritis*
fausse couche	*miscarriage*

fibrome	*fibroma – fibroid*
fistule obstétricale	*obstetric fistula*
fœtus in fœtu	*foetus in foetu*
grossesse extra-utérine	*ectopic pregnancy*
grossesse molaire	*molar pregnancy*
grossesse nerveuse	*false pregnancy*
hématométrie	*hematometra*
hépatite	*hepatitis*
hépatite virale	*viral hepatitis*
herpès	*herpes*
herpès génital	*genital herpes*
hypertension artérielle gravidique	*gestational hypertension*
incompatibilité Rhésus	*Rh incompatibility*
infection sexuellement transmissible (IST)	*sexually transmitted disease (STD)*
invagination	*intussusception*
kyste	*cyst*
listériose	*listeriosis*
lithopédion	*lithopaedion*
lyse d'un jumeau	*vanishing twin*

malformation	*abnormality*
mastopathie	*mastopathy*
ménorragie	*menorrhagia*
mort-né	*still birth*
mort subite du nourrisson	*cot death – crib death*
mycose	*mycosis*
ostéopénie	*osteopenia*
papillomavirus	*papillomavirus*
pou du pubis (morpion)	*crab lice*
pré-éclampsie	*pre-eclampsia*
prolapsus	*prolapse*
rubéole	*German measles – rubella*
salpingite	*salpingitis*
SIDA/VIH	AIDS/HIV
stérilité	*infertility*
syndrome d'Asherman	*Asherman's syndrome*
syndrome des ovaires polykystiques	*polycystic ovary syndrome*
syndrome du choc toxique	*toxic shock syndrome*
syphilis	*syphilis – great pox – lues disease*
toxoplasmose	*toxoplasmosis*
trichomonase	*trichomoniasis*
vaginite	*vaginitis*
vaginose	*vaginosis*
verrue génitale – condylome	*genital wart – condyloma*

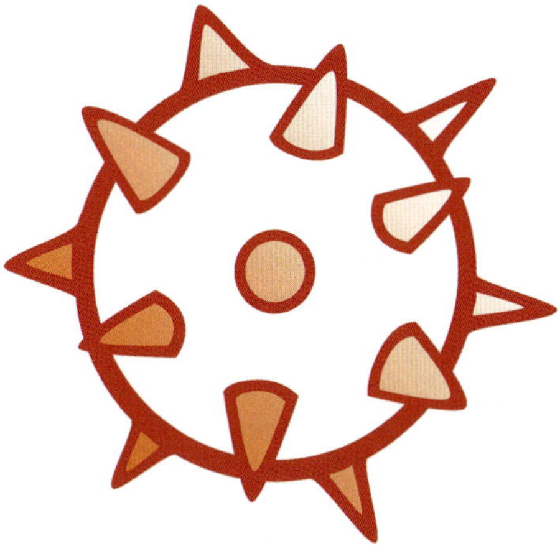

UROLOGIE ET NÉPHROLOGIE – *UROLOGY AND NEPHROLOGY*

albuminurie	*albuminuria*
anorchidie	*anorchidism*
balanite	*balanitis*
Berger (maladie de)	*Berger's disease*
cancer de la prostate	*prostate cancer*
cancer de la vessie	*bladder cancer*
colique néphrétique	*renal colic*
cystite	*cystitis*
ectopie testiculaire – cryptorchidie	*ectopia testis – cryptorchidism*
énurésie	*bed-wetting – enuresis*
globe vésical	*acute urinary retention*
glomérulonéphrite	*glomerulonephritis*
hydrocèle	*hydrocoele*
hypertrophie de la prostate	*enlarged prostate*
hypospadias	*hypospadias*
impuissance	*impotence*
incontinence urinaire	*urinary incontinence*
infection urinaire	*urinary tract infection*
insolation	*heat stroke*
insuffisance rénale	*kidney failure*
lithiase rénale – calculs rénaux	*renal lithiasis – kidney stones*
lithiase urinaire – calculs urinaires	*urinary lithiasis – bladder stones*
malformation	*deformity – abnormality*
néphrite	*nephritis*
Ormond (maladie d')	*Ormond's disease*
orchite	*orchitis*
paraphimosis	*paraphimosis*
phimosis	*phimosis*
polykystose rénale	*polycystic kidney disease*
priapisme	*priapism*
prostatite	*prostatitis*
pyélonéphrite	*pyelonephritis*
rétention urinaire	*urinary retention*
syndrome d'Alport	*Alport syndrome*
torsion du testicule	*testicular torsion*
troubles érectiles	*erectile dysfunction*
tubulopathie rénale	*renal tubulopathy*
urétrite	*urethritis*
varicocèle	*varicocele*

ORL ET PNEUMOLOGIE – *ENT (EAR-NOSE AND THROAT) AND PULMONOLOGY*

acouphènes	*tinnitus – ringing in the ear*
aluminose	*aluminosis*
angine	*sore throat – angina – tonsillitis*
anthracnose	*coal workers' pneumoconiosis*
aphonie	*aphonia – voice loss*
apnée du sommeil	*sleep apnoea*
asthme	*asthma*
bronchiectasie	*bronchiectasis*
bronchite	*bronchitis*
bronchopneumopathie chronique obstructive (BPCO)	*chronic obstructive pulmonary disease (COPD)*
cancer de la plèvre	*pleural cancer*
coronavirus	*coronavirus*
dysplasie bronchopulmonaire	*bronchopulmonary dysplasia*
emphysème	*emphysema*
fibrose pulmonaire	*pulmonary fibrosis*
grippe	*influenza – flu*
hémothorax	*haemothorax*
hyperacousie	*hyperacusis*
laryngite	*laryngitis*

mucoviscidose	*cystic fibrosis*
œdème pulmonaire	*pulmonary oedema*
otite	*otitis*
otospongiose	*otosclerosis*
pleurésie	*pleurosis*
pneumonie	*pneumonia*
pneumopathie	*pneumopathy*
pneumothorax	*pneumothorax*
polypose naso-sinusienne (PNS)	*nasal polyposis*
rhinite	*rhinitis*
rhume	*cold*
rhume des foins	*hay fever*
ronchopathie	*ronchopathy (snoring)*
sarcoïdose	*sarcoidosis*
silicose	*silicosis*
sinusite	*sinusitis*
surdité	*deafness*
tabagisme passif	secondhand smoke
tuberculose	*tuberculosis*

HÉPATO-GASTRO-ENTÉROLOGIE – *HEPATO-GASTRO-ENTEROLOGY*

adénome hépatique	*liver adenoma*
anévrisme de l'aorte	*aortic aneurysm*
appendicite	*appendicitis*
cholangite	*cholangitis*
cholécystite	*cholecystitis*
cirrhose	*cirrhosis*
colique hépatique	*gallbladder colic*
colite	*colitis*
colopathie fonctionnelle	*functional colopathy*
Crohn (maladie de)	*Crohn's disease*
diverticulite	*diverticulitis*
fissure anale	*anal fissure*
gastralgie	*stomach pains*
gastrite	*gastritis*
gastro-entérite	*gastroenteritis – stomach flu*
halitose	*halitosis*
hémorroïdes	*piles – haemorrhoids*
hépatite	*hepatitis*
hépatomégalie	*enlarged liver – hepatomegaly*
hernie hiatale	*hiatal hernia*
indigestion – crise de foie	*attack of indigestion – upset stomach*
indisposition	*indisposition*
infarctus mésentérique	*ischemic bowel syndrome*
insuffisance hépatique	*liver failure*
intoxication alimentaire	*food poisoning*
listériose	*listeriosis*
lithiase biliaire – calculs urinaires	*biliary tract lithiasis – gall stones*
mal des transports	*travel sickness*
maladie cœliaque	*celiac disease*
occlusion intestinale	*obstruction of the bowels*
œsophagite	*oesophagitis*
pancréatite	*pancreatitis*
péritonite	*peritonitis*
polypes intestinaux	*intestinal polyps*
rectocolite	*rectocolitis*
salmonellose	*salmonellosis*
stéatose hépatique	*fatty liver*
ulcère	*ulceration – ulcer*

CARDIOLOGIE ET HÉMATOLOGIE – *CARDIOLOGY AND HEMATOLOGY*

accident ischémique transitoire (AIT)	*transient ischemic attack (TIA) – mini-stroke*
accident vasculaire cérébral	*stroke*
angine de poitrine	*angina pectoris*
anomalie cardiaque	*rhythm abnormality*
artérite	*arteritis*
athérosclérose	*atherosclerosis*
caillot de sang	*blood clot*
cardiomyopathie	*cardiomyopathy*
cardiopathie congénitale	*congenital heart disease*
choc anaphylactique	*anaphylactic shock*
choc cardiogénique	*cardiogenic shock*
choc hypovolémique	*hypovolemic shock*
choc septique	*septic shock*
crise cardiaque	*heart attack*
drépanocytose	*sickle cell anaemia*
embolie pulmonaire	*pulmonary embolism*
endocardite	*endocarditis*
foramen ovale perméable	*patent foramen ovale*
hémochromatose	*hemochromatosis*
hémophilie	*haemophilia*
hypertension artérielle	*high blood pressure*

infarctus du myocarde	*myocardial infarction*
insuffisance cardiaque	*heart failure*
leucémie	*leukaemia*
lymphangite	*lymphangitis*
lymphome	*lymphoma*
maladie artérielle périphérique	*peripheral artery disease*
malformation cardiaque	*heart defect*
myélome	*myeloma*
myocardite	*myocarditis*
palpitations cardiaques	*cardiac palpitations*
péricardite	*pericarditis*
phlébite	*phlebitis – inflamed vein*
porphyrie	*porphyria*
Raynaud (maladie de)	*Raynaud's disease*
rupture d'anévrisme	*aneurysmal rupture*
souffle au cœur	*heart murmur*
sténose	*stenosis*
thalassémie	*thalassemia*
ulcère veineux/artériel	*venous/arterial ulcer*
valvulopathie	*valvulopathy*
varices	*varicose vein*

RHUMATOLOGIE ET ORTHOPÉDIE – *RHEUMATOLOGY AND ORTHOPAEDICS*

amyotrophie spinale	*spinal muscular atrophy*
arthrite	*arthritis – joint pain*
arthrose	*osteoarthritis – degenerative joint disease*
articulation déboîtée	*dislocated, twisted joint*
bunionette – quintus varus	*tailor's bunion*
bursite	*bursitis*
calcification	*calcification*
capsulite rétractile	*adhesive capsulitis*
chondrocalcinose	*chondrocalcinosis*
claquage musculaire	*strained muscle*
compression du nerf ulnaire (cubital)	*ulnar nerve compression*
conflit antérieur/postérieur de cheville	*anterior/posterior ankle impingement*
conflit fémoro-acétabulaire	*femoroacetabular impingement*
conflit rétrocalcanéen « Haglund »	*Haglund's syndrome*
conflit sous-acromial	*subacromial impingement*
contracture/crampe	*cramp*
courbatures	*aching muscles*
cruralgie	*cruralgia*
déchirure musculaire	*torn muscle – pulled muscle*
doigt à ressaut	*trigger finger*
Dupuytren (maladie de)	*Dupuytren's disease*
élongation musculaire/tendineuse	*pulled muscle/tendon*
entorse	*sprain*
éperon calcanéen	*heel spur*
épicondylite	*epicondylitis – tennis elbow*
fasciite plantaire	*plantar fasciitis*
fibromyalgie	*fibromyalgia syndrome (FMS)*
foulure	*strain*
fracture	*fracture*
goutte	*gout*
hallux rigidus	*hallux rigidus – stiffness of the big toe*
hallux valgus	*hallux valgus*
hernie discale	*slipped disc – herniated disc*
hygroma	*hygroma*
lésions méniscales	*meniscus injuries*

lésions ostéochondrales du dôme talien	*osteochondral lesions*
lumbago	*lumbago – low back pain*
luxation – déboîtement	*dislocation*
métatarsalgie	*metatarsalgia*
myasthénie	*myasthenia*
névralgie	*neuralgia*
névrome de Morton	*Morton's neuroma*
orteil en marteau – griffe	*hammertoe*
ostéonécrose	*osteonecrosis*
ostéoporose	*osteoporosis – fragile bone disease*
Paget (maladie de)	*Paget's disease*
périarthrite	*periarthritis*
polyarthrite rhizomélique	*polymyalgia rheumatica*
polyarthrite rhumatoïde	*rheumatoid arthritis*
polymyosite	*polymyositis*
raideur du coude	*stiff elbow*
Raynaud (maladie de)	*Raynaud's disease*
rétraction des gastrocnémiens	*gastrocnemius retraction*
rhizarthrose	*rhizarthrosis*
rhumatisme	*rheumatism*

rupture de la coiffe des rotateurs	*rotator cuff tear*
rupture du ligament croisé antérieur	*anterior cruciate ligament rupture*
rupture du tendon d'Achille	*Achilles tendon rupture*
rupture du tendon distal du biceps	*biceps tendon rupture*
sciatique	*sciatica*
scoliose	*scoliosis – curvature of the spine*
syndrome de Haglund	*Haglund's syndrome*
syndrome du canal carpien	*carpal tunnel syndrome*
syndrome du tunnel tarsien	*tarsal tunnel syndrome*
syndrome d'Ehlers-Danlos	*Ehlers-Danlos syndrome*
spondylite ankylosante	*ankylosing spondylitis*
Still de l'adulte (maladie de)	*Still's disease*
tendinite	*tendinitis*
torticolis	*stiff neck – wry neck – torticollis*

NEUROLOGIE – *NEUROLOGY*

accident ischémique transitoire (AIT)	*transient ischemic attack (TIA) mini-stroke*
accident vasculaire cérébral (AVC)	*stroke*
Alzheimer (maladie d')	*Alzheimer's disease*
céphalées chroniques	*chronic headaches*
Charcot (maladie de)	*Charcot's disease, ALS*
coma	*coma*
encéphalite	*encephalitis*
encéphalopathie	*encephalopathy*
épilepsie	*epilepsy*
glioblastome	*glioblastoma*
hématome cérébral post-traumatologique	*post-traumatic brain bleed*
hémiplégie	*hemiplegia*
hémorragie sous-arachnoïdienne (HSA)	*subarachnoid haemorrhage (SAH)*
Huntington (maladie de)	*Huntington's disease*
hydrocéphalie	*hydrocephalus*
méningite	*meningitis*
méningo-encéphalite	*meningoencephalitis*
myasthénie	*myasthenia*

myélopathie	*myelopathy*
myopathie	*myopathy*
narcolepsie	*narcolepsy*
neuropathie	*neuropathy*
névralgie	*neuralgia*
paralysie	*paralysis*
paraplégie	*paraplegia*
Parkinson (maladie de)	*Parkinson's disease*
poliomyélite	*poliomyelitis*
polyradiculonévrite	*polyradiculoneuritis*
saturnisme	*lead poisoning*
sclérose en plaques	*multiple sclerosis*
spasmophilie	*spasmophilia*
syndrome de Guillain-Barré	*Guillain-Barré syndrome*
syndrome de Tourette	*Tourette's syndrome*
syndrome du canal carpien	*carpal tunnel syndrome*
syndrome de Rett	*Rett's syndrome*
syndrome des jambes sans repos	*restless legs syndrome (RLS)*
tétraplégie	*tetraplegia*

MALADIES TROPICALES ET/OU PARASITAIRES – *TROPICAL AND/OR PARASITIC DISEASES*

amibiase	*amebiasis*
anguillulose – strongyloïdose	*strongyloidiasis*
ankylostome	*hookworm*
ascaridiose	*ascariasis*
bilharziose – schistosomiase	*bilharzia – schistosomiasis – snail fever*
Chagas (maladie de)	*Chagas disease*
choléra	*cholera*
cysticercose	*cysticercosis*
dengue	*dengue*
diphtérie	*diphtheria*
distomatose	*distomatosis*
dysenterie	*dysentery*
filariose	*filariasis*
gale – scabiose	*scabies*
giardiase – lambliase	*giardiasis – beaver fever*
kyste hydatique	*hydatid cyst*
leishmaniose	*leishmaniasis*
lèpre	*leprosy*
leptospirose	*leptospirosis*

Lyme (maladie de)	*Lyme's disease*
malaria – paludisme	*malaria*
onchocercose ou cécité des rivières	*onchocerciasis – river-blindness*
oxyurose	*pinworm*
peste	*plague*
poliomyélite	*poliomyelitis – infantile paralysis*
pédiculose corporelle	*pediculosis – body lice*
pou(x) – pédiculose du cuir chevelu	*head louse (pl: lice)*
puces	*fleas*
rage	*rabies*
scorbut	*scurvy*
téniasis – ver solitaire	*taeniasis - tapeworm*
tétanos	*tetanus*
toxoplasmose	*toxoplasmosis*
trichinose	*trichinosis*
trypanosomiase – maladie du sommeil	*trypanosomiasis – sleeping sickness*
typhus	*typhus – jail fever*
variole	*smallpox – variola*

Chapitre 3
Symptômes

Dans ce chapitre, vous trouverez des termes correspondant à de nombreux symptômes, triés par ordre alphabétique, suivis de leurs **explications en anglais**.

Phrases utiles :

Quels sont vos symptômes ?	*What are your symptoms?*
Souffrez vous de... ?	*Are you suffering from...?*
Avez-vous un/une/des... ?	*Do you have any...?*
Êtes-vous affecté(e) par... ?	*Are you affected with...?*
Les potentiels effets secondaires sont...	*The side effects might be...*

A

abasie	*abasia*	*when you lose the ability to walk*
aboulie	*aboulia*	*when you lose interest in everything and motivation*
accès – coup (de fièvre, colère, déprime, etc.)	*bouts (of fever, anger, depression, etc.)*	*it is a period during which the symptom becomes intense*
acouphènes	*tinnitus – ringing in the ear*	*when you hear ringing sounds in your ear*
adénome	*adenoma*	*it is a benign tumour that may affect organs*
adiastolie	*adiastole*	*when the diastolic movement of the heart is absent or imperceptible*
aérophagie	*aerophagy – flatulence*	*when your intestines generate gas*
affaiblissement du bras (ex. : AVC)	*limp arm*	*when you arm is too weak and you cannot raise it*
affaiblissement/affaiblir	*weakening/to weaken*	*to become weak*
affaissement/affaisser (s')	*droop – sag/to droop – sag*	*when it hangs, sinks or bends down*
agressivité	*aggressive behaviour*	*when you are aggressive towards someone else*
agitation	*restlessness*	*it is psychological or/and physical restlessness*
agnosie	*agnosia*	*it is the loss of the ability to recognise objects, what they are for*
agueusie	*loss of the sense of taste*	*when you cannot feel the flavours of what you eat*
akinésie	*akinesia*	*it is impaired muscle movement*
albuminurie	*albuminuria*	*it is the presence of albumin in the urine*
alité (être)	*bedridden (to be)*	*it is the necessity to remain in bed for some time*
alitement	*confinement to one's bed*	*it is the necessity to remain in bed for some time*
alogie	*alogia – poverty of speech*	*when speech is delayed, inadequate or restricted*

Vocabulaire anglais infirmier - Kit de survie en services de soins

alopécie	*alopecia – baldness – hair loss*	*when you lose your hair partially or completely*
amaigrissement	*weight loss*	*when you become less heavy*
aménorrhée	*amenorrhoea*	*it is the absence of menstruation – periods*
amimie	*amimia*	*it is the inability to communicate using gestures or signs*
amnésie	*amnesia – memory loss*	*it is complete or partial memory loss*
anémie	*anaemia*	*it is a low number of red blood cells in your blood*
anhédonie	*anhedonia*	*it is the inability to experience pleasure – to enjoy*
anisocorie	*anisocoria – asymmetric pupils*	*when the pupil in the right eye and the left eye are of different sizes*
anosmie	*anosmia*	*when you cannot smell anything*
anosognosie	*anosognosia*	*when someone is unaware of their health condition*
anurie	*anuria – anuresis*	*it is the complete suppression of urine*
anxiété/anxieux	*anxiety/anxious (to be)*	*it is a feeling of unease, such as worry or fear, that can be mild or severe*
apathie/apathique	*apathy/apathetic (to be)*	*having or showing little or no interest in anything, indifferent*
aphagie	*aphagia*	*when you cannot swallow*
aphasie	*aphasia – speech impairment*	*when you have trouble producing or understanding words*
aphonie/aphone	*aphonia/aphonic – voiceless*	*when you cannot produce a sound with your voice and you need to whisper when you talk*
aplasie	*aplasia*	*when a limb, organ, or other body part is not completely developed or the person was born without it*

apnée	*apnoea*	*when your breathing is suspended*
apnée du sommeil	*sleep apnoea*	*when your breathing is interrupted during sleep*
apparition	*outbreak*	*it is a sudden eruption of something (ex.: rash on the skin)*
apragmatisme	apragmatism	*it is the inability to plan and undertake any actions*
apraxie	*apraxia*	*it is a motor disorder in which the patient has difficulties to perform daily tasks, as a result of brain age*
aprosodie	*aprosodia*	*it is the inability to express and interpret tonal aspects of speech: intonation, rhythm , pitch, etc.*
arrêt cardiaque	*cardiac arrest*	*when your heart suddenly stops beating*
arthralgie	*joint pain*	*when your joints/knuckles hurt*
arythmie	*arrhythmia*	*it is an abnormal or irregular heartbeat*
astasie	*astasia*	*it is the loss of the ability to stand still*
asthénie	*fatigue – asthenia*	*it is extreme weariness – when you are extremely tired*
asystolie	*asystole – flatline*	*a condition in which the heart stops beating*
ataxie	*ataxia*	*it is a motor disorder in which the patient has difficulties to coordinate his movements*
athymhormie	*athymhormia*	*it is a disorder of motivation, loss of desire and drive*
atrophie	*atrophy*	*it is a partial or complete wasting away of a part of the body (ex.: muscle)*
augmentation	*increase*	*when it goes up.*
azoospermie	*azospermia*	*when the semen contains no sperm*

B

bâillement/bâiller	*yawning/to yawn*	*it is a reflex consisting of the simultaneous inhalation of air and the stretching of the eardrums (ex.: when you are tired)*
ballonnement/ballonné	*bloating/bloated (to be)*	*when your abdomen is filled with air or gas*
barbouillé (être)	*queasy (to be)*	*when you feel nauseous*
bégaiement/bégayer	*stammering/to stammer*	*when you struggle to get the words out*
bile (vomir de la)	*bile (to vomit)*	*to vomit bile (yellow or greenish liquid secreted by the liver)*
blancheur/blanchir	*whiteness/to whiten*	*becoming white*
bouffée de chaleur	*hot flush*	*it is a sudden brief hot feeling experienced especially by women during menopause*
bouleversé	*distraught*	*when you are very upset*
bourdonnement/bourdonner	*buzzing/to buzz*	*it is a low, vibrating, humming sound, as of bees*
bradycardie	*bradychardia – slow heart rate*	*when your heart rate is below 60 beats a minute*
brachycéphalie (bébé)	*flat head syndrome*	*when your baby's back of the head is flattened, mishaped*
bradykinésie	*bradykinesia*	*when movements are abnormally slow*
bradyphémie	*bradyphemia*	*when speech is abnormally slow*
bradypnée	*bradypnea – slow respiratory rate*	*when your breathing is abnormally slow*
bradypsychie	*bradypsychia*	*when mental reactions are abnormally slow*
brûlure	*burning*	*it is a sensation of heat and pain*
brûlure d'estomac	*heartburn*	*it is a burning sensation in the chest or upper abdomen*
brûlure mictionnelle	*urinary burning*	*it is a burning sensation when you pass water*

C

cachexie	*cachexia – wasting syndrome*	*when you lose weight and appetite combined with muscle atrophy, fatigue and weakness*
calcification	*calcification*	*when calcium builds up in body tissues, organs or blood vessels*
calvitie	*baldness*	*when you have little or no hair on the scalp*
cataplexie	*cataplexia*	*it is a sudden loss of muscular tone*
catatonie	*catatonia*	*it is a psychomotor syndrome that involves lack of movement and communication*
cécité/aveugle	*blindness/blind*	*when you are unable to see*
céphalée	*headache*	*it is pain in the head*
céphalée de la crème glacée	*brain freeze*	*it is pain in the head when you eat something very cold*
cervicalgie	*neck pain – cervical pain*	*it is a sharp pain in the neck area*
cétonurie	*ketonuria*	*it is the excretion of abnormally large amounts of ketone bodies in the urine*
charabia (ex. AVC)	*gibberish*	*it is when what the person says does not make any sense*
cholestérol (taux bas/élevé de)	*cholesterol (low level of/high level of)*	*it is a type of fat*
chorée	*chorea*	*it is a disorder that causes involuntary, unpredictable body movements*
claudication/claudiquer	*limping/to limp*	*when you walk lamely, with irregularity*
clinophilie	*clinophilia*	*when you remain in bed for hours without sleeping*

collapsus	*collapse (ex.: cardiovascular collapse)*	*when body fluids fail suddenly to circulate properly, it is a sudden loss of blood flow to the brain and other organs*
coma	*coma*	*it is a state of unconsciousness in which a person cannot be awakened*
compulsion	*compulsion*	*it is an inner drive that causes a person to perform actions*
constipation/constipé	*constipation/constipated*	*when you have difficulties to expel hard stools*
constriction thoracique	*chest tightness*	*it is an unpleasant sensation of tightness, heaviness or pressure in the chest*
contraction (contractions inefficaces)	*contraction (false labour)*	*it is a very strong tightening of a muscle (during pregnancy)*
convulsion	*seizure, convulsion*	*it is a sudden violent shaking of the muscles in your body that you are unable to control*
convulsion fébrile	*febrile seizure – fever fit*	*it is a convulsion – fit in a child that may be caused by a spike in body temperature*
coprolalie	*coprolalia*	*it is an involuntary obsessive use of obscene language*
coprophagie	*coprophagy*	*it is an involuntary drive to feed on excrements*
courbatures	*aching muscles – soreness*	*muscles that are painful after doing some exercise*
coxalgie	*tailbone pain – coccyx pain*	*when it hurts in the region of the hip*
cracher	*to spit – to expectorate*	*when you expel saliva or phlegm from the mouth*
cracher du sang	*to cough blood*	*when you expel blood from the mouth*
crampe	*cramp*	*it is a sudden and involuntary contraction of a muscle.*
crampes d'estomac	*stomach spasms*	*when the abdomen, stomach or intestines start contracting*
crise – attaque	*fit*	*it is a sudden attack of an illness*

crises clastiques	*destructive behaviour*	*it is when the patient has a terrible crisis and breaks objects around him/her*
cyanose	*cyanosis*	*it is a bluish discoloration of the skin due to a lack of oxygen in the blood*
cystalgie	*interstitial cystitis – painful bladder syndrome*	*it is pain in the urinary bladder*

D

dactilyte	*sausage fingers*	*when your fingers/toes get swollen and look like sausages*
décompensation	*decompensation*	*phys.: when an organ is no longer working properly due to disease* *psy.: when a patient's mental health is deteriorating*
déficit intellectuel	*intellectual disability*	*it is defined by an IQ score under 70*
déformation crânienne	*baby moulding*	*when your baby's head is mishaped because of the birth*
délire	*delirium*	*it is a temporary mental disturbance*
démangeaison	*itching – itchiness*	*it is an uncomfortable feeling on the skin that makes you want to rub it with your nails*
démanger	*to itch – to be itchy*	Ex. : Ça me démange partout ! = *It is itching all over !*
déni	*denial*	*when a patient refuses to acknowledge realities, thoughts or feelings*
dépersonnalisation	*depersonalisation*	*when the patient feels disconnected from themselves*
déréalisation	*derealisation*	*when the patient feels disconnected from reality*
désaturation	*oxygen desaturation*	*it is a decrease in oxygen concentration in the blood*

déshydratation/déshydraté	*dehydration/dehydrated*	*when you suffer from a lack of water*
désinhibition	*disinhibition*	*when you lose social restraint*
désorientation/désorienté	*confusion/confused – muddled*	*when you are unable to understand or think clearly*
diarrhée	*diarrhoea*	*it is frequent and loose stools*
difficultés de concentration	*difficulties focusing*	*when you cannot concentrate on something*
diminution	*decrease*	*when it goes down.* Ex. : diminution du taux de fer = *decrease of the iron level*
diverticule	*diverticulum (pl: diverticula)*	*it is an abnormal pouch or sac opening from a hollow organ (colon for ex.)*
diplopie	*diplopia – double vision*	*when your baby's back of the head is flattened, mishaped*
dorsalgie	*back pain*	*it is pain in the middle part of your back*
douleur (pour l'évaluation voir chapitre 17 p. 323) douloureux (échelle de la) (seuil de la)	*pain* *painful – sore – aching* *(pain scale)* *(pain threshold)*	Ex. : avoir mal, souffrir = *to be in pain* *when causing pain* *it is a device that enables to assess the pain from 0 to 10* *it is the lowest intensity of a pain stimulus*
douleur ictale (céphalée)	*thunderclap (headache)*	*it is a severe and sudden-onset pain*
douleur irradiée	*travelling – radiating pain*	*it is a pain that travels from the site where the cause is situated (ex.: sciatica, where the pain travels along the path of the nerve)*
douleur morale	*psychological pain*	*it is a pain that originates from non-physical sources*
douleur neuropathique	*neuropathic pain*	*it is caused by damage or injury to the nerves and it feels like stabbing, aching, burning, tingling, or prickling*

douleur provoquée	*induced pain*	*it is a pain that is triggered by something*
douleur référée	*referred pain – reflective pain*	*it is a pain that is felt at a site other than where the cause is situated (ex.: for a myocardial infarction, pain in the jaw)*
dysarthrie	*slurred speech – dysarthria*	*it is a motor speech disorder*
dysesthésie	*dysesthesia*	*it is an abnormal painful sensation of tingling, tickling, pricking, numbness, etc.*
dyskinésie	*dyskinesia*	*it is unintended, involuntary and uncontrollable movements*
dyslexie	*dyslexia – reading disorder*	*it is a common difficulty with reading, spelling and writing*
dyslipidémie	*dyslipidemia - lipid disorder*	*when you have too much fat in your blood*
dysmorphophobie	*dysmorphophobia*	*when the patient finds one of their body part repulsive*
dyspepsie	*dyspepsia*	*it is a persistent pain or discomfort in the upper abdomen*
dysphagie	*dysphagia*	*when you find it difficult to swallow*
dysphonie	*dysphonia – voice disorder*	*it is a defective use of the voice (hoarse voice, dry and sore throat, whispering voice, etc.)*
dysphorie	*dysphoria*	*it is a mood disorder made of anxiety, sadness and irritability*
dyspnée	*dyspnoea*	*when you have difficulties to breathe*
dyspraxie	*motor skills disorder – dyspraxia*	*when you have difficulties to control your muscles, which causes problems with movement and coordination*
dysthymie	*dysthymia*	*it is a chronic mood disorder made of extreme anxiety and depression*
dysurie	*dysuria*	*it is difficult and painful urination*

E

écholalie	*echolalia*	*when the person has a language disorder and immediately repeats words and phrases after they hear them*
échomimie	*echomimia*	*when the person mimics gestures of the person in front of them, as if they were looking in a mirror*
echopraxie	*echopraxia*	*when the person involuntarily imitates another person*
ecmnésie	*ecmnesia*	*it is a form of amnesia in which you recall older but not recent events*
éjaculation précoce	*premature ejaculation*	*it is an uncontrolled ejaculation either before or shortly after sexual penetration*
élargissement	*widening – enlargement*	*when it becomes bigger*
émoussement émotionnel	*emotional numbing*	*it is a coping mechanism that induces a lack of emotions*
empyème	*empyema*	*it is a collection or gathering of pus within a cavity*
encombrement/encombré	*congestion/congested (to be)*	*when your nose is obstructed because filled with mucus*
encoprésie	*fecal incontinence*	*when stools are repeatedly passed involuntarily*
engourdissement/engourdi	*numbness/numb (to be)*	*it is a reduced sensibility to touch, devoid of sensation (because of anaesthesia or exposure to cold for ex.)*
enrouement/voix enrouée	*hoarseness – hoarse voice*	*when you sound rough when you speak*
entéralgie	*enteralgia – intestinal colic*	*when your bowels hurt*
énurésie	*enuresis – bed wetting*	*urine incontinence*
épanchement/écoulement (pleural/péricardique)	*effusion* *(pleural/pericardial) effusion*	*it is the escape of a fluid* *it is an abnormal accumulation of fluid in the lungs / heart*
épuisement/épuisé	*exhaustion/exhausted*	*when you are extremely tired*

érotomanie	*erotomania*	*when a person groundlessly believes someone to be in love with them*
éruption cutanée	*skin rash*	*when your skin changes in texture or colour: it becomes red, itchy, bumpy, scaly, etc.*
essoufflé (être)	*to be short of breath, breathless*	*when you are panting or gasping for air*
essoufflé à l'effort physique/ au repos	*to be breathless on exertion/at rest*	*when you pant or gasp for air when you exercise/when you rest*
essoufflement	*breathlessness, shortness of breath*	*when you are panting or gasping for air*
éternuement/éternuer	*sneezing/to sneeze*	*it is a powerful involuntary expulsion of air*
étouffement – fausse route	*choking*	*it is the obstruction of the flow of air into the lungs*
étouffer (s') – faire une fausse route	*to choke*	*when your windpipe is blocked by something (small object for ex.)*
étourdissement – tête qui tourne (avoir la)	*head spinning – lightheadedness to be lightheaded*	when you feel your head is spinning and you are losing your balance
euphorie	*euphoria*	*it is a groundlessly exaggerated state of happiness*
euthymie	*euthymia*	*it is a neutral mood state*
évanouir (s') – faire un malaise	*to faint – to pass out*	*when you lose consciousness*
évanouissement	*fainting*	*it is the loss of consciousness*

éventration	*eventration*	*it is when the contents of the abdomen becomes protuberant because there is a defect or weakness in the abdominal wall*
expectoration	*phlegm – spit*	*it is an abnormal amount of mucus*

F

fabulation	*confabulation*	*when a patient makes up a story and believes it to be real*
faiblesse/faible	*weakness/weak*	*when it is weak*
fantasme	*fantasy*	*a creation of the imagination*
fatigue/fatigué	*tiredness/tired*	*when you have no strength and energy left*
fébricule	*light fever*	*when you have a fever which is from 37.2 to 37.8 °C*
fécalome	*impaction*	*when you haven't been able to pass stools for so long that a hard mass gets stuck in your colon*
fer (taux de)	*iron (iron level)*	*iron is a component of haemoglobin, which carries oxygen to the organs*
fibrillation	*fibrillation*	*it is an abnormal rapid twitching of a muscle (ex.: the heart)*
fibrine	*fibrin*	*it is a protein that forms when blood is clotting and the wound is healing*
fièvre	*fever*	*it is a rise of body temperature above normal*
fiévreux (être)	*feverish (to be) – to have a temperature*	*when your body's temperature is high*

flatulence	*flatulence – wind*	*when your intestines generate gas*
forme (être en)	*fit (to be)*	*when you are in a good physical condition*
forme (ne pas être en) – être patraque (familier)	*out of sorts (to be) – peaky (to be)*	*when you are tired and slightly unwell*
fourmillements	*pins and needles*	*it is a pricking tingling sensation in a limb*
fréquence cardiaque – rythme cardiaque	*heart rate*	*it is the number of beats per minute*
fréquence respiratoire	*respiratory rate*	*it is the number of times you breathe in and out*
frigidité/frigide	*female impotence – frigidity/frigid*	*when a woman has no sexual desires*
frisson/frissonner	*chill – shivering/to shiver*	*it is a rapid involuntary muscular twitching (when cold)*
frustration	*frustration*	*it is an emotional response to opposition*

G

gastralgie	*stomachache*	*it is pain in the region of the stomach*
gaz (avoir des)	*winds (to pass)*	*when your intestines generate gas*
gêne	*discomfort*	*it is an inconvenience, distress, or mild pain*
gingivorragie	*gum bleeding*	*when your gum is bleeding*
glabreté	*hairlessness*	*when you have little or no hair on your skin*
glaire	*phlegm*	*it is thick and sticky mucus*
glycémie	*glycaemia – blood sugar*	*it is the presence of glucose in your blood*
glycosurie	*glycosuria*	*it is the presence in the urine of abnormal amounts of sugar*

gonflement	*swelling*	*when an area on someone's body gets larger than normal because of an illness or injury*
gonalgie	*gonalgia – knee pain*	*it is pain in the region of the knee*
gonfler/gonflé (être)	*to swell/to be swollen*	*when an area of your body becomes larger than normal*
gynécomastie	*gynaecomastia*	*it is breast enlargement in men*

H

hallucinations	*hallucinations*	*when you see or hear something that does not exist*
hématome – contusion	*bruise – haematoma – contusion*	*when blood starts leaking under the skin because of a bump or fall*
hématurie	*haematuria*	*it is the presence of blood in the urine*
hémialgie	*hemialgia*	*it is pain that affects one side of your body*
hémianopsie	*hemianopia*	*when you are partially blind and cannot see on half the vision field, due to a brain injury*
hémoptysie	*haemoptysis*	*when you cough up blood from the respiratory tract*
hémorragie	*haemorrhage*	*it is a large discharge of blood from the blood vessels*
hépatalgie	*hepatalgia*	*it is pain or discomfort in the region of the liver*
hippocratisme digital	*digital clubbing*	*when your fingertips are swollen, rounded and shaped like upside-down spoons*
hoquet	*hiccup*	*it is a sound that is caused by a sudden, uncontrolled movement of muscles in your chest*

humeur changeante – sautes d'humeur	*mood swings*	*when you change radically in mood without notice*
hyperacousie	*hyperacusis*	*when what you hear sounds so much louder than it actually is*
hyperactivité	*hyperactivity*	*it is an excessive fidgeting, talking and restless*
hyperchlorémie	*hyperchloraemia*	*when there is too many chloride ions in the blood*
hyperalgésie	*hyperalgesia*	*it is an increased sensitivity to painful stimuli*
hypercalcémie	*hypercalcaemia*	*when there is too much calcium in the blood*
hypercapnie	*hypercapnia*	*when there is too much carbon dioxide in your blood*
hypercholestérolémie	*high cholesterol, hypercholesterolemia*	*when there is too much cholesterol in the blood*
hyperesthésie	*hyperaesthesia*	*it is an unusual or pathological sensitivity of the skin*
hyperglycémie	*high blood sugar – hyperglycaemia*	*it is an abnormal increase of sugar in the blood*
hyperhidrose	*hyperhidrosis*	*it is an excessive sweating*
hyperkinésie	*hyperkinesia*	*it is an abnormal increase in muscular activity*
hyperlipidémie	*hyperlipidaemia*	*when you have too much fat or lipid in your blood*
hypermimie	*hypermimia*	*it is an excessive use of gestures when speaking*
hypernatrémie	*high blood sodium*	*when the concentration of sodium in your blood is abnormally high*
hyperphagie	*hyperphagia*	*it is an abnormally increased appetite*
hyperpilosité	*excessive hair growth*	*it is excessive body hair on men or women*
hyperpnée	*hyperpnoea*	*it is an abnormally rapid or deep breathing*

hypersomnie	*hypersomnia*	*when the patient has an excessive wish to sleep*
hypersyntonie	*hypersyntonia*	*when the patient has over-reactive emotions to the atmosphere around him*
hypertension artérielle	*high blood pressure – hypertension*	*when your blood pressure is abnormally high*
hypertension intracrânienne	*intracranial hypertension*	*it means that the pressure of the cerebrospinal fluid within the skull is too high*
hyperthermie	*hyperthermia*	*it is a very high fever*
hyperthymie	*hyperthymic temperament*	*when the patient has an abnormally positive attitude, associated with increased energy and short sleep patterns*
hypertonie	*hypertonia*	*it is an abnormal increase in muscle tone*
hyperventilation	*hyperventilation – overbreathing*	*it is an excessively rapid and deep breathing*
hypoacousie	*hypoacusis*	*it is a partial or total loss of hearing acuity*
hypoalgésie	*hypoalgesia – hypalgesia*	*it is a decreased sensitivity to painful stimuli*
hypoesthésie	*hypoesthesia*	*it is a reduced sense of touch or sensation to painless stimuli*
hypoglycémie	*low blood sugar – hypoglycaemia*	*it is an abnormal decrease of sugar in the blood*
hypolipidémie	*hypolipidaemia*	*when you have not enough fat in your blood*
hypomanie	*hypomania*	*when you are in an abnormally optimistic mood*
hypomimie	*masked facies – hypomimia*	*it is a reduced degree of facial expression*
hyponatrémie	*low blood sodium*	*when the concentration of sodium in your blood is abnormally low*

hypoprosexie	*hypoprosexia*	*it is the reduced ability to attend, focus or concentrate*
hyposmie	*hyposmia*	*when you have difficulties to smell and to detect odours*
hypotension	*low blood pressure – hypotension*	*when your blood pressure is abnormally low*
hypotension orthostatique	*orthostatic – postural hypotension*	*it is a form of low blood pressure that happens when you stand up from sitting or lying down*
hypothermie	*hypothermia*	*it is body temperature below 36.6 °C*
hypotonie – molesse musculaire	*hypotonia – floppy muscle syndrome*	*it is an abnormal decrease in muscle tone - becoming all limp*
hypoventilation	*hypoventilation – underbreathing*	*when you breathe at an abnormally slow rate, resulting in an increased amount of carbon dioxide in the blood*
hypoxie	*hypoxia*	*when your body does not get enough oxygen*

I

ictus laryngé	*cough syncope*	*when your cough makes you pass out*
illusion (fausse apparence)	*illusion*	*it is a distorted perception of a real stimulus*
illusion (croyance érronée)	*delusion*	*it is a belief held with strong conviction even when proven false*
impuissance	*male impotence*	*when you are unable to have or maintain an erection*
impulsion	*impulse*	*it is a sudden uncontrollable determination to act*
impulsivité	*impulsivity*	*it is a tendency to act on a whim, without considering the consequences*
inconscient	*unconscious*	*when you are not awake, not aware*

incontinence (urinaire/fécale)	*(urinary/faecal) incontinence*	*when your body is unable to control the evacuative functions (urine or stools)*
incurie	*carelessness – negligence*	*when you stop making oneself or one's home neat and tidy.* Aussi : cesser de prendre soin de soi = *to stop grooming*
insomnie	*insomnia, sleeplessness*	*when you have difficulties to sleep*
insuffisance cardiaque/rénale/hépatique	*heart/kidney/liver failure*	*when an organ is unable to perform a vital function*
insuffisance pondérale (être en)	*underweight (to be)*	*whose body weight is considered too low to be healthy (body mass index under 18)*
insuffisance respiratoire	*breathlessness*	*when you are panting or gasping for air*
irritabilité/irritable (être)	*irritability/irritable (to be)*	*it is a tendency to become annoyed*
irritabilité (bébé)	*fussiness – restlessness*	*when a child/baby is restless, is prone to cry a lot*
ischémie	*ischemia*	*when one or several organs do not get enough oxygen because of a blocked or narrowed artery*

J

jargonophasie	*jargonophasia*	*when the patient invents non-existent scientific words*

L

léthargie/léthargique	*listlessness, sluggishness/listless, sluggish (to be)*	*when you lack energy, vigour and alertness*
leucopénie	*leukopenia*	*when the number of white blood cells (disease-fighting cells) is too low*
lipome	*lipoma*	*it is a benign fatty tumour*

logorrhée	*logorrhoea – increased talking*	*when someone is unusually talkative and seems unable to control it.*
lombalgie	*low back pain*	*it is pain in the lower part of your back*

M

mal d'estomac	*stomach ache*	*when your stomach hurts*
mal de dos	*back ache*	*when your back hurts*
mal de gorge	*sore throat*	*when you throat hurts*
mal de tête	*headache*	*when you head hurts*
mal-être	*uneasiness*	*it is a physical or mental discomfort*
malaise (faire un)	*fainting (vb: to faint)*	*when you lose consciousness*
malaise vagal	*vasovagal syncope*	*it is a sudden brief loss of consciousness triggered by an emotional distress*
malformation	*deformity*	*when distorted or unshapely in form*
marbrure	*mottled skin*	*when the skin has the appearance of marble*
mauvaise haleine – halitose	*halitosis – bad breath*	*when your breath is stale*
mégalomanie	*megalomania*	*it is a type of delusion in which a person considers themselves above the others and possessed of greatness*
mélancolie	*melancholia*	*it is a condition of abnormal gloom or depression*
méléna	*melena*	*when you detect that there is blood as dark as tar in your stools*
métrorragie	*metrorrhagia*	*it is bleeding coming from the uterus, but away from the expected menstrual periods*

Vocabulaire anglais infirmier - Kit de survie en services de soins

miction	*urination – urinating*	*when you pass water*
migraine	*migraine*	*it is a very severe headache*
mutisme/muet	*dumbness/dumb*	*when you lack the ability to speak* Attention = "*dumb*" veut aussi dire « débile » !
myalgie	*myalgia – muscle ache*	*it is pain in your muscles*
mydriase	*mydriasis – dilated pupils*	*when your pupils become dilated without any change in the light*
myosis	*miosis – pupil constriction*	*when your pupils become very small without any change of light*
mythomanie	*pathological lying – pseudologia fantastica*	*it is a tendency to tell extravagant and fantastic falsehoods centered about the storyteller, and for no obvious reasons*

N

nausée/nauséeux (être)	*nausea/nauseous sick (to feel)*	*when you want to vomit*
nécrose	*necrosis*	*it is when cells die prematurely, because of an injury, a burn, etc.*
néologisme	*neologism*	*it is an invented word known and understood only by the speaker*
névralgie	*neuralgia – neuropathic pain*	*it is a shooting or burning pain in certain nerves*
névrose	*neurosis (pl.: neuroses)*	*drastic and irrational reactions, often to handle deep anxiety*
nez bouché – congestionné	*stuffy nose*	*when your nose is affected with congestion, and you need to breathe in and out through the mouth*
nez qui coule	*runny nose*	*when your nose is secreting a thin flow of mucus*
nystagmus	*nystagmus – dancing eyes*	*when you cannot control your eye movement and your eyes are swinging rapidly and repetitively from side to side*

O

obésité/obèse	*obesity/obese*	*whose body weight is considered too high to be healthy (body mass index over 30)*
obnubilation	*obnubilation*	*when a patient's awareness or mental faculties are dimmed*
obsession	*obsession*	*it is a persistent recurrent intrusive thought or impulse which is distressing for the patient because it is unwanted*
obstruction	*blockage*	*when movement or flow is difficult or impossible*
odontalgie	*toothache*	*it is when a tooth hurts*
œdème	*oedema*	*it is an abnormal excess accumulation of serous fluid*
œil au beurre noir	*black eye*	*it is a dark area of skin around the eye caused by a big blow*
oligurie	*oliguria*	*when you have low output of urine*
orchialgie	*testicular pain syndrome*	*it is pain in the region of the testicles*
oreilles décollées	*protruding ears*	*when your ears are prominent*
oreille(s) bouchée(s)	*clogged ear(s)*	*when your ear seems to be blocked and cannot hear properly*
orthopnée	*orthopnoea*	*when you have difficulty breathing when lying flat*
ostéalgie	*skeletal pain*	*it is pain in one of your bones*
otalgie	*earache*	*when your ear hurts*
otorragie	*ear bleeding*	*when there is an outbreak of blood from an ear*

P

pâleur/pâle	*pallor – pale complexion/pale*	*it is an unusual lightness of skin colour*
palilalie	*palilalia*	*when the person has a language disorder and immediately repeats syllables and words after they hear them*
palpitations	*palpitations*	*when you have irregular hard and quick heartbeat*
paralogisme	*paralogism*	*it is a word used incorrectly, for another meaning than its own*
paralysie	*paralysis – palsy*	*it is a condition in which you are unable to move or feel all or part of your body*
paramimie	*paramimia*	*when a patient uses gestures that do not match his thoughts or feelings*
paranoïa	*paranoia*	*it is mental disorder characterized by the presence of systematized delusions, irrational distrust and suspicion of others*
paraphilie	*paraphilia*	*it is a mental disorder characterized by socially proscribed sexual practices*
paraphrénie	*paraphrenia*	*it is a well-organized system of paranoid delusions affecting older adults*
parésie	*paresis*	*it is a partial motor paralysis*
paresthésie du visage	*face drooping*	*when one side of the face is hanging down (ex.: stroke) – sagging*
paresthésies	*paraesthesia*	*it is an abnormal but painless sensation of tingling, tickling, pricking, numbness or burning of your skin*
pathomimie	*pathomimia – factitious disorder*	*when a patient intentionally induces symptoms of illness*

perdre son souffle/avoir du mal à respirer	*to be out of breath*	*when you have difficulties to breathe*
perte d'appétit/perdre l'appétit	*loss of appetite/to lose one's appetite*	*when you are not hungry*
perte d'élan vital	*zest for life loss*	*when you are not able to enjoy life the way you used to*
perte d'équilibre	*loss of balance*	*when you lose stability*
perte de coordination	*impaired motor coordination*	*when you have difficulties coordinating movements*
perte de l'audition/goût/odorat/vue	*loss of the sense of hearing/sight/smell/taste*	*when one of your senses is affected: you have difficulties to hear/see/smell/taste something*
perte de poids/perdre du poids	*weight loss/to lose weight*	*when you become less heavy*
phobie	*phobia*	*it is a persistent intense irrational fear of something*
phosphène	*phosphene*	*when you see luminous shapes*
pica	*pica*	*when a patient has a compulsive and persistent drive to eat non-nutritive substances*
picotement/picoter	*tingling/to tingle*	*it is a stinging, prickling sensation*
plagiocéphalie	*plagiocephaly*	*when your baby's head is flattened on one side*
point de côté	*stitch in one's side*	*it is a sharp and sudden pain on the side*
pollakiurie	*frequent urinating*	*when you want to pass water more frequently than usual*
polydipsie	*excessive thirst*	*when you are very thirsty*
polyurie	*excessive urinating*	*when you pass a lot of water*

potomanie	*potomania*	*when a patient has a compulsive and persistent drive to drink fluids*
pouls filant	*thready pulse*	*when your pulse is thin and weak*
priapisme	*priapism*	*when you have a painful erection for several hours*
prise de poids/prendre du poids	*weight gain/to gain weight, to put on weight*	*when you become heavier*
procrastination	*procrastination*	*when a patient systematically postpones or delays actions*
proctalgie	*anal pain*	*it is pain in the region of the anus*
protéinurie	*proteinuria*	*when you have an excess of protein in your urine*
psychorigidité	*mental rigidity*	*it is an aspect of personality characterised by an obstinate inability to yield, a refusal to appreciate a person's view and a persistent resistance to change*
puberté précoce	*early puberty*	*when your becoming an adult starts earlier than most children*
puberté retardée	*delayed puberty*	*when your becoming an adult is later than most children*
pyurie	*pyuria*	*when you have pus in your urine*

Q

quinte de toux	*coughing fit – bouts of coughing*	*when you cannot stop coughing*

R

raideur/raide	*stiffness/stiff*	*when it is rigid*
raideur de la nuque	*neck stiffness*	*when your neck is rigid and it is painful when you try to move your head*
raideur musculaire	*muscle stiffness*	*when it is rigid and painful to move a muscle*
râle crépitant	*crackling sound in the lungs*	*it is a crackling sound you hear when breathing in or out*
râle ronflant	*rhonchi*	*it is a coarse rattling sound coming from the lungs, that sounds like snoring*
râle strident (stridor)	*stridor*	*it is a high-pitched vibratory sound you hear when you breathe in an out (caused by the narrowing of the trachea)*
rectorragie	*rectal bleeding*	*when there is bright red blood in your stools*
regard (dans le) vide	*vacant look – blank stare*	*a look that shows no expression, no understanding*
règles abondantes	*heavy periods*	*when your periodic flow of blood is abundant*
règles irrégulières	*irregular periods*	*when your periodic flow of blood comes sometimes early, sometimes late or skips a few months*
régurgitation	*regurgitation*	*when partly digested food is coming up from the stomach to the mouth*
régurgitations acides	*acid brash*	*when acid from the stomach goes up and causes pain*
relâchement (cutané)	*(skin) sagging*	*when your skin has lost its elasticity and starts drooping*
repli sur soi	*withdrawal into oneself*	*when you become socially or emotionally detached from life and people around you*
rétention d'eau	*fluid retention*	*when a lot of fluids is building up inside the body*

rétention urinaire	*urinary retention*	*when you hold urine in the bladder*
rétrécissement	*stricture – narrowing*	*when it becomes smaller*
rituel	*ritual*	*it is a repetitive movement performed to relieve anxiety*
rot (faire un) – éructation	*to belch/belch*	*when gas is sent out noisily from the stomach through the mouth*
rougeur/rougir	*redness/to redden*	*when it becomes red*
rougir (d'une émotion)	*to blush*	*when your cheeks become red when you are embarrassed*

S

saignement/saigner	*bleeding/to bleed*	*when you lose blood*
saignement de nez – épistaxis	*nosebleed*	*when you start bleeding suddenly from the nose*
sang dans les selles/urines	*blood when passing stools/water*	*when there is blood in your stools/in your urine*
scapulalgie	*shoulder pain syndrome*	*it is pain in the region of the shoulder blade*
scarification	*self-cutting*	*when the patient intentionally cuts himself*
schizophasie	*word salad*	*it is an incoherent jumble of words and neologisms*
sécheresse (bouche/œil/peau)	*dry mouth/dry eye/skin dryness*	*when it is lacking humidity*
sécheresse vaginale	*vaginal dryness*	*when your vagina is not lubricated enough*
sécrétions anormales	*abnormal discharge*	*it is a body fluid with an unusual odour or appearance*
selles décolorées	*discoloured stools*	*when your stools are pale or clay-coloured*
selles dures	*hard stools*	*when you are constipated*
selles liquides	*loose stools*	*when you have diarrhoea*
selles noires	*black tarry stools*	*when your stools are black like tar*

sensation de brûlure	*burning sensation*	*when it feels like it is burning*
séquelle(s)	*sequel (pl: sequelae)*	*it is an abnormal condition resulting from a previous disease*
sifflement (asthme)	*wheezing*	*it is a high-pitched whistling sound made while breathing*
soif/avoir soif	*thirst/to be thirsty*	*when you want to drink some water*
soliloquie	*soliloquy*	*when a person talks to himself/herself and forgets or disregards people around them*
somnolence/somnolent	*drowsiness/drowsy (to feel)*	*when you feel sleepy*
spasme	*spasm*	*it is a sudden abnormal uncontrolled movement of a muscle*
splénomégalie	*spleen enlargement*	*when your spleen gets bigger and painful*
sténose	*stenosis – stricture*	*it is when a bodily passage is narrowing (blood vessel, spinal canal, etc.)*
stress	*stress*	*it is the body's response to environmental pressures*
stéréotypie	*stereotypic behaviour*	*it is a repetitive or ritualistic movement, posture, sound or utterance*
stupeur	*stupor*	*it is a state of lethargy and immobility with poor responsiveness to stimulation*
sueur froide	*cold sweat*	*it is a sudden sweating that does not come from heat or exertion*
sueur – transpiration/ suer – transpirer	*sweating/to sweat*	*it is when your body produces a fluid in order to regulate your body temperature*
sueurs nocturnes	*night sweats*	*it is heavy sweating during sleep*

suintement/suinter	*weeping – oozing/to weep – ooze*	*when some fluid (blood, pus, etc.) flows slowly out of a wound*
suppuration	*suppuration*	*when pus is forming and weeping*
surcharge pondérale (être en)	*overweight (to be)*	*whose body weight is considered too high to be healthy (body mass index between 25 and 30)*
surdité/sourd	*deafness – hearing loss/deaf*	*when you cannot hear properly; it can be mild, moderate, severe or profound*
syllogomanie	*compulsive hoarding*	*when a patient compulsively accumulates objects for no obvious reasons*
syncope (faire une)	*fainting fit – black out/to faint – to pass out*	*when you lose consciousness for a short amount of time because your brain isn't getting enough oxygen*
syndrome crépusculaire	*sundowning*	*it is a mixture of restlessness, irritability and confusion that starts or worsens when daylight begins to fade*
syndrome de glissement	*going downhill*	*when your health is worsening, deteriorating little by little*
syndrome de sevrage	*withdrawal syndrome*	*it is the mental and physical effects that result when you stop taking an addictive product*

T

tachycardie	*fast heart rate – tachycardia*	*when your heart is beating more quickly than usual*
talalgie	*heel pain*	*it is a pain in the region of the heel*
tachypnée	*fast respiratory rate – tachypnoea*	*when you breathe more quickly than usual*
tachyphémie	*cluttering*	*when a patient speaks abnormally quickly, with an erratic rhythm and poor articulation*
tachypsychie	*tachypsychia*	*it is a mental condition that alters the perception of time*

tamponnade cardiaque	*cardiac tamponade*	*when fluid accumulates in the pericardium resulting in compression of the heart*
tassement	*compression*	*when some of the bones have been compressed or broken*
teint blafard	*pale complexion*	*it is an unusual lightness of skin colour*
teint maladif	*sickly complexion*	*when you have a yellowish skin colour*
tenesme	*tenesmus*	*when you feel the need to pass stools although your rectum is empty*
thrombopénie	*thrombocytopenia*	*when the number of platelets in your blood is too low*
thrombose	*thrombosis*	*when a blood clot forms and obstructs the blood flow in a vein*
tic	*tic*	*it is a sudden, repetitive, nonrhythmic motor movement or vocalization*
tintement	*ringing – tinnitus*	*when you have ringing in the ear*
tissu bourgeonnant	*budding - granulation tissue*	*reddish connective tissue that forms when the wound is healing*
tissu exsudatif	*oozing tissue*	*it is a tissue that oozes out, that produces fluid droplets*
tissu fibrineux/jaune	*sloughy tissue*	*it is a mixture of dead white cells, dead bacteria, rehydrated necrotic tissue and fibrous tissue*
tissu nécrosé	*necrotic tissue*	*it is a dead or devitalized tissue*
toux/tousser	*cough/to cough*	*it is a reflex action to clear the throat of mucus or irritants*
toux aboyante, rauque	*barking cough*	*it is a dry, harsh cough that resembles the sound of a barking seal*
toux d'irritation	*nagging – stubborn – cough*	*it is a dry cough that never goes away*
toux grasse	*loose – wet cough*	*it is a cough that produces mucus or phlegm*
toux sèche	*dry cough*	*it is a cough that does not produces mucus or phlegm and which is very persistent*

tremblement/trembler	*tremor – shaking/to shake – to tremble*	*it is an involuntary quivering movement*
triglycérides (taux bas/élevé de)	*triglycerides (low level/high level of)*	*they are a type of fat found in your blood*
trouble du comportement	*behavioural disorder*	*when someone behaves in a way that deviates from the socially acceptable norms*
trouble du goût	*impairment of the sense of taste*	*when you eat something and you have difficulties to recognise the flavours (sweet, salty, bitter, sour)*
troubles cognitifs	*cognitive impairments*	*when you lose the ability to think effectively (memory, perception and solving problems)*
troubles de l'accommodation	*eye focusing disorder*	*when your eyes cannot focus properly on an object*
troubles de l'alimentation	*eating disorder*	*when your eating habits are not normal and can negatively affect your physical or mental health*
troubles de l'audition	*hearing impairment – disorder*	*when you have a partial or total inability to hear*
troubles de la mémoire	*memory impairment*	*when you cannot remember information and events*
troubles de l'élocution	*speech disorder – slurred speech*	*it is poor pronunciation of words, mumbling, or a change in speed or rhythm during talking*
troubles du sommeil	*sleep disorders*	*when the timing, quantity or quality of your sleep is disturbed*
troubles sensoriels	*sensory processing disorder*	*disorder that makes it difficult for a person to have an adequate response to the sensory environment around them*
troubles visuels	*visual impairment – blurred vision*	*when your sight is affected*
trous de mémoire	*memory lapses*	*when you cannot momentarily remember a piece of information*

tumeur (bénigne/maligne)	*tumour (benign/malignant)*	*it is a swelling, generally without inflammation, caused by an abnormal growth of tissue. It can be benign or malignant*

V

vergetures	*stretch marks*	*they are long marks on the skin left after the skin has been stretched (especially by pregnancy)*
vertiges (avoir des vertiges)	*dizziness (to feel dizzy)*	*when you feel that you are spinning around and losing your balance*
vertiges rotatoires	*spinning sensation*	*when you feel the room and objects around you are spinning*
violence	*violence*	*when someone physically assaults someone else*
visage « lunaire »	*moon face*	*when your face becomes rounded and swollen (ex.: corticoids)*
vomir	*to vomit – to be sick – to throw up*	*when what you have inside your stomach comes up through the mouth*
vomissement	*vomiting*	*when what you have inside your stomach comes up through the mouth*

X

xérostomie	*xerostomia*	*when your mouth is dry because you don't have enough saliva to keep the mouth wet*

Y

yeux larmoyants	*watery eyes*	*when your eyes are full of tears*
yeux rouges – injectés de sang	*bloodshot eyes*	*when your eyes are red*

Chapitre 4
Accidents et urgences

Dans ce chapitre, vous trouverez des termes correspondant à des situations d'urgences, aux premiers secours (accompagnés de **phrases clés)** ainsi qu'aux blessures et traumatismes.

Phrases utiles :

Avez-vous fait... ?	*Have you done...?*
Souffrez-vous de... ?	*Are you suffering from...?*
Avez vous un/des... ?	*Do you have any...?*

SITUATIONS D'URGENCES – *EMERGENCIES*

accident vasculaire cérébral	*stroke*
agitation	*restlessness*
agité	*restless*
anisocorie	*asymmetric pupils*
arrêt cardiorespiratoire	*cardiorespiratory arrest*
bradycardie	*slow heart rate*
brûlure/brulé	*burn/burnt*
brûlure (à l'eau bouillante)	*scald*
céphalées	*headache*
chute/faire une chute	*fall/to fall*
colique hépatique – biliaire	*biliary – gallbladder colic*
colique néphrétique	*renal colic*
conscient (physiquement)	*conscious*
constriction thoracique	*chest tightness*
coup de chaleur	*heat stroke*
coup de soleil	*sunburn*
crise cardiaque	*heart attack*
crise d'épilepsie	*epileptic fit*
crise/faire une crise	*fit – seizure/to seize*
cyanose	*cyanosis*
décompensation	*decompensating*

décompenser	*to decompensate*
désorientation	*confusion*
désorienté	*disoriented – confused*
détresse respiratoire	*respiratory distress*
douleurs abdominales	*abdominal pain*
douleurs thoraciques	*chest pain*
ébouillanter (s')	*to be scalded*
électrocution	*electrocution*
empoisonnement	*poisoning*
en vie (être)	*alive (to be)*
endormi/s'endormir	*asleep/to fall asleep*
étouffement/s'étouffer	*choking/to choke*
évanouir (s')	*to faint*
évanouissement	*fainting*
éveillé	*awake*
fièvre	*fever – temperature*
frisson/frissonner	*shivering/to shiver*
gonflement/gonflé	*swollen*
hyperalcoolémie	*high blood alcohol level*
inconscient (physiquement)	*unconscious*

infarctus du myocarde	*myocardial infarction*
infection urinaire	*urinary tract infection*
insolation (faire une)	*sunstroke (to get)*
insuffisance cardiaque	*heart failure*
insuffisance hépatique	*liver failure*
insuffisance rénale	*kidney failure*
insuffisance respiratoire	*breathlessness – respiratory failure*
intoxication alimentaire	*food poisoning*
malaise/faire un malaise	*fainting/to faint*
maltraitance/maltraité	*abuse/abused*
marbrure	*mottled skin*
morsure	*bite*
mort/mourant (être)	*dead/dying (to be)*
mydriase	*dilated pupils*
myosis	*miosis – pupil constriction*
noyade/noyer (se)	*drowning/to drown*
occlusion intestinale	*bowel obstruction*

œdème	*swelling*
pâleur/pâle	*pale complexion/pale*
palpitations	*palpitations*
paresthésie du visage	*face drooping*
piqûre (d'insecte)	*sting – insect bite*
pouls filant	*thready pulse*
pupilles peu réactives	*sluggish pupils*
rétention urinaire	*urinary retention*
saignement de nez	*nosebleed*
sepsis	*sepsis*
somnolence/somnolent	*drowsiness/drowsy*
suer/sueurs	*to sweat/sweating*
tachycardie	*fast heart rate*
traumatisme abdominopelvien	*abdominopelvic trauma*
traumatisme costal	*rib injury*
traumatisme crânien	*head trauma*
vertiges/avoir des vertiges	*dizziness/to feel dizzy*
vomissements/vomir	*vomit/to vomit*

PREMIERS SECOURS – *FIRST AID*

appeler les urgences – le 15	*call 911/999*	appelez les secours !	*call 911/999*
bouche à bouche	*rescue breath/mouth to mouth*	faire du bouche à bouche	*to give mouth to mouth*
constantes	*vitals*	vérifier les constantes	*to check the vitals*
défibrillateur automatisé externe (DAE)	*automated external defibrillator (AED)*	aller chercher le DAE	*to get the AED*
défibrillateur semi-automatique (DSA)	*semi-automatic defibrillator (SAD)*	aller chercher le DSA	*to get the SAD*
en vie (garder en)	*alive (to be)*	garder quelqu'un en vie	*to keep somebody alive*
Heimlich (manœuvre d')	*chest thrust – Heimlich maneuver*	faire la manœuvre d'Heimlich	*to do a chest thrust*
intubation endotrachéale/ intuber	*tracheal intubation/to intubate*	intuber un patient	*to intubate a patient*
massage cardiaque/ réanimation	*cardiopulmonary resuscitation (CPR)/resuscitation*	faire un massage cardiaque	*start the CPR*
position latérale de sécurité (PLS)	*recovery position*	mettre quelqu'un en PLS	*to place somebody in the recovery position*
pouls	*pulse*	vérifier le pouls	*to check the pulse*
pronostic vital	*vital prognosis*	le pronostic vital est engagé	*the condition is life-threatening*
respiration/respirer (inspirer/ expirer)	*breathing/to breathe (to breathe in/breathe out)*	vérifier la respiration	*to check if the person is breathing*

respiration artificielle	*artificial breathing*	être sous respiration artificielle	*to be artificially breathing*
saturation en oxygène	*oxygen saturation (sats)*	vérifier la saturation	*check the sats*
		la saturation baisse	*sats are dropping*
tension	*blood pressure*	la tension est basse	*the blood pressure is low*
trachéotomie	*tracheotomy*	faire une trachéotomie	*to perform a tracheotomy*
ventilation avec un BAVU	*to bag*	insuffler de l'air au patient avec un BAVU	*to bag the patient*
victime/blessé	*casualty*	il y a 6 blessés sur les lieux	*there are 6 casualties on the premises*

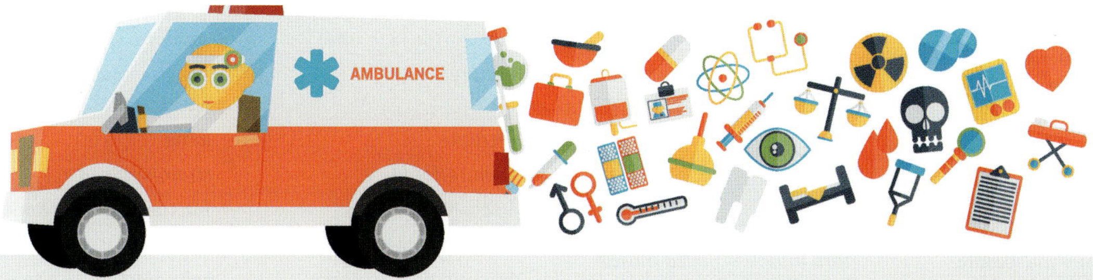

BLESSURES – *INJURIES AND TRAUMAS*

arraché	*ripped off*
arrachement	*ripping off*
articulation déboîtée	*dislocated – twisted joint*
blessé (n.)	*injured person – casualty*
blessé (adj.)	*injured (to be)*
blessé (adj.) – avec du sang	*wounded (to be)*
blesser	*to harm – to injure – to hurt*
blessure	*injury*
bosse	*bump*
claquage	*straining*
claquage musculaire	*strained muscle*
contracture	*cramp*
contusion – bleu – ecchymose	*bruise/bruising*
coupure/coupé	*cut/cut*
crampe	*cramp*
déchiré	*torn*
déchirure/déchiré	*tearing/torn*
déchirure musculaire	*torn muscle – pulled muscle*
dégantage	*degloving injury*

délabré (membre)	*destroyed limb*
délabrement	*destruction*
écharde	*splinter*
égratignure	*graze*
élongation musculaire/tendineuse	*pulled muscle/tendon*
enflé (membre) – gonflé	*swollen limb*
enflure/membre enflé – gonflé	*swelling/swollen limb*
engelure	*frostbite*
entorse (du genou/cheville/poignet)	*(knee/ankle/wrist) sprain*
entorse (se faire une)	*sprain/to sprain*
escarre	*slough – scab – bedsore – eschar*
estropié	*lame*
foulure/foulé	*strain/strained*
fracture	*fracture – broken bone*
fracturé – cassé	*broken*
fracture de l'astragale – du talus	*talus fracture*

fracture du col du fémur	*femoral neck fracture*
fracture du poignet/ malléolaire	*wrist/heel fracture*
fracture ouverte	*open – compound fracture*
fractures multiples	*multiple fractures*
gangrène	*gangrene*
gelé (membre)	*frostbitten limb*
gerçure/lèvre gercée	*crack – chap/badly chapped lip*
hémorragie	*bleeding*
lacération/lacéré	*laceration/lacerated*
lésion (d'un organe)	*damage*
lésion articulaire	*joint damage*
lésion cérébrale	*brain damage*
lésion cutanée	*skin lesion*
lésion hépatique	*liver damage*
lésion ligamentaire	*ligament injury*
lésion musculaire	*muscle injury*
lésion tissulaire	*tissue damage*

lésion vertébrale	*vertebral injury*
luxation – déboîtement	*dislocation*
luxé – déboîté	*dislocated*
œdème	*oedema*
plaie	*wound – sore*
plaie purulente	*purulent – weeping wound*
polytraumatismes	*multiple injuries*
pus	*pus*
rupture/arrachement ligamentaire	*tearing of a ligament*
rupture de tendon	*rupture of a tendon*
saignement/saigner	*bleeding/to bleed*
subluxation	*subluxation*
tassement	*compression*
tassement des vertèbres	*vertebral compression*
tendinite	*tendinitis*
tordre (se)	*to twist – to wrench*
tordu	*twisted – wrenched*

Chapitre 5
Équipes et services

Dans ce chapitre, vous trouverez des termes correspondant à des spécialités médicales, des services et personnels des structures de soins, ainsi qu'à des médecines alternatives.

Phrases utiles :

Vous allez voir le (spécialiste)	*You will meet the (specialist)*
Vous devez prendre rendez-vous avec le…	*You must take an appointment with…*
Le (service) se trouve au… étage	*The (ward) is on the… floor*

SPÉCIALITÉS –*SPECIALITIES*

Service	*Ward*	Spécialiste – *Specialist*
addictologie	*addictology*	*addiction specialist*
allergologie	*allergology*	*allergy specialist*
andrologie	*andrology*	*andrologist*
anesthésie	*anaesthesia*	*anaesthesiologist*
angiologie	*angiology*	*angiologist – vascular specialist*
cardiologie	*cardiology*	*cardiologist*
chirurgie	*surgery*	*surgeon*
chirurgie esthétique	*plastic surgery*	*plastic surgeon*
dermatologie	*dermatology*	*dermatologist*
diabétologie	*diabetology*	*diabetologist*
diététique	*nutrition*	*dietician*
endocrinologie	*endocrinology*	*endocrinologist*
ergothérapeute	*occupational therapy*	*occupational therapist*
gastro-entérologie	*gastroenterology*	*gastroenterologist*
gériatrie	*geriatrics*	*geriatrician*
gynéco-obstétrique	*ob-gynaecology*	*ob-gynaecologist*
gynécologie	*gynaecology*	*gynaecologist*
hématologie	*haematology*	*haematologist*
hépatologie	*hepatology*	*liver specialist – hepatologist*

Service	*Ward*	Spécialiste – *Specialist*
immunologie	*immunology*	*immunologist*
kinésithérapie	*physiotherapy*	*masseur – physiotherapist*
néonatologie	*neonatal ward*	*neonatologist*
néphrologie	*nephrology*	*nephrologist*
neurologie	*neurology*	*neurologist*
obstétrique	*obstetrics*	*obstetrician*
odontologie	*odontology*	*dentist/orthodontist*
oncologie	*oncology*	*oncologist*
ophtalmologie	*ophthalmology*	*ophthalmologist – eye doctor*
orthodontie	*orthodontics*	*orthodontist*
orthopédie	*orthopaedics*	*orthopaedist*
orthophonie	*speech therapy – orthophony*	*speech therapist – orthophonist*
ostéopathie	*chiropractic – osteopathy*	*chiropractician – osteopath*
oto-rhino-laryngologie (ORL)	*otorhinolaryngology*	*ENT (ear nose throat) specialist*
pédiatrie	*paediatrics*	*paediatrician*
pédopsychiatrie	*child psychiatry*	*child psychiatrist*
pneumologie	*pulmonology – respirology*	*pulmonologist – respirologist*
podologie	*chiropody*	*chiropodist*
proctologie	*proctology*	*proctologist*
psychiatrie	*psychiatry*	*psychiatrist*

Service	*Ward*	Spécialiste – *Specialist*
psychologie	*psychology*	*psychologist*
psychothérapie	*psychotherapy*	*psychotherapist*
radiologie	*radiology department*	*radiologist*
radiothérapie	*radiotherapy*	*radiation therapist – radiotherapist*
rhumatologie	*rheumatology*	*rheumatologist*
stomatologie	*stomatology*	*stomatologist*
tabacologie	*tobaccology*	*tobaccologist*
urologie	*urology/renal ward*	*urologist*

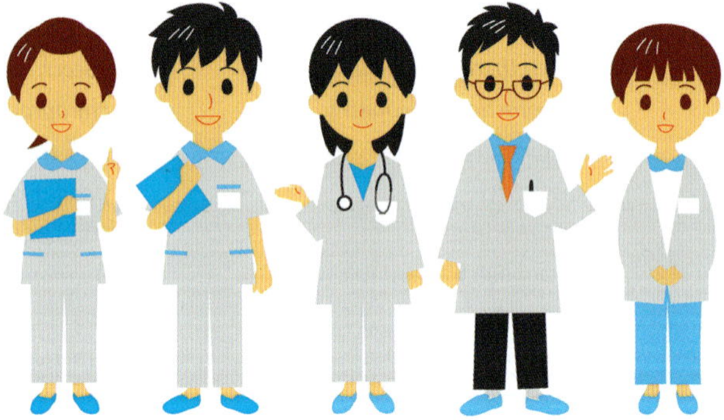

AUTRES SERVICES – *OTHER WARDS*

ADAPEI (Association des amis et parents d'enfants inadaptés)	*Association of parents and relatives of disabled children*
CATTP (centre d'activités thérapeutiques à temps partiel)	*part-time therapeutic day-care centre*
CMP (centre médico-psychologique)	*medical and psychological consultation centre*
EHPAD (établissements d'hébergement pour personnes âgées dépendantes)	*care home for dependent elderly people*
EMOG (équipe mobile à orientation gériatrique)	*mobile medical service specialised in geriatrics*
EMP (équipe mobile de psychiatrie)	*mobile medical service specialised in psychiatry*
EMSP (équipe mobile de soins palliatifs)	*palliative care mobile medical service*
ESF (établissement français du sang)	*French national blood bank*
HAD (hospitalisation à domicile)	*home-based hospitalisation*
HDJ (hôpital de jour)	*day care centre*

MAS (maison d'accueil spécialisée)	*specialised care centre*
PMI (protection maternelle et infantile)	*mother and child welfare*
SAMU (service d'aide médicale urgente)	*mobile emergency medical service*
service ambulatoire	*outpatients department*
service court séjour	*short-stay unit*
service d'éducation thérapeutique	*therapeutic education ward*
service de désintoxication	*rehabilitation centre* (veut aussi dire « rééducation »)
service des grands brûlés	*burn care unit*
service de greffe	*transplant centre*
service de rééducation	*rehabilitation centre* (veut aussi dire « désintoxation »)
service de soins aigus	*acute medical ward*
service de soins continus	*continuing care unit*
service de soins intensifs	*intensive care unit (ICU)*
service de soins palliatifs	*palliative care unit*

service des urgences	*accident and emergency department (A&E) – emergency room (ER) – department (ED) – casualty ward*
service de gestion de la douleur	*pain management ward*
service d'hospitalisation fermée (psy)	*locked psychiatric unit*
service d'urgences psychiatriques	*psychiatric emergency ward*
service long séjour	*long-stay unit*
service maladies infectieuses	*infectious diseases*
service maternité	*maternity ward*
service médecine (interne)	*(internal) medicine*
service réanimation	*resuscitation unit*
service traumatologie	*traumatology*
SMUR (service mobile d'urgence et de réanimation)	*mobile emergency vehicle*
SSIAD (service de soins infirmiers à domicile)	*home care nursing*
SSR (soins de suite et de réadaptation)	*aftercare and rehabilitation ward*

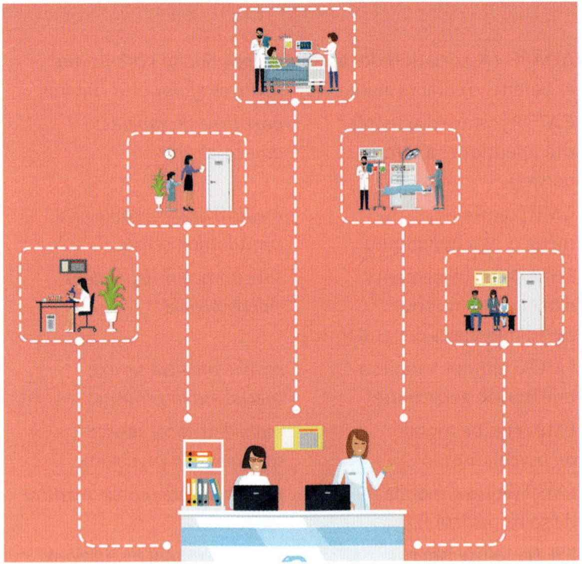

SOIGNANTS ET PERSONNELS – *CAREGIVERS AND STAFF*

agent d'entretien	*a cleaning person*
aide-soignant(e)	*nursing auxiliary (UK) – nurse's aid (US)*
ambulancier(-ière)	*paramedic – EMT (emergengy mobile technician)*
animateur(-trice)	*group leader*
assistant(e) social(e)	*social worker*
auxiliaire de puériculture	*childcare assistant*
auxiliaire de vie	*personal care assistant*
biologiste médical	*clinical biologist*
brancardier	*porter*
chef de service	*senior consultant*
directeur(-trice) des soins	*healthcare director*
docteur – médecin	*doctor – physician*
éducateur(-trice) spécialisé(e)	*special needs teacher*
ergothérapeute	*occupational therapist*
infirmier(-ière)	*nurse*
infirmier(-ière) praticien (existe aux États-Unis, mais pas en France)	*nurse practitioner*
infirmier(-ière) d'accueil	*reception nurse*
infirmier(-ière) libéral(e)	*district nurse*
infirmier(-ière) organisateur (-trice) de l'accueil (IOA)	*triage nurse*
infirmier(-ière) stomathérapeute	*stoma therapist*
interne (en médecine)	*medical resident*
manipulateur(-trice) radio	*radiographer*
médecin généraliste	*general practitioner (GP)*
médecin spécialiste	*consultant*
médecin traitant	*attending physician*
perfusionniste	*perfusionist*
pharmacien(-ienne)	*pharmacist/chemist*
pompier	*fireman (pl: firemen)*
prothésiste	*prosthesist*
psychomotricien(-ienne)	*psychomotor therapist*
puéricultrice	*nursery nurse*
sage-femme	*midwife*
secrétaire	*secretary*
stagiaire	*intern/trainee*
travailleur social	*caseworker*
visiteur médical	*medical representative*

Vocabulaire anglais infirmier - Kit de survie en services de soins

AUTRES LIEUX – *OTHER PREMISES*

archives	*archives*
bibliothèque	*library*
blanchisserie	*laundry*
bloc opératoire	*operating theatre – room*
box (aux urgences)	*(emergency) cubicle*
bureau	*office*
cabinet médical	*medical room*
centre médical	*medical centre*
chambre	*bedroom*
chambre stérile	*clean room*
centre hospitalier universitaire (CHU)	*teaching hospital*
clinique	*clinic – private hospital*
cuisine	*kitchen*
dans l'enceinte	*on the premises*
dans le service	*on the ward*
dispensaire	*free clinic*
infirmerie	*health centre – sickroom*
laboratoire	*laboratory*
local à déchets	*waste room*

local de rangement/stockage	*stockroom*
morgue	*morgue*
réception	*reception*
salle d'attente	*waiting room*
salle de garde	*on-call room*
salle d'examen	*examination room*
salle d'isolement	*isolation room*
salle de déchocage	*crash room*
salle de réunion	*conference room*
salle de réveil	*observation ward, recovery room*
salle de travail	*delivery room*
secrétariat	*secretary's office*
service (lieu de travail)	*ward*
service des admissions	*admissions*
vestiaire	*changing room*

MÉDECINES ALTERNATIVES – *ALTERNATIVE MEDICINES*

acupressure	*acupressure*	*Pressure is applied on specific body areas to treat certain conditions.*
acupuncture	*acupuncture*	*Needles are inserted in specific body areas to treat certain conditions.*
apithérapie	*apitherapy – bee therapy*	*It uses honeybee products (propolis, jelly, etc.) To treat certain conditions.*
aromathérapie	*aromatherapy*	*It uses fragrances to affect or change a person's mood or behaviour.*
balnéothérapie – hydrothérapie	*hydrotherapy*	*It is a therapy using water as a cure.*
chromothérapie	*colour therapy*	*It uses lights and colours to treat certain conditions.*
cryothérapie	*cryotherapy*	*It is a treatment using cold liquid or freezing.*
électro-convulso-thérapie – sismothérapie	*electroconvulsive therapy (ECT)*	*it uses electrical stimuli to the surface of the skull in order to induce seizures under a short general anesthesia*
équithérapie	*equine therapy*	*It is a healing therapy that involves activities with horses.*
gemmothérapie	*gemmotherapy*	*It uses extracts of specific herbs, buds and shrubs to drain the body.*
héliothérapie	*light therapy*	*It uses daylight and artificial light exposure to treat certain conditions.*
homéopathie	*homeopathy*	*It uses very small amounts of natural products to prevent and cure conditions.*
hypnothérapie	*hypnosis*	*It is a therapy using hypnosis, to treat certain conditions.*
médecine ayurvédique	*Ayurvedic medicine – Ayurveda*	*It uses specific herbal compounds, special diets and massages to promote balance between body, spirit and mind.*
naturothérapie	*naturotherapy*	*It uses natural products and therapies including fasting, diet, exercise and water.*
oligothérapie	*oligotherapy*	*It uses very small doses of minerals to prevent and cure certain conditions.*
ostéopathie	*osteopathy*	*It uses massages, exercises and movement to detect, cure and prevent certain health conditions.*

phytothérapie	*phytotherapy*	*It uses specific herbs to prevent and cure certain medical conditions.*
réflexologie	*reflexology*	*It is a healing therapy that involves massaging specific areas of your body.*
Reiki	*Reiki*	*It is a therapy that involves massaging to reduce stress.*
résonance énergétique par stimulation cutanée (RESC)	*intelligent magnetic resonance stimulation (IMRS)*	*It uses magnetic energy to redirect the electrical force field inside the body that controls every nerve, muscle and thought.*
rétroaction biologique	*biofeedback*	*It uses sensors to measure key body functions in order to help you learn more about how your body works.*
sophrologie	*sophrology*	*It is a therapy that involves some mental and physical exercises.*
thermothérapie	*thermotherapy*	*It is a therapy using heat.*

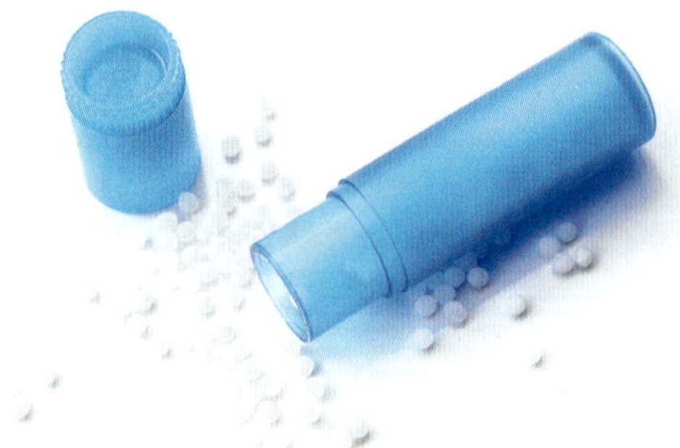

Chapitre 6
Pharmacologie et thérapeutiques

Dans ce chapitre, vous trouverez des termes correspondant à des produits pharmacologiques et thérapeutiques, avec les mots de la notice, les voies d'administration et les formes galéniques, puis les types de médicaments, les mots nécessaires pour les pansements et quelques produits parapharmaceutiques.

Ces termes sont accompagnés de **phrases clés et d'explications en anglais**.

DANS LA NOTICE – *IN THE LEAFLET*

à jeun	*on an empty stomach*	Ne le prenez pas à jeun.	*Take it with food.*
à large spectre	*broad-spectrum*	Il peut être utilisé pour traiter de nombreux germes.	*It can be used to treat many germs.*
à spectre étroit	*narrow-spectrum*	Il va être utilisé pour cibler un germe précis.	*It will target a specific germ.*
accoutumance	*habituation*	Vous risquez une accoutumance.	*You may become habituated.*
addiction	*addiction – dependence*	Ce médicament est très addictif.	*This is a very addictive medicine.*
ajuster (un traitement)	*to adjust – to adapt the medication*	Le médecin va ajuster votre traitement.	*The doctor will adjust your medication.*
allaitement	*breastfeeding – lactation*	Si vous allaitez votre bébé…	*If you breastfeed your baby…*
allergie	*allergy*	Avez-vous des allergies ?	*Do you suffer from any allergies?*
amélioration	*improvement*	Si votre état s'améliore…	*If your condition improves…*
application	*application*	C'est pour une application locale.	*It is meant for a topical use.*
atténuer – s'estomper	*to subside*	Continuez le traitement jusqu'à ce que les symptômes s'estompent.	*Continue the treatment until symptoms subside.*
avantage	*upside*	L'avantage de ce médicament c'est…	*The upside with this drug is…*

cicatriser	*to heal up – to mend*	Votre plaie est en train de bien cicatriser.	*The wound is healing nicely.*
composition	*composition*	Ce médicament est composé de…	*This medicine is composed of…*
conseil – recommandation	*advice – recommendation*	Suivez les conseils de votre médecin.	*Follow your doctor's advice.*
conservation	*storage*	Vous devez conserver ce médicament…	*You must store this medicine…*
date de péremption	*expiry date*	Pensez à vérifier les dates de péremption.	*You should check the expiry dates.*
détérioration/détériorer (se)	*worsening/to worsen*	Si votre état empire…	*If your condition worsens…*
dosage	*dosage*	Attention au dosage !	*Beware of the right dosage !*
effets secondaires	*side effects*	Faites attention aux effets secondaires.	*Beware of the side effects.*
en une prise	*one intake*	Ce médicament se prend en une prise.	*It is a one-intake medicine.*
enceinte	*pregnant*	Êtes vous enceinte ?	*Are you pregnant?*
excipient	*excipient*	Êtes-vous allergique aux excipients ?	*Are you allergic to the excipients?*
grossesse	*pregnancy*	Si vous êtes enceinte…	*If you are pregnant…*
guérir – cicatriser	*to heal*	Votre blessure va guérir avec ça.	*Your injury will heal with this.*
guérir – se remettre	*to mend – to recover*	Il est en rémission.	*He is on the mend.*

guérir (quelqu'un)	*to cure*	Ce traitement va vous guérir.	*This medication will cure you.*
iatrogène	*iatrogenic – drug-induced*	Troubles/pathologies iatrogènes	*Iatrogenic – drug-induced disorders/pathologies*
inconvénient	*downside*	L'inconvénient de ce médicament c'est…	*The downside with this drug is…*
interaction médicamenteuse	*drug interaction*	Attention aux interactions médicamenteuses.	*Beware of drug interaction.*
jetable	*disposable*	Ce produit est jetable.	*This is a disposable product.*
le matin	*in the morning*	Il faut le prendre le matin.	*You must take it in the morning.*
le midi	*at noon*	Il faut le prendre le midi.	*You must take it at noon.*
le soir	*in the evening*	Il faut le prendre le soir.	*You must take it in the evening.*
médicament – remède	*medicine – drug*	Ce médicament est pour…	*This medicine is used for…*
médicament sans ordonnance	*over-the-counter medicines*	Vous n'avez pas besoin d'ordonnance.	*You don't need a prescription.*
notice	*leaflet*	Lisez toujours la notice.	*Always read the leaflet.*
observance	*compliance*	Observance médicamenteuse	*Drug compliance*
observer – respecter	*to observe – to comply with*	Respectez votre traitement à la lettre.	*Follow the doctor's prescription carefully.*
ordonnance – prescription	*prescription*	Vous avez besoin d'une ordonnance.	*Your need a prescription.*
overdose – surdosage	*overdose*	Attention à l'overdose !	*Beware of the overdose !*

pilulier	*pill-box*	Avez vous un pilulier ?	*Have you got a pill-box?*
posologie	*posology*	Il faut suivre la posologie.	*You must follow the instructions – posology.*
prescrire/prescrit	*to prescribe/prescribed*	Le médecin vous a prescrit…	*The doctor has prescribed…*
principe actif	*active substance*	Le principe actif est…	*The active substance is…*
prise	*intake*	Il faut le prendre en une prise.	*You must take it in one intake.*
repas	*meal*	En dehors des repas/pendant les repas	*Between meals/during meals*
soulager	*to relieve – soothe – alleviate*	Ce médicament va soulager…	*This medicine will relieve…*
sous traitement (être)	*to be on medication*	Êtes-vous sous traitement ?	*Are you on medication?*
une/deux/trois fois par jour	*once/twice/three times a day*	Il faut le prendre deux fois par jour.	*You must take it twice a day.*
utilisation	*use*	Ce médicament est utilisé pour…	*This medicine is used for…*

VOIE D'ADMINISTRATION – *ROUTE*

voie – administration	*route – administration*	*It is the route you use to take the medicine.*
voie auriculaire	*auricular route*	*You should put it inside your ear.*
voie cutanée	*cutaneous route*	*You should apply it on your skin.*
voie nasale	*nasal route*	*You should put it in your nose.*
voie oculaire	*ocular route*	*You should put it in your eye.*
voie orale/per os	*oral route*	*You should put it in your mouth.*
voie parentérale	*parenteral route*	*The drug is going to be injected.*
voie rectale	*rectal route*	*You should put it in your anus.*
voie respiratoire	*respiratory route*	*Your should breathe it in.*
voie vaginale	*vaginal route*	*You should put it in your vagina.*

VOIE ORALE (DIFFÉRENTES PRISES) – *ORAL ROUTE*

à avaler	Ce cachet est à avaler.	*You need to swallow it this tablet.*
à boire	Il faut boire ce médicament.	*You need to drink this medicine.*
à croquer	Ce comprimé est à croquer.	*You need to chew this tablet.*
à sucer	Cette pastille est à sucer.	*You need to suck this lozenge.*
collutoire	Il faut le pulvériser au fond de la gorge.	*You need to spray it at the back of the throat.*
orodispersible	Il faut le laisser fondre dans la bouche.	*You need to let it melt in your mouth.*
sublingual	Il faut le laisser fondre sous la langue.	*You need to let it melt under your tongue.*

FORMES GALÉNIQUES – *GALENIC FORMS*

à libération prolongée	*extended-release*	C'est un médicament dont les effets vont se libérer lentement.	*It is a medicine which will be released gradually.*
à libération retardée	*delayed-release*	C'est un médicament dont les effets vont se libérer plus tard.	*It is a medicine which will be released later.*
aérosol	*aerosol/spray*	Posez le masque sur votre nez et votre bouche.	*You need to put the mask over your nose and mouth.*
ampoule	*ampoule*	Vous devez casser les deux extrémités pour l'ouvrir.	*You need to break off both ends to open it.*
anneau vaginal/gastrique	*vaginal ring/gastric band*	On va vous poser un anneau gastrique/vaginal.	*You will undergo a procedure to implant a gastric band/ vaginal ring.*
avaler/à avaler	*to swallow/swallowable*	Vous devez avaler ce médicament.	*You need to swallow this medicine.*
bain de bouche	*mouth-wash*	Rincez votre bouche avec cela, sans l'avaler.	*You need to swish it in your mouth and then spit it out.*
baume	*balm*	Il faut appliquer ce baume sur la peau.	*You need to apply this balm on the skin.*
boire/buvable	*to drink/drinkable*	Vous devez boire ce médicament.	*You need to drink this medicine.*
capsule	*capsule*	Vous devez prendre ce comprimé avec un verre d'eau.	*You need to take this capsule with a glass of water.*

cataplasme	*cataplasm/poultice*	Il faut appliquer ce cataplasme sur la peau.	*You need to apply this cataplasm on the skin.*
collyre	*eye drops*	Il faut mettre deux gouttes dans l'œil.	*You need to put two drops in the eye.*
collutoire	*spray*	Il faut le pulvériser au fond de la gorge en appuyant ici.	*You need to spray it at the back of your throat by pressing here.*
comprimé – cachet	*tablet*	Vous devez prendre ce cachet avec un verre d'eau.	*You need to take this tablet with a glass of water.*
comprimé enrobé ≠ non enrobé	*coated ≠ non-coated tablet*	Ce médicament est enrobé de sucre.	*This medicine is sugar-coated.*
comprimé sécable (long)	*caplet*	Vous pouvez couper ce comprimé en deux.	*You can cut this caplet in half.*
crème	*cream*	Il faut appliquer cette crème sur la peau.	*You need to apply this cream on the skin.*
crème locale	*local cream*	C'est une crème pour application locale.	*This cream is meant for a topical use.*
croquer/à croquer	*to chew/chewable*	Ce cachet est à croquer.	*You need to chew this tablet.*
cuillère à café	*teaspoon*	Vous devez prendre une cuillerée à café de ce sirop.	*You need to take a teaspoonful of this syrup.*
cuillère à soupe	*tablespoon*	Vous devez prendre une cuillerée à soupe de ce sirop.	*You need to take a tablespoonful of this syrup.*
cuillère mesure	*measuring spoon*	Vous devez prendre une cuillerée mesure de ce sirop.	*You need to take a measuring spoonful of this syrup.*

diaphragme	*diaphragm*	Le diaphragme est un moyen de contraception.	*A diaphragm is a contraceptive.*
douche vaginale	*douche*	Il faut rincer votre vagin à l'aide de la poire.	*You need to rinse your vagina with the squeeze bottle.*
dragée	*sugar-coated pill*	Vous devez prendre cette dragée avec un verre d'eau.	*You need to take this pill with a glass of water.*
effervescent – dispersible	*soluble – effervescent*	Vous devez laisser ce comprimé se dissoudre dans un verre d'eau.	*You need to wait for it to dissolve in water.*
enrobé gastro-résistant	*gastroresistant coating*	C'est un médicament qui va se dissoudre dans l'intestin.	*This medicine will dissolve in the bowels.*
fiole	*phial*	Vous devez pousser et tourner pour ouvrir la fiole.	*You need to push and turn the lid to open the phial.*
flacon compte-gouttes	*dropper bottle*	Vous devez prendre 20 gouttes dans un verre d'eau.	*You need to take 20 drops in water.*
gel	*gel*	Il faut appliquer ce gel sur la peau.	*You need to apply this gel on the skin.*
gelée (voie orale)	*jelly*	Vous devez prendre une cuillerée à soupe de cette gelée.	*You need to take a tablespoonful of this jelly.*
gélule	*gelcap*	Vous pouvez humidifier la gélule avant de l'avaler.	*You can wet the gelcap before swallowing it.*
gommes à mâcher	*chewing-gum*	Vous devez le mâcher.	*You need to chew it.*

gouttes	*drops*	Vous devez mettre trois gouttes.	*You need to put three drops.*
granules	*granules*	Il faut mettre dix granules sous la langue.	*You need to put ten granules under the tongue.*
huile	*oil*	Il faut faire pénétrer cette huile dans la peau.	*You need to rub this oil on the skin.*
implant	*implant*	Le médecin va vous poser un implant comme contraceptif.	*The doctor will set an implant as a contraceptive.*
inhalateur	*inhaler – puffer*	Inspirez par la bouche en appuyant sur le fond de la cartouche.	*Breathe in with your mouth as you press down on the canister.*
injection – piqûre	*injection*	Je viens vous faire une piqûre.	*I have come to do an injection.*
intra-osseuse	*intraosseous*	C'est une injection dans la moelle osseuse.	*It is an injection into the bone marrow.*
intramusculaire	*intramuscular*	C'est une injection dans un muscle.	*It is an injection into a muscle.*
intrathécale (moelle épinière)	*intrathecal*	C'est une injection dans la moelle épinière.	*It is an injection into the spinal cord.*
intraveineuse (IV)	*intravenous (IV)*	C'est une injection dans une veine.	*It is an injection into a vein.*
la pilule contraceptive	*the (birth-control) pill*	Prendre la pilule.	*To be on the pill.*
lavement	*enema*	Vous devez faire un lavement à la maison.	*You need to perform an enema at home.*

lotion	*lotion*	Il faut appliquer cette lotion sur la peau.	*You need to apply this lotion on the skin.*
mousse	*foam*	Il faut administrer cette mousse par voie rectale.	*You need to take this foam by rectal route.*
nébuliseur	*nebulizer*	Posez le masque sur le nez et la bouche du bébé.	*Put the mask over your baby's nose and mouth.*
orodispersible – lyoc	*orodispersible – orally disintegrating*	Vous devez le laisser se dissoudre dans la bouche.	*You need to let it melt it into the mouth.*
ovule	*ovule*	Il faut administrer cette ovule par voie vaginale.	*You need to take this ovule by vaginal route.*
pastille	*lozenge*	Cette pastille est à sucer.	*It is a suckable lozenge.*
patch	*patch*	Il faut coller ce patch sur la peau.	*You need to stick this patch on the skin.*
pâte	*paste*	Il faut appliquer cette pâte sur la peau.	*You need to apply this paste on the skin.*
perfusion	*IV line – IV drip*	Je viens vous poser une perfusion.	*I have come to put you on a drip.*
péridurale	*epidural anaesthesia*	C'est une injection dans le bas du dos pour soulager la douleur.	*It is an injection into the lower back to numb the pain.*
pommade	*ointment*	Il faut appliquer cette pommade sur…	*You need to apply this ointment on…*

poudre – solution à reconstituer	*powdered form to be reconstituted*	Il faut reconstituer cette formule avec de l'eau.	*You need to reconstitute this powdered form using water.*
préservatif	*condom*	Le préservatif est le seul moyen de se protéger contre les IST.	*Using a condom is the only way to protect yourself against STDs.*
pulvérisateur pour le nez	*nasal spray*	Placez l'embout dans chaque narine et appuyez en inspirant.	*Place the nozzle in each nostril and breathe in as you press.*
rachianesthésie	*spinal anaesthesia*	C'est une injection dans le dos pour soulager la douleur.	*It is an injection into the back to numb the pain.*
sachet (avec poudre)	*crystals/sachet*	Il faut dissoudre cette poudre dans un verre d'eau.	*You need to dissolve the chrystals in a glass of water.*
seringue doseuse	*graduated syringe/dosing syringe*	Utilisez cette seringue doseuse pour donner la dose adéquate.	*Use this dosing syringe to give the right dosage.*
sous la langue	*sublingual*	Vous devez laisser fondre ce médicament sous la langue.	*You need to let the medicine melt under the tongue.*
sous-cutané(e)	*subcutaneous*	C'est une injection sous la peau.	*It is an injection under the skin.*
spray	*spray*	Aspergez la plaie avec cela.	*Spray the wound with this.*
stérilet	*intra-uterine device (IUD)*	Le gynécologue va vous poser ce stérilet.	*The gynaecologist will insert this IUD.*
stylo injecteur d'adrénaline (allergies)	*Epipen® (pen of epinephrine)*	C'est un stylo qui contient de l'adrénaline qu'il faut s'auto-injecter en urgence dans la cuisse.	*It is a pen that contains epinephrine that needs to be self-injected in case of an emergency into the thigh.*

stylo injecteur d'insuline (diabète)	*insulin (injection) pen*	C'est un stylo qui contient de l'insuline qu'il faut s'auto-injecter dans le bras, la fesse, la cuisse ou le ventre (il faut alterner).	*It is a pen that contains insulin that needs to be self-injected, into the arm, buttock, thigh or belly (you need to switch from one to the other).*
sucer/à sucer	*to suck/suckable*	Vous devez laisser fondre ce médicament sur la langue.	*You need to let the medicine melt on the tongue.*
suppositoire	*suppository*	Il faut administrer ce suppositoire par voie rectale.	*You need to take this suppository by rectal route.*
sirop	*syrup*	Vous devez prendre une cuillerée à café de ce sirop.	*You need to take a teaspoonful of this syrup.*
vaccin	*vaccine*	C'est une injection dans un muscle.	*It is an injection into a muscle*
vapeur	*steam*	Ce médicament peut être inhalé.	*This medicine can be inhaled.*
vernis	*nail polish*	Il faut appliquer ce vernis sur votre ongle.	*You need to apply this polish on your nail.*

TYPES DE MÉDICAMENTS – *TYPES OF MEDICINES*

Français	Anglais	Explications : *it is a medicine that will help…*
anesthésiant	*anaesthetic*	*make you sleep/numb*
analgésique – antalgique	*pain reliever – painkiller*	*alleviate the pain*
anti-acide	*antacid*	*reduce the acidity in your stomach*
anti-acnéique	*antiacne*	*clear the skin of spots and pimples*
anti-anémique	*antianaemic*	*increase red blood cells*
anti-arythmique	*antiarythmic*	*suppress abnormal rhythms of the heart*
anticoagulant	*anticoagulant*	*thin the blood and help keep blood clots from forming*
antidépresseur	*antidepressant*	*ease your anxiety/your condition*
antidiarrhéique	*antidiarrheal*	*relieve diarrhoea*
antidiurétique	*antidiuretic*	*reduce urine volume*
anti-émétique – antivomitif	*antiemetic*	*alleviate your feeling of nausea and vomiting*
anti-épileptique	*anticonvulsant*	*reduce your seizures*
antifibrinolytique	*antifibrinolytic*	*prevent blood clots from breaking down*
antifongique – antimycosique	*antifungal – antimycotic*	*prevent and treat fungi*
antigalactique	*lactifuge*	*stop or reduce lactation*
antihistaminique	*antihistamine*	*reduce the symptoms of an allergic reaction*
antihypertenseur	*antihypertensive*	*treat your high blood pressure*
anti-inflammatoire	*anti-inflammatory*	*reduce the swelling*
antilymphocitaire	*antilymphocyte*	*prevent and treat the rejection in organ transplantation*

Français	Anglais	Explications : *it is a medicine that will help...*
antimétabolite	*antimetabolite*	*slow down the cells from dividing and replicating*
antimigraineux	*antimigraine*	*soothe the migraine*
antimitotique	*antimitotic*	*destroy the cancerous cells*
antipaludique	*antimalarial*	*treat malaria*
antiparasitaire	*antiparasitic*	*kill parasites*
antiparkinsonien	*antiparkinson*	*treat and relieve the symptoms of Parkinson's disease*
antipéristaltique	*antiperistaltic*	*ease diarrhoea*
antiplaquettaire	*antiplatelet*	*destroy blood platelets*
antipsychotique	*antipsychotic*	*treat the symptoms of psychosis: delusions, hallucinations.*
antipyrétique	*antipyretic*	*reduce the fever*
antireflux	*antireflux*	*prevent stomach acid to flow back into you gullet*
antisérum	*antiserum (pl: antisera)*	*confer passive immunity to the disease, due to the antibodies*
antispasmodique	*antispasmodic*	*prevent and relieve spasms*
antithrombotique	*antithrombotic*	*prevent blood clots*
antithyroïdien	*antithyroid*	*suppress or inhibit the thyroid activity*
antitoxine	*antitoxin*	*fight the toxin, due to the antibodies*
antitussif	*cough-relieving*	*relieve your cough*
antivenin	*antivenin*	*neutralize the venom of an animal, due to the antibodies*
antibiotiques	*antibiotics*	*destroy the bacteria*
antidote	*antidote*	*counteract the poison*

Français	Anglais	Explications : *it is a medicine that will help...*
antigène	*antigen*	*trigger an immune reaction*
antiseptique	*antiseptic*	*inhibit the growth of microorganisms*
anxiolytique	*anxiolytic*	*relieve your anxiety*
bêta-bloquant	*beta-blocker*	*slow heart rate, constrict airways, lower blood pressure*
bronchodilatateur	*bronchodilator*	*loosen tight muscles around your airways to ease breathing*
cardiotonique	*cardiotonic*	*have a tonic effect on the heart*
corticoïde – corticostéroïde	*corticoid – corticosteroid*	*reduce the swelling and decrease the body's immune response*
décongestionnant	*decongestant*	*unblock your sinuses*
dérivés nitrés	*nitrovasodilators*	*relieve the chest pain*
diurétique	*diuretic*	*increase your urine excretion*
hypnotique	*hypnotic*	*make you sleep*
hypocholestérolémiant	*cholesterol-lowering*	*reduce the level of cholesterol in your blood*
hypoglycémiant	*glucose lowering*	*reduce the level of sugar in your blood*
hypolipémiant	*lipid lowering*	*reduce the level of fat in your body*
immunosuppresseur	*immunosuppressant - anti-rejection*	*inhibit the strength of the body immune system, so that it does not reject new organs after a transplant*
inhibiteur	*blocking agent*	*inhibit a process*
inhibiteur de l'enzyme de conversion	*converting enzyme inhibitor*	*treat high blood pressure and chronic heart failure*
inhibiteurs de la pompe à protons	*proton pump inhibitor (PPI)*	*reduce acid production in your stomach*

Français	Anglais	Explications : *it is a medicine that will help...*
laxatif	*laxative*	*stimulate the evacuation of the bowels*
minéraux	*mineral supplements*	*palliate your lack of...*
mucolytique	*mucolytic*	*break down mucus*
narcotique	*narcotic*	*relieve pain; beware: it alters consciousness and is addictive!*
neuroleptique	*neuroleptic*	*treat the symptoms of psychosis: delusions, hallucinations,...*
nootropique	*nootropic*	*improve the cognitive functions*
protecteur gastrique	*gastric protective agent*	*reduce the acidity in your stomach*
psychotrope	*psychotropic*	*balance emotions, moods and behaviours*
sédatif	*sedative*	*reduce or relieve anxiety, stress, irritability, or excitement*
soluté d'hydratation	*rehydration solution*	*prevent and correct dehydration (especially in children)*
somnifère	*sleeping pill*	*you to sleep*
spermicide	*spermicide*	*kill spermatozoa (contraceptive medicine)*
statine	*statin*	*reduce your cholesterol level in your blood*
stimulant	*stimulant*	*stimulate...*
thymorégulateur	*mood stabilizer*	*treat mood disorders*
tranquillisant	*tranquilliser*	*reduce tension and anxiety*
vitamine	*vitamin*	*palliate your lack of...*

POUR LES PANSEMENTS – *TO DRESS WOUNDS*

agrafe de maintien	*hook*
antiseptique	*antiseptic*
bandage (mettre un)	*bandage (to bandage)*
bande	*strip*
bandes cohésives	*cohesive bandage*
bandes de contention	*contention bandage*
bandes de crêpe	*crepe band*
bandes de plâtre	*cast bandage*
bandes de résine	*resin bandage*
bandes élastiques	*elastic strap*
bandes Nylon extensibles	*stretchy bandage*
bas de compression	*compression stockings*
bas de contention	*support stockings*
Bétadine®	*Betadine®*
compresse	*compress*
désinfectant	*disinfectant*
épingle de sûreté	*safety pin*
filet de maintien	*bandage retainer*
film adhésif	*cling film*
gants	*gloves*
gaze stérile	*sterilized gauze*
hydrogel	*hydrogel*
mèche de gaze	*ribbon gauze*
mousse (TPN)	*sponge - foam*
pansement/panser la plaie	*dressing/to dress the wound*
pansement absorbant	*absorbent dressing*
pansement adhésif	*Band-Aid® – sticking plaster*
pansement compressif	*pressure pad*
pansement déperlant	*waterproof dressing*
pansement élastique	*elastic bandage*
pansement humide-à-sec	*wet-to-dry dressing*
pansement irrigoabsorbant	*rinsing, absorbing dressing*
pansement occlusif	*occlusive bandage*
pansement transdermique	*transdermal patch*
pansement transparent	*see-through dressing*
rouleau de jersey tubulaire	*tubular bandage*
sérum physiologique	*physiological saline*
sparadrap	*adhesive tape*
tampon monofilament	*monofilament fibre pad*
tulle gras	*tulle gras dressing*
vaseline	*vaseline*

PARAPHARMACIE – COSMETICS AND BEAUTY PRODUCTS

after-shave	*after shave*
après-solaire/après-soleil (crème)	*after-sun cream*
bain de bouche	*mouthwash*
baume (labial)	*(lip) balm*
blush	*blush*
cire	*wax*
crayon	*pencil*
crème anticellulite	*anticellulite cream*
crème antirides	*antiwrinkle cream*
crème dépilatoire	*depilatory cream*
crème hydratante	*moisturizer – moisturizing cream*
crème solaire	*sun cream*
démaquillant	*cleanser*
dentifrice	*toothpaste*
déodorant	*deodorant*
eye-liner	*eye liner*

exfoliant	*exfoliating scrub*
fond de teint	*foundation*
huile	*oil*
laque	*hairspray*
maquillage	*make-up*
mascara	*mascara*
masque	*mask*
ombre à paupière	*eye shadow*
parfum	*fragrance*
produits amaigrissants	*slimming products*
rouge à lèvre	*lipstick*
savon	*soap*
serviette hygiénique	*sanitary towel – pad*
shampoing	*shampoo*
tampon	*tampon*
vernis à ongles	*nail colour – nail polish*

Chapitre 7
Installations et matériel médical

Dans ce chapitre, vous trouverez des termes correspondant aux installations et équipements médicaux : les appareils électriques, le matériel de soins, les instruments médicaux et chirurgicaux, ainsi que le matériel de la chambre, dans la trousse de toilette et pour les bébés.

APPAREILS ÉLECTRONIQUES – *ELECTRONIC DEVICES*

aérosol	*aerosol – nebulizer*
appareil automatique de surveillance de la tension artérielle	*automatic blood pressure monitoring*
appareil de magnétothérapie	*pulse magnetic therapy machine*
appareil de sédation – anesthésie	*sedation device*
appareil d'ondes de choc	*shockwave therapy device*
aspirateur chirurgical	*surgical suction machine*
aspirateur de mucosités	*suction machine*
audiomètre	*audiometer*
autopiqueur	*lancing device*
bistouri électrique	*electrical scalpel*
brumisateur	*water mister*
capnographe	*capnograph*
concentrateur d'oxygène	*oxygen concentrator*
couveuse	*incubator*
débimètre	*flowmeter*
débimètre de pointe	*peak flow*
défibrillateur automatisé externe (DAE)	*automated external defibrillator (AED)*
défibrillateur semi-automatique (DSA)	*semi-automatic defibrillator (SAD)*
détecteur fœtal	*foetal doppler*
dialyseur	*dialysis machine*
Doppler	*Doppler*
dynamomètre	*dynamometer*
échographe (portable)	*(portable) ultrasound*
électrocardiographe	*electrocardiograph*
électrode	*electrode*
électrostimulateur	*electrostimulator*
fauteuil roulant électrique	*electric wheelchair*
goniomètre	*goniometer*
Holter cardiaque	*cardiac Holter*
Holter tensionnel	*pressure Holter*
humidificateur	*humidifier*
laser	*laser*
lecteur de bandelettes urinaires	*urine strip reader*
lecteur de glycémie – glucomètre	*blood glucose meter – glucometer*
manomètre	*manometer*

mélange équimolaire oxygène-protoxyde d'azote (MEOPA)	*analgesic gas*
microscope	*microscope*
moniteur de paramètres vitaux	*vital signs monitoring device*
monofilament	*monofilament*
nébuliseur	*nebulizer*
négatoscope	*medical lightbox*
otoscope	*otoscope*
oxymètre de pouls – saturomètre	*pulse oximeter – pulsoximeter*
podoscope	*podoscope*
pompe à perfusion électrique	*electrical infusion pump*
respirateur	*respirator*

rhinomanomètre	*rhinomanometer*
scope – moniteur multiparamétrique	*monitor scope*
seringue autopulsée – pousse-seringue électrique	*automatic injection device*
soulève-malade	*patient lifter – verticalizer*
spiromètre	*spirometer*
table chauffante	*heating table*
télémétrie	*telemetry equipment*
tensiomètre	*tensiometer*
test de grossesse	*pregnancy test*
tonomètre	*tonometer*
ventilateur	*ventilator*

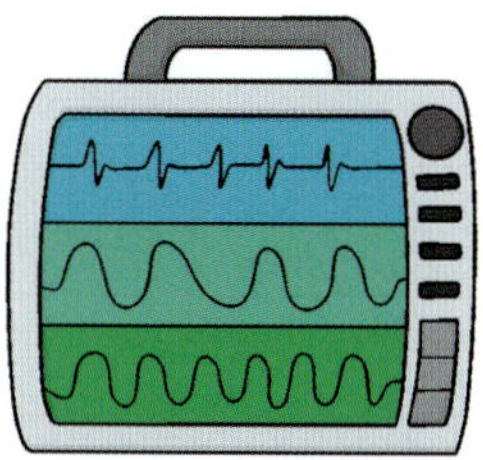
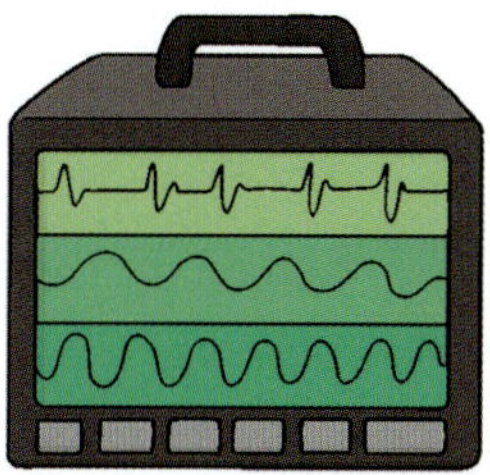
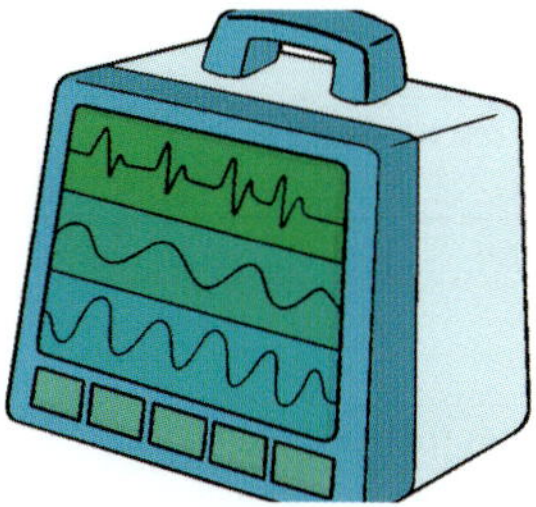
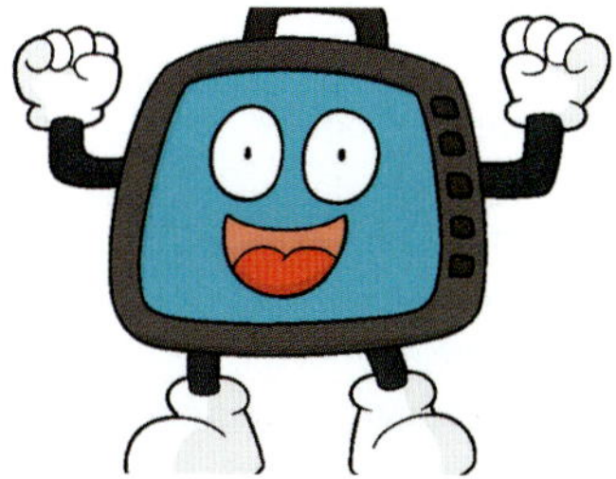

MATÉRIEL DE SOINS – *MEDICAL EQUIPMENT*

abaisse-langue	*tongue depressor*
aiguille	*needle*
aiguille épicrânienne – à ailettes	*butterfly needle*
appuie-bras	*armrest*
appuie-tête	*headrest*
arceau	*bed cradle*
Aspivenin®	*Aspivenin® first aid kit*
attelle	*splint*
attelle de Zimmer	*Zimmer splint*
attelle Dujarrier	*Dujarrier splint*
balance – pèse-personne	*(weighing) scales*
bandelette	*(urine) strip – stick*
barre de traction – trapèze de traction	*traction bar*
barquette – coquille d'évacuation	*rapid rescue system*
bassin (de lit)	*bedpan*
bâtonnet écouvillon (pour prélèvement)	*swab*
béquilles (marcher avec des)	*crutches (to walk on)*
blouse (des soignants)	*scrub*
blouse (du patient)	*gown*
bock à lavement	*enema bucket*
bombe de froid	*cold spray*
bouchons d'oreilles	*earplugs*
bouillotte	*hot water bottle*
bouteille à oxygène	*oxygen bottle*
brancard	*gurney/medical trolley*
brassard	*armband*
brassard Velcro® (tensiomètre)	*Velcro® armband*
cadre de marche	*walking frame*
calot	*medical cap*
canne	*stick – cane*
canne tripode	*tripod stick*
canule	*cannula*
casaque médicale (stérile)	*gown*
cathéter	*catheter*
ceinture	*belt*
chambre d'inhalation	*inhalation chamber*
chambre implantable	*implantable drug delivery system*
champ de table	*table surgical drape*

champ opératoire	*surgical drape*
champ opératoire troué	*surgical drape with hole*
chariot d'urgence	*crash cart*
chariot de soins	*medical cart*
charlotte	*hygiene cap*
civière	*stretcher*
collier (cervical/lombaire)	*collar (cervical/lumbar)*
combinaison (protection)	*protective coveralls*
corset	*corset*
coton	*cotton wool*
coudière	*elbow support*
coupe-bague	*ring-cutter*
coupe-comprimés	*pill cutter*
courroie de compression	*compression straps*
coussin hémostatique	*haemostatic dressing*
couverture de survie	*first-aid blanket*
crachoir	*spittoon*
cupule	*cup*
déambulateur	*walker*
diapason	*tuning fork*
doigtier	*finger cot*
drain	*drain*
écharpe triangulaire d'immobilisation	*sling*
échelle optométrique	*optometric eye chart*
écouvillon urinaire	*uriswab*
éprouvette	*test tube*
essuie-main	*hand paper towel*
étiquettes	*labels*
fauteuil roulant	*wheelchair*
filtre	*filter*
flacon à urine	*urine bottle*
flacon de lubrifiant en spray	*lubrication spray*
flacon de prélèvement	*sample bottle*
gants	*gloves*
gants stériles	*sterile gloves*
garrot	*tourniquet*
genouillère	*knee support*
glacière	*cool box*
goupillon	*bottle brush*
gripper/aiguille de Huber	*gripper/Huber needle*
haricot – réniforme	*sick bowl*
harnais	*harness*
hystéromètre	*hysterometer*

insufflateur manuel/BAVU	*resuscitation bag*
irrigateur	*irrigation device*
jetable – à usage unique	*disposable*
lampe	*lamp*
lampe de poche	*torch – flashlight*
lancette (pour lecteur de glycémie)	*lancet*
laryngoscope	*laryngoscope*
lingettes	*wipes*
loupe	*magnifying glass*
lubrifiant	*lubricant*
lunette à oxygène	*nasal cannula*
lunettes de protection	*protective eyewear*
manche (de bistouri)	*handle*
manchettes de protection	*protective cuffs – protection sleeves*
marchepied	*stepping stool*
marqueur	*marker-pen*
marteau réflexe	*reflex hammer*
masque	*mask*
masque insufflateur bouche à bouche	*rescue breath mask*
matelas à dépression	*vacuum mattress*

matériel de contention	*restraint equiment*
mètre ruban	*measuring tape*
minerve	*neck brace*
miroir	*mirror*
montre	*watch*
mouche-bébé	*nose cleaner*
obturateur	*drain plug*
ouvre-bouche	*mouth opener*
patch chauffant	*warming patch*
perfuseur	*infuser*
PICC Line (cathéter central périphérique)	*peripheral inserted central catheter (PICC)*
pince à tique	*tick tweezers*
plan dur	*backboard – spine board*
poche à sang	*blood bag*
poche d'urine	*drainage bag*
poche de froid	*ice pack*
poche de stomie	*stoma bag – stoma pouch*
poire	*bulb*
poire à lavement	*enema bulb – squeeze bottle*
pompe	*pump*
pompe à insuline	*insulin pump*

pompe à morphine	*morphine pump*
pompe à perfusion	*infusion pump*
pompe PCA (analgésie contrôlée par le patient)	*patient controlled analgesia pump*
porte-sachet à urines	*urine collection bag holder*
potence à perfusion	*infusion rod*
poubelle	*bin*
pousse-seringue	*syringe pump*
prolongateur de seringue	*needle extension tube*
prothèse auditive	*hearing aid*
prothèse dentaire	*dentures – false teeth*
rampe chauffante	*radiant warmer*
rampe de perfusion	*infusion cock*
récipient	*container*
réglette de mesure de la douleur	*pain scale ruler*
repose-pied	*footrest*
sabots	*medical clogs*
sac isotherme	*cool bag*
sachet à déchets	*waste bag*
sachet à urine	*urine collection bag*
scie à plâtre	*cast saw*

sonde	*catheter – tube*
sonde d'intubation	*intubation tube*
spatule	*medical spatula*
stéthoscope	*stethoscope*
stylo injecteur	*injecting pen*
sur-chaussures	*shoe cover*
sur-chaussures (jetables)	*(disposable) shoe covers*
table d'examen	*examination table*
table de massage	*massage bench*
tablier	*medical apron*
talonnette	*walking heel*
talonnière	*heel support*
test de grossesse	*pregnancy test*
thermomètre	*thermometer*
traîneau de sauvetage	*rescue sled*
treuil – palan	*hoist*
tube de prélèvement	*sample tube*
tubulure	*infusion tube*
urinoir féminin	*female urinating tube*
valve	*medical valve*
verre à pied gradué	*graduated glass*
vessie de glace	*ice bag*

INSTRUMENTS MÉDICAUX ET CHIRURGICAUX – *MEDICAL AND SURGICAL INSTRUMENTS*

agrafe	*surgical staple*
agrafeuse	*stapler*
aiguille	*needle*
anse (ex. : de Billeau)	*ear curette*
attaches	*clips*
bistouri–scalpel	*scalpel*
bistouri électrique	*electrosurgical unit*
broche	*surgical rod*
burin	*chisel*
ciseaux	*scissors*
ciseaux droits/courbés	*straight/curved scissors*
ciseaux pointus/à bouts ronds	*sharp-tipped scissors/round-tipped scissors*
clamp	*clamp*
clou	*surgical pin*
colle chirurgicale	*surgical glue*
coupe-broche/-fils	*cutter*
coupe-fils	*stitch cutter*
coupe-ongles	*nail clippers*
couteau	*knife*

crochet	*hook*
curette	*curette*
écarteur	*retractor*
fil	*thread*
fils résorbables	*absorbable sutures*
forceps	*forceps*
garrot de compression de l'artère radiale	*radial artery compression device*
gouge	*surgical gouge*
grattoir	*scraper*
lame	*blade*
lancette chirurgicale	*surgical lancet*
lime – râpe	*file*
mandrin	*surgical chuck*
pince	*tweezers*
pince à champs	*surgical drape forceps*
pince à épiler	*pick-ups*
pince Babcock	*Babcock forceps*
pince Kocher	*Kocher forceps*
pince ôte-agrafes	*surgical staple remover*

plateau	*tray*
poignée	*handle*
porte-aiguille	*needle holder*
porte-tube	*tube holder*
releveur	*elevator*
scalpel – bistouri	*scalpel*
scie	*saw*
seringue	*syringe*
sonde	*probe*
sonde d'aspiration	*suction tip*
sonde d'irrigation	*irrigation tip*
spéculum (nasal/auriculaire/vaginal)	*speculum*
stylet	*stylet*
tondeuse chirurgicale	*surgical shaver*
trocart	*trocar*
vis	*screw*

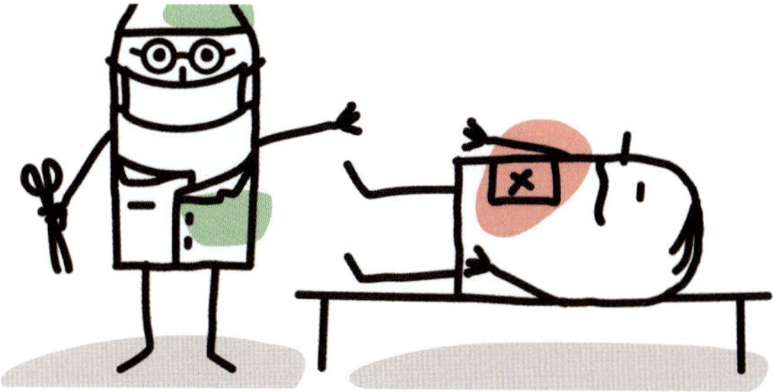

DANS LA CHAMBRE – *IN THE BEDROOM*

alèze	*waterproof under sheet*
barre de douche	*shower rail*
barrières de lits	*bed rails*
berceau	*cradle – crib*
bouton d'appel	*call button*
chaise	*chair*
couverture	*blanket*
distributeur de savon à mains	*hand drop*
douche	*shower*
douchette	*shower head*
draps	*sheets*
fenêtre	*window*
lampe	*lamp*
lavabo	*washbasin – sink*
lit	*bed*
marche-pied	*step*
matelas	*mattress*
matelas à eau	*waterbed*
matelas anti-escarres	*anti-bedsore mattress*

miroir	*mirror*
mitigeur	*mixer tap – mixing valve*
oreiller	*pillow*
paravent	*folding screen*
placard	*cupboard – cabinet*
plateau	*tray*
portemanteau – patère	*coat hanger*
potence de lit	*lifting pole*
rideaux	*blinds*
table	*table*
table de chevet	*bedside table*
taie (de)	*case*
télécommande	*remote control*
téléphone	*telephone*
tête de lit	*bed rest*
télévision	*television*
traversin	*bolster*
verre	*glass*
volets	*shutters*

DANS LA TROUSSE DE TOILETTE – *IN THE VANITY CASE*

after-shave – après-rasage	*after-shave*
après-shampoing	*conditioner*
bain de bouche	*mouthwash*
brosse à cheveux	*hairbrush*
brosse à dents	*toothbrush*
crème hydratante	*moisturising cream*
dentifrice	*toothpaste*
fil dentaire	*dental floss*
gant de toilette	*washcloth – flannel*
gel douche	*shower gel*
lame de rasoir	*razor blade*
lotion	*lotion*
mouchoirs	*tissues*
peigne	*comb*
produits de toilette	*toiletries*
rasoir	*razor*
rasoir électrique	*electric shaver*
savon	*soap*
serviette	*towel*
shampoing	*shampoo*

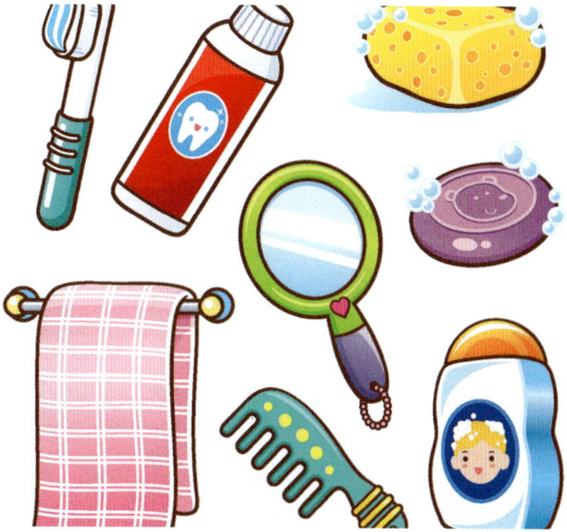

SPÉCIAL BÉBÉS – *FOR BABIES*

anneau de dentition	*teether*
baby-phone	*baby monitor*
barrière de lit	*bedrail*
bavoir	*bib*
berceau	*cradle*
barrière de sécurité	*safety gate*
biberon	*baby bottle*
body	*baby bodysuit – romper*
bonnet	*baby cap*
chaise haute	*highchair*
chauffe-biberon	*bottle warmer*
coquille d'allaitement	*breastshell*
chaussettes	*socks*
couche	*nappy – diaper*
coussin d'allaitement	*breastfeeding cushion*
égoutte biberon	*baby bottle drainer*
gigoteuse - turbulette	*baby sleeping bag*
goupillon biberon	*baby bottle brush*
grenouillère – pyjama	*baby pyjamas – sleepers*
lait maternel	*breastmilk*

lait maternisé	*formula milk*
lingette	*wipe*
lit de bébé	*crib*
matelas à langer	*changing mat*
mouche-bébé	*nasal aspirator – nose cleaner*
pèse-bébé	*baby scale*
pot (bébé)	*potty*
poussette	*stroller*
protège-mamelon	*nipple protector*
rehausseur	*booster seat*
sac à langer	*nappy bag*
siège auto	*baby seat*
sucette – tototte	*dummy – pacifier*
table à langer	*changing table*
talc	*talc*
tétine (de biberon)	*teat – nipple*
tire-lait	*breastpump*
transat	*baby bouncer*
toise	*measuring rod*
veilleuse	*nightlight*

Chapitre 8
Soins infirmiers

Dans ce chapitre, vous trouverez des termes correspondant aux soins techniques et soins de confort ainsi que des **phrases clés** associées.

SOINS TECHNIQUES – *TECHNICAL HEALTHCARE*

aérosolthérapie	*aerosol*	Vous devez respirer dans ce masque.	*You need to breathe into this mask.*
agrafes chirurgicales	*surgical staples*	Je vais vous retirer les agrafes.	*I am going to remove the staples.*
alimentation par sonde	*tube feeding*	On va vous poser une sonde pour vous alimenter.	*We are going to insert a tube that will enable to feed you.*
alimentation parentérale	*parenteral nutrition*	On va vous poser une perfusion qui va vous alimenter.	*We are going to put you on a drip that will enable to feed you.*
analgésie contrôlée par le patient (ACP)	*patient-controlled analgesia (PCA)*	Avec cet appareil vous allez pouvoir doser vos antidouleurs.	*With this device, you will be able to adapt the painkiller dosage.*
aspiration	*suction*	Il faut aspirer les mucosités dans votre bouche et pharynx.	*We need to vaccuum the mucus from your mouth and pharynx.*
bandes de contention	*contention band*	Je vais vous mettre une bande de contention pour favoriser la circulation du sang/maintenir l'articulation.	*I am going to put a contention band in order to ease blood flow/hold the joint.*
bas de contention	*support stockings*	Je vais vous mettre des bas de contention pour éviter les phlébites.	*I will put support stockings around your leg to avoid phlebitis.*
bouton de gastrostomie	*button-G tube*	je viens nettoyer le bouton/changer votre bouton.	*I am going to clean/change the button.*
cathéter intraveineux	*intravenous catheter*	Je viens poser un cathéter dans une veine.	*I am going to insert a catheter into a vein.*
cathéter artériel (KTA)	*arterial catheter*	Le médecin va vous poser un cathéter artériel.	*The doctor is going to insert an arterial catheter.*

cathéter ombilical	*umbilical venous catheter*	Le médecin va vous poser un cathéter ombilical.	*The doctor is going to insert an umbilical venous catheter.*
cathéter sous-cutané	*subcutaneous catheter*	Je viens vous poser un cathéter sous la peau.	*I am going to insert a catheter under the skin.*
coproculture	*stool sample*	Nous avons besoin de recueillir un échantillon de vos selles.	*We need to collect a stool sample.*
détersion (plaie)	*wound desloughing*	Je vais bien nettoyer la plaie pour qu'elle cicatrise plus vite.	*I am going to clean the wound thoroughly for a faster healing.*
examen cytobactériologique des crachats (ECBC)	*sputum smear – sputum sample*	Nous avons besoin de recueillir un échantillon de crachat.	*We need to collect a sputum – phlegm sample.*
examen cytobactériologique des urines (ECBU)	*urine test – urinalysis*	Nous avons besoin de recueillir un échantillon d'urine.	*We need to collect a urine sample.*
extubation/extuber	*extubation/to extubate*	Le patient a été extubé.	*The patient was extubated.*
fistule artérioveineuse	*arteriovenous fistula*	Je vais brancher les aiguilles dans la fistule.	*I am going to insert the needles into the fistula.*
fréquence respiratoire	*respiratory rate*	Je viens prendre votre fréquence respiratoire.	*I am going to check your breathing.*
gazométrie – ponction artérielle	*blood gas sample*	Je vais vous faire une gazométrie. C'est comme une prise de sang, mais dans une artère.	*I will take a blood gas sample. It is like a blood test, but from an artery.*

gestion de la douleur	*pain management*	Pourriez-vous évaluer votre douleur entre 0 et 10 ?	*Could you assess your pain between 0 and 10 ?*
gripper – aiguille de Huber	*gripper needle – Huber needle*	Je vais poser le gripper dans le boîtier.	*I will set a gripper needle onto the implantable drug delivery system.*
hémoculture	*blood culture*	Il faut faire une prise de sang pour rechercher la présence de germes.	*We need to do a blood test to check for germs.*
hémodialyse	*haemodialysis*	Je viens vous brancher sur l'appareil pour votre dialyse.	*I am going to connect the machine to start the dialysis.*
injection	*injection*	Je viens vous faire une injection.	*I am going to do an injection.*
injection intradermique	*intradermal injection*	Je viens vous faire une injection sous l'épiderme.	*I am going to inject a medicine into the skin.*
injection intramusculaire	*intramuscular injection*	Je viens vous faire une injection dans le muscle.	*I am going to inject a medicine into a muscle.*
injection intraveineuse	*intravenous injection*	Je viens vous faire une injection dans la veine.	*I am going to inject a medicine into a vein.*
injection sous-cutanée – hypodermique	*subcutaneous injection*	Je viens vous faire une injection sous la peau.	*I am going to inject a medicine under the skin.*
injection vaginale	*vaginal injection*	Je viens vous faire une injection dans le vagin.	*I am going to flush a medicine into your vagina.*
intubation/intuber	*intubation/to intubate*	le docteur a dû intuber le patient pour lui permettre de respirer.	*the doctor had to intubate the patient to enable him/her to breathe.*

lavage d'estomac	*stomach wash-out – drain*	Il faut vous faire un lavage d'estomac.	*We need to drain your stomach.*
lavage de l'oreille	*ear cleansing*	Il faut vous nettoyer les oreilles.	*We need to clean your ears.*
lavage des sinus	*nasal douche – nasal flush*	Il faut faire un lavage des sinus.	*We need to do a nasal flush.*
lavement (rectal)	*enema*	Il faut vous faire un lavement. Je vais vous faire un lavement	*You need to do an enema.* *I am going to give you an enema.*
massage/masser	*massage/to massage*	Je vais vous faire un massage.	*I am going to massage you.*
mesurer le patient (taille)	*to measure the patient's height*	Je viens vous mesurer.	*I am going to measure your height.*
oxygénothérapie	*oxygen therapy*	Je vais vous mettre des lunettes à oxygène pour mieux respirer.	*I am going to get you on a nasal cannula that will help you breathe.*
pansement	*dressing*	Je viens changer votre pansement.	*I am here to change the dressing.*
panser une plaie	*to dress a wound*	Je vais panser la plaie.	*I am going to dress the wound.*
perfusion	*drip*	Je vais vous poser une perfusion.	*I am going to put you on a drip.*
peser le patient	*to weigh*	Je vais vérifier votre poids. Merci de monter sur la balance.	*I am going to check your weight. Please step on the scales.*
PICC line	*PICC line*	Je viens examiner votre voie centrale PICC line.	*I am going to take a look at the PICC line.*
plâtre	*cast*	Je viens retirer votre plâtre.	*I am going to remove your cast.*
points de suture	*stitches*	Je viens enlever les points de suture.	*I am going to remove the stitches.*
ponction (pour explication des ponctions, voir chapitre 15, p. 282)	*puncture – tap*	Le médecin va vous faire une ponction.	*The doctor is going to do a puncture.*

pouls	*pulse*	Je vais vérifier votre pouls.	*I am going to check your pulse.*
prélèvement	*sample*	Je vais faire un prélèvement.	*I am going to take a sample.*
prélèvement capillaire (dextro et HemoCue®)	*blood sugar test*	Je viens vous faire un prélèvement capillaire.	*I have come to do a blood sugar test.*
prélèvement par écouvillon (nasal/gorge)	*swab*	Je vais faire un prélèvement nasal/dans la gorge.	*I am going to take a swab of your nose/throat.*
prélèvement salivaire	*saliva sample*	Je viens recueillir un peu de votre salive.	*I will collect a bit of your saliva.*
prélèvement sanguin	*blood sample*	Je viens vous faire un prélèvement sanguin.	*I am going to do a blood test.*
prélèvement vaginal (ECBV)	*vaginal swab*	Je viens faire un prélèvement vaginal.	*I am going to take a swab of your vagina.*
prise de sang	*blood test – blood sample*	Je viens vous faire une prise de sang.	*I am going to do a blood test/to take a blood sample.*
réflexes de défense cutanée	*skin defense mechanism*	Je vais examiner l'état de votre peau.	*I am going to take a close look at your skin.*
réflexes pupillaires	*pupillary reflexes*	Je vais regarder vos pupilles avec cette lumière.	*I am going to take a close look at your pupils with this light.*
rythme respiratoire	*breathing rate*	Je vais vérifier votre rythme respiratoire.	*I am going to check your breathing rate.*
saignée	*bloodletting*	Il faut faire une saignée.	*We are going to do a bloodletting.*
saturation	*oxygen saturation (sats)*	Je vais vérifier le taux d'oxygène dans votre sang.	*I am going to check the oxygen level in your blood.*

soins d'iléostomie	*ileostomy care*	Je vais vous nettoyer votre stomie et changer la poche.	*I am going to clean the stoma and change the bag.*
soins d'urétérostomie	*ureterostomy care*	Je vais vous nettoyer votre stomie et changer la poche.	*I am going to clean the stoma and change the bag.*
soins de colostomie	*colostomy care*	Je vais vous nettoyer votre stomie et changer la poche.	*I am going to clean the stoma and change the bag.*
soins de gastrostomie	*gastrostomy care*	Je vais changer votre pansement et nettoyer la stomie.	*I am going to change your dressing and clean the stoma.*
soins de jéjunostomie	*jejunostomy care*	Je vais changer votre pansement et nettoyer la stomie.	*I am going to change your dressing and clean the stoma.*
soins de trachéotomie	*tracheotomy care*	Je viens changer votre pansement de trachéotomie.	*I am going to change the dressing around your cannula.*
sonde d'aspiration	*suction probe*	Je vais aspirer les mucosités avec cette sonde.	*I am going to vacuum the mucus with this suction probe.*
sonde nasogastrique	*nasogastric tube*	Je viens vous poser une sonde nasogastrique.	*I am going to insert a nasogastric tube.*
sonde rectale	*rectal probe*	Je viens vous poser une sonde rectale.	*I am going to insert a rectal probe.*
sonde urinaire – vésicale	*urinary catheter*	Je viens vous poser une sonde urinaire.	*I am going to insert a urinary catheter.*
spermoculture	*semen analysis*	Il faut faire une spermoculture	*You need to do a semen analysis.*
suivi	*follow-up*	Le Dr … assurera votre suivi.	*Dr … will do the follow-up.*
surveillance	*close watch*	Je viendrai vous surveiller très souvent.	*I will keep a close eye on you.*

technique de désobstruction rhinopharyngée (DRP)	*clearing a baby's nose technique*	Je vais vous montrer comment dégager le nez de votre bébé avec du sérum physiologique.	*I am going to show how to unclog your baby's stuffy nose with physiological saline.*
température	*temperature*	Je viens prendre vous prendre la température.	*I have come to check your temperature.*
temps de recoloration cutanée (TRC)	*capillary refill*	Je vais appuyer sur un ongle pour vérifier le temps de recoloration.	*I am going to press on a fingernail to check the capillary refill.*
tension	*blood pressure*	Je viens vous prendre la tension artérielle.	*I am going to take your blood pressure.*
test d'Allen	*Allen test*	Je vais compresser les artères du poignet pour vérifier que tout va bien.	*I am going to compress both arteries on your wrist to check that everything is fine.*
test de Guthrie	*Guthrie test*	Je vais faire une petite piqûre au talon de votre bébé.	*I am going to prick your baby's heel a little.*
test de sudation – sueur	*sweat test*	Il faut faire un test de sudation.	*You need to do a sweat test.*
traitement des plaies par pression négative (TPN)	*negative pressure wound therapy (NPWT)/VAC*	je vais poser ce pansement à pression négative, pour aider la plaie à cicatriser en profondeur.	*I am going to apply a negative pressure dressing. It will help the wound heal from the inside.*
thrombolyse	*thrombolysis – clot-busting*	Je vais vous injecter un traitement qui va dissoudre le caillot.	*I am going to inject a medicine that will help dissolve the clot.*
transfusion (sanguine)	*(blood) transfusion*	Le médecin vous a prescrit une transfusion.	*The doctor has prescribed a blood transfusion.*

TR-band (mise en place)	*TR-band (applying it)*	Le médecin va vous poser cela pour pouvoir retirer le cathéter de votre artère sans saignement.	*the doctor is going to use this to withdraw the catheter from your artery while reducing the bleeding.*
TR-band (retrait)	*TR-band (removal)*	je viens vous retirer le TR-band.	*I am going to remove the TR-band.*
ventilation (BAVU)	*artificial breathing*	Il faut ventiler le patient avec le BAVU.	*We need to bag the patient.*
ventilation non invasive (VNI)	*non-invasive ventilation*	Je vais vous poser ce masque pour que vous puissiez mieux respirer.	*I am going to apply this mask, for you to breathe more comfortably.*
voie centrale (VVC) – cathéter central (KTC)	*central line*	Le médecin va vous poser une voie centrale.	*The doctor is going to place a central line.*
voie veineuse périphérique (VVP)	*peripheral venous catheter*	Le médecin va vous poser une voie veineuse périphérique.	*The doctor is going to insert a peripheral venous catheter.*

SOINS DE CONFORT – *CONFORT CARE*

aller à la selle	*to pass stools*	Avez-vous réussi à aller à la selle ce matin ?	*Have you managed to pass stools this morning?*
aller aux toilettes	*to go to the toilets – bathroom*	Je vais vous aider à vous rendre aux toilettes.	*I am going to help you go to the toilet.*
allonger (s')	*to lie down*	Je vais vous aider à vous allonger.	*I am going to help you lie down.*
aspirer	*to suction – suck*	Vous pouvez aspirer l'eau par la paille.	*You can suck the water through the straw.*
asseoir (s')	*to sit down*	Je vais vous aider à vous asseoir.	*I am going to help you sit down.*
avaler – déglutir	*to swallow*	Il faut bien mâcher avant d'avaler.	*You need to chew carefully before swallowing.*
bain de bouche	*mouthwash*	Je vais vous donner un bain de bouche.	*I am going to give you a mouthwash.*
bain de pied	*footbath*	Je vais vous donner un bain de pied.	*I am going to give you a footbath.*
boire	*to drink*	Voulez vous boire de l'eau normale ou gélifiée ?	*Would you like to drink normal or jellified water?*
brosser (se) les cheveux	*to brush (one's) hair*	Je vais vous brosser les cheveux.	*I am going to brush your hair.*
brosser (se) les dents	*to brush (one's) teeth*	Je vais vous brosser les dents.	*I am going to brush your teeth.*
coiffer (se)	*to do (one's) hair*	Je vais vous coiffer.	*I am going to do your hair.*
couper les ongles (se)	*to clip nails*	Je vais vous couper les ongles.	*I am going to clip your nails.*
déshabiller (se)	*to get undressed*	Je vais vous aider à vous déshabiller.	*I am going to help you get undressed.*
doucher (se)	*to shower*	Souhaitez-vous vous doucher ?	*Would you like to shower?*

essuyer (s')	*to wipe clean*	Je vais vous essuyer la bouche.	*I am going to wipe your mouth clean.*
faire la toilette	*to have a wash*	Je viens vous aider à faire votre toilette.	*I am going to help you have a wash.*
faire la toilette intime	*to wash the private parts*	Je vais vous faire votre toilette intime.	*I am going to wash your private parts.*
habiller (s')	*to get dressed*	Je vais vous aider à vous habiller.	*I am going to help you get dressed.*
laver (se)	*to wash*	Pouvez-vous vous laver seul(e) ?	*Can you wash on your own ?*
lever – soulever	*to raise – to lift*	Pourriez-vous soulever votre bassin ?	*Could you please lift your pelvis ?*
lever (se)	*to get up*	Je vais vous aider à vous lever.	*I am going to help you get up.*
mâcher	*to chew*	Il faut bien mâcher pour ne pas faire de fausse route.	*You need to chew carefully to avoid choking.*
manger	*to eat*	Voulez vous manger de la nourriture mixée ou moulinée ?	*Would you like to eat blended or mashed food ?*
masser/faire un massage	*to massage*	Je vais vous faire un massage de la main.	*I am going to massage your hand.*
peigner (se)	*to comb*	Je vais vous peigner les cheveux.	*I am going to comb your hair.*
raser (se)	*to shave*	Je vais vous raser.	*I am going to shave you.*
régime alimentaire	*diet*	Avez-vous un régime alimentaire particulier ?	*Do you have a specific diet ?*
rincer (se)	*to rinse*	Je vais vous aider à vous rincer.	*I am going to help you rinse yourself clean.*

sécher (se) avec une serviette	*to wipe dry – to dry with a towel*	Je vais vous aider à vous sécher avec cette serviette.	*I am going to help you get dry with this towel.*
tourner (se)	*to turn*	Je vais vous aider à vous tourner sur le côté.	*I am going to help you turn on one side.*
uriner	*to urinate – to pass water*	Avez-vous réussi à uriner ce matin ?	*Have you managed to pass water this morning ?*

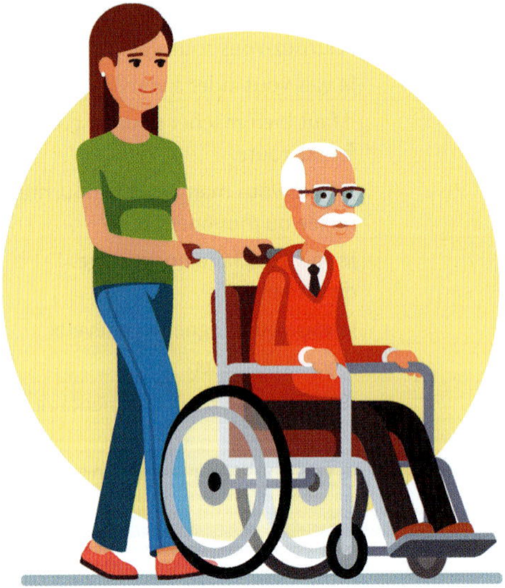

Chapitre 9
Examens et procédures

Dans ce chapitre, vous trouverez des termes correspondant à des interventions chirurgicales, des examens exploratoires, des imageries médicales et autres examens suivis de leurs **explications en anglais**.

Phrases utiles :

Vous allez subir un/une...	*You will undergo a...*
Vous allez passer un/une	*You will go for a...*

TERMES UTILES – *USEFUL TERMS*

ablation	*removal*
accouchement	*delivery*
accoucher	*to deliver*
amputation	*amputation*
amputer	*to amputate*
analgésie	*analgesia – pain relief*
anesthésie générale	*local anaesthesia*
anesthésie locale	*general anaesthesia*
anesthésie péridurale	*epidural anaesthesia*
anesthésie rachidienne	*spinal anaesthesia*
anesthésier	*to anaesthetize – to numb*
aspiration	*suction*
aspirer	*to vaccum*
auscultation	*examination*
ausculter	*to examine*
bilan	*check-up*
biopsie	*biopsy*
chirurgie	*surgery*
clampage/clamper	*clamping/to clamp*
curage	*excision*

dépister/dépistage	*to screen/screening*
détersion	*desloughing*
drain	*drain*
drainer	*to drain*
élargir	*to widen – enlarge*
élargissement	*widening – enlargement*
enclouer	*to pin down*
enclouage	*pinning*
excision/exciser	*excision/to excise*
exploration	*exploration*
explorer	*to explore – to probe*
extubation/extuber	*extubation/to extubate*
inciser	*to make an incision*
incision	*incision*
injection/injecter	*injection/to inject*
intervention	*(surgical) procedure – operation*
intubation/intuber	*intubation/to intubate*
irrigation/irriguer	*irrigation/to irrigate*
kyste	*cyst*
lésion	*lesion – wound*

masse	*mass*
nécrose	*necrosis*
opérer	*to operate on somebody*
palpation/palper	*palpation/to palpate*
pansement/panser	*dressing/to dress*
parage	*(surgical) debridement*
piqûre	*injection*
ponction	*puncture – aspiration*
prélèvement (écouvillon)	*swab*
procédure	*procedure*
produit de contraste	*dye agent*
prothèse	*prosthesis – artificial limb*
prothèse auditive	*hearing aid*
prothèse du coude	*elbow replacement*
prothèse de la hanche/genou/ coude	*hip replacement*
prothèse du genou	*knee replacement*
prothèse mammaire	*breast implant*

réanimation/réanimer	*resuscitation/to resuscitate*
reconstruction	*reconstruction*
reconstruire	*to rebuild*
réimplantation	*reimplantation*
réparation/réparer	*repair/to fix – repair*
rétrécir	*to narrow*
rétrécissement	*stricture – narrowing*
sédation/sédater	*sedation/to sedate*
souder – fusionner	*to fuse*
stent	*stent*
suture	*suture – stitching*
suturer	*to suture – to stitch up – to put on stitches*
test	*test*
transfusion/transfuser	*transfusion/to transfuse*
tumeur	*tumour*

INTERVENTIONS CHIRURGICALES – *SURGERIES*

Français	Anglais	Explication : *it is a surgical procedure to…*
adénoïdectomie	*adenoidectomy*	*remove the adenoids*
adrénalectomie	*adrenalectomy*	*remove one or both adrenal glands*
amygdalectomie	*tonsillectomy*	*remove the tonsils*
anastomose	*anastomosis*	*make an incision to connect two cavities or passages*
angioplastie	*angioplasty*	*repair or recanalize a blood vessel, by inserting stents, for ex.*
annexectomie	*adnexectomy*	*remove the ovaries and Fallopian tube*
appendicectomie	*appendectomy*	*remove the vermiform appendix*
artériotomie	*arteriotomy*	*make an incision in an artery wall*
arthrectomie	*arthrectomy*	*remove a joint in the body*
arthrodèse	*joint fusion surgery*	*fuse two bones in order to relieve the pain*
auriculectomie	*auriculectomy*	*remove an ear*
bunionectomie	*bunionectomy*	*remove a bunion*
callosotomie	*callosotomy*	*incise in the corpus callosum to try and reduce epileptic seizures*
cervicectomie	*cervicectomy*	*remove the cervix*
césarienne	*C-section*	*make an incision in the lower abdomen to deliver the baby*
cholécystectomie	*cholecystectomy*	*remove the gallbladder*
circoncision	*circumcision*	*remove the foreskin of a boy's or man's penis*
colectomie	*colectomy*	*remove part or all of the colon*

Français	Anglais	Explication : *it is a surgical procedure to...*
colostomie	*colostomy*	*bring one end of the large intestine out through the abdominal wall to collect waste from your body, through a pouching system*
colpotomie	*vaginotomy*	*make an incision in the vagina*
conchotomie	*conchotomy*	*make an incision in the nasal concha*
conisation du col de l'utérus	*conisation*	*remove a portion (which is conical) of the cervix*
cordotomie	*cordotomy*	*make an incision in the spinal cord in order to relieve pain*
craniectomie	*craniectomy*	*remove a portion of the skull to relieve pressure on the underlying brain*
craniotomie	*craniotomy*	*remove a bone flap temporarily in order to access the brain*
cricoïdectomie	*cricoidectomy*	*remove the cricoid cartilage*
curetage	*curettage*	*scrape and clean tissues and cavities using a curette*
cystectomie	*cystectomy*	*remove the bladder*
cystotomie	*cystotomy*	*open the wall of the urinary bladder*
dermolipectomie	*dermolipectomy*	*remove the excess of abdominal skin (sagging skin) and body fat*
duodénectomie	*duodenectomy*	*remove the duodenum*
embolectomie	*embolectomy*	*remove any type of embolism*
endométrectomie	*endometrial removal*	*remove or destroy the endometrium*
entérostomie	*enterostomy*	*create an opening into the intestine through the abdominal wall*
entérotomie	*enterotomy*	*make an incision in the intestines*
énucléation	*enucleation*	*remove the eyeball*

Français	Anglais	Explication : *it is a surgical procedure to...*
épisiotomie	*episiotomy*	*enlarge the opening in the perineum for the baby to pass through*
esophagectomie	*oesophagectomy*	*remove the oesophagus*
fécondation in vitro (FIV)	*in-vitro fertilisation*	*retrieve, fertilise and implant eggs, in order to treat infertility*
frénectomie	*frenectomy*	*remove a fraenum (labial, lingual, genital)*
ganglionectomie	*ganglionectomy*	*remove a ganglion*
gastrectomie	*gastrectomy*	*remove all or part of the stomach*
gastrostomie	*gastrostomy*	*to place a tiny flexible tube to provide nutrients directly into your stomach*
gastrotomie	*gastrotomy*	*make an incision into the stomach*
gingivectomie	*gingivectomy*	*remove gums*
glossectomie	*glossectomy*	*remove all or part of the tongue*
greffe – transplantation	*transplant – graft*	*replace a sick organ by a healthy one*
hémisomatectomie	*hemicorporectomy*	*amputate the entire body below the waist*
hémisphérectomie	*hemispherectomy*	*remove one of the cerebral hemisphere*
hémorroïdectomie	*hemorrhoidectomy*	*remove haemorrhoids*
hépatectomie	*hepatectomy*	*remove the liver or of part of the liver*
hypophysectomie	*hypophysectomy*	*remove the pituitary gland or hypophysis*
hystérectomie	*hysterectomy*	*remove the uterus*
iléostomie	*ileostomy*	*create an opening by bringing the end or loop of small intestine (the ileum) out onto the surface of the skin (stoma), it will enable to collect waste from your body, through a pouching system*

Français	Anglais	Explication : *it is a surgical procedure to...*
interruption volontaire de grossesse (IVG)	*surgical abortion*	*remove an embryo and terminate a pregnancy*
iridotomie – iridectomie	*iridectomy*	*remove part of the iris*
jéjunostomie	*jejunostomy*	*to place a tiny flexible tube to provide nutrients directly into your jejunum, a section of your small intestine*
kératectomie	*keratectomy*	*remove part of the cornea*
kératoplastie	*keratoplasty*	*replace the cornea*
kératotomie	*keratotomy*	*correct the eyesight*
kystectomie	*cystectomy*	*remove a cyst*
laminectomie	*laminectomy*	*remove a portion of the vertebral bone in order to relieve pain*
laparotomie	*laparotomy*	*make an incision in the abdomen*
laryngectomie	*laryngectomy*	*remove the larynx*
laryngotomie	*laryngotomy*	*make an incision in the larynx*
liposuccion	*liposuction – lipo*	*remove fat from a person's body, in order to create a slimmer shape*
lithotripsie	*lithotripsy*	*remove a stone (kidney stone, gallstone, etc.)*
lobectomie	*lobectomy*	*remove a lobe of an organ or gland*
lobotomie	*lobotomy*	*cut connections in the brain's prefrontal lobe*
lumpectomie	*lumpectomy*	*remove a lump from a breast*
lymphadénectomie	*lymphadenectomy*	*remove lymph nodes*
mammoplastie	*mammoplasty*	*to reshape or modify a woman's breasts (plastic surgery)*

Français	Anglais	Explication : *it is a surgical procedure to…*
mastectomie – mammectomie	*mastectomy – mammectomy*	*remove a part or all of the breast*
maxillectomie	*maxillectomy*	*remove the cheekbone*
méniscectomie	*meniscectomy*	*remove a meniscus of the knee or temporomandibular joint*
myectomie	*myectomy*	*remove a part of a muscle*
myomectomie	*myomectomy*	*remove uterine fibroids*
myotomie	*myotomy*	*make an incision or divide a muscle*
myringotomie	*tympanotomy*	*make an incision in the tympanic membrane*
nécrosectomie	*necrosectomy*	*remove dead tissue*
néphrectomie	*nephrectomy*	*remove a kidney*
néphrolithotomie percutanée	*nephrolithotomy*	*remove a stone from the kidney*
néphrostomie	*nephrostomy*	*create an opening in the kidney to provide urinary drainage*
néphrotomie	*nephrotomy*	*make an incision in a kidney*
neurectomie	*neurectomy*	*remove a nerve*
neurotomie	*neurotomy*	*make an incision in a nerve in order to relieve neuralgia*
nymphectomie – labiaplastie	*nymphectomy*	*remove the labia minora*
œsophagectomie	*oesophagectomy*	*remove all or part of the gullet*
omphalectomie	*umbilectomy*	*remove the navel (belly button)*
ophtalmotomie	*ophtalmotomy*	*make an incision in the eye ball*
orchidectomie	*orchidectomy – neutering*	*remove one or both testicles*

Français	Anglais	Explication : *it is a surgical procedure to...*
ostéotomie	*osteotomy*	*remove or divide a bone*
ovariectomie	*ovariectomy – spaying*	*remove one or both ovaries*
ovariotomie	*ovariotomy*	*make an incision in an ovary*
pancréatectomie	*pancreatectomy*	*remove the pancreas*
parathyroïdectomie	*parathyroidectomy*	*remove one or more of the parathyroid glands*
parotidectomie	*parotidectomy*	*remove the parotid gland (largest salivary gland)*
pénectomie	*penectomy/pendectomy*	*remove part or all of the penis*
pharyngectomie	*pharyngectomy*	*remove the pharynx*
pharyngotomie	*pharyngotomy*	*make an incision in the larynx*
phlébectomie – stripping	*phlebectomy – varicectomy*	*remove varicose veins on the surface of the leg*
pneumonectomie	*pneumonectomy*	*remove a lung*
pontage	*by-pass*	*reroute a tube in your body*
pose de défibrillateur automatique implantable	*implantable cardioverter defibrillator (ICD)*	*place a small device to help treat irregular heartbeats*
pose de pacemaker	*cardiac pacemaker*	*place a small device that will help stimulate the heart*
posthectomie – circoncision	*circumcision – prepucectomy*	*remove the foreskin of the penis*
proctectomie	*proctectomy*	*remove the rectum*
prostatectomie	*prostatectomy*	*remove the prostate gland*
pyélolithotomie	*pelviolithotomy*	*make an incision to remove a kidney stone*

Français	Anglais	Explication : *it is a surgical procedure to...*
rhinectomie	*rhinectomy*	*remove part or all of the nose*
salpingectomie	*salpingectomy*	*remove the Fallopian tubes*
séquestrectomie	*sequestrectomy*	*remove a fragment of a dead bone*
sigmoïdectomie	*sigmoidectomy*	*remove all or part of the sigmoid colon*
sphinctérotomie	*sphincterotomy*	*make an incision in a sphincter*
splanchnicectomie	*splanchnicectomy*	*remove a segment of one or more splanchnic nerves*
splénectomie	*splenectomy*	*remove the spleen*
stapédectomie	*stapedectomy*	*remove the stapes, a little bone inside the ear, to relieve deafness*
strabotomie	*strabotomy*	*incise in a muscle or tendon of the eye to correct strabismus – squint*
symphyséotomie	*sympathectomy*	*cut symphyses (cartilaginous joint)*
synovectomie	*synovectomy*	*remove the synovial membrane*
syringectomie	*fistulectomy*	*to remove of a fistula*
talectomie	*talectomy*	*remove part or all of the talus bone*
ténectomie	*tenectomy*	*remove a part or all of a tendon*
ténotomie	*tenotomy*	*section a tendon*
thoracotomie	*thoracotomy*	*make an incision in the chest wall*
thrombectomie	*thrombectomy*	*remove blood clots*
thyroïdectomie	*thyroidectomy*	*remove part or all of the thyroid gland*

Français	Anglais	Explication : *it is a surgical procedure to...*
trachélectomie	*trachelectomy*	*remove the cervix*
trachéostomie	*tracheostomy*	*create opening into the windpipe to allow access to a breathing tube*
trachéotomie	*tracheotomy*	*make an incision in the trachea when the air passage is blocked*
tumorectomie	*tumorectomy*	*remove a tumour*
turbinectomie	*turbinectomy*	*remove the turbinate bones in the nasal passage*
tympanectomie	*tympanectomy*	*remove the eardrum*
tympanotomie	*tympanotomy*	*make an incision in the tympanic membrane*
urétérectomie	*uretectomy*	*remove the ureter*
urétérostomie	*ureterostomy*	*create an opening to divert the flow of urine away from the bladder out onto the surface of the skin (stoma) – it will enable to collect urine from your body, through a pouching system*
urétrotomie interne	*urethrotomy*	*make an incision into the urethra especially for the relief of stricture*
urostomie	*urostomy*	*create an artificial opening for the urinary system (stoma)*
uvulectomie	*uvulectomy*	*remove the uvula*
vaginectomie	*vaginectomy*	*remove part or all of the vagina*
vagotomie	*vagotomy*	*remove part of the vagus nerve*
valvulotomie	*valvulotomy – alvotomy*	*make an incision of a narrowed heart valve to enlarge it*
vasectomie	*vasectomy*	*remove the vas deferens in sterilization*

Français	Anglais	Explication : *it is a surgical procedure to...*
vésiculectomie	*vesiculectomy*	*remove part or all of a vesicle*
vitrectomie	*vitrectomy*	*remove part or all of the vitreous humour from the eye*
vulvectomie	*vulvectomy*	*remove the vulva*

EXAMENS EXPLORATOIRES – *SCOPING EXAMS*

Français	Anglais	Explication : *it is a procedure that enables to...*
amnioscopie	*amnioscopy*	*examine the amniotic cavity and foetus*
arthroscopie	*arthroscopy*	*examine a joint*
bronchoscopie	*bronchoscopy*	*examine the bronchial tree*
cœlioscopie	*coelioscopy*	*examine the abdomen*
coloscopie	*colonoscopy*	*examine the colon*
colposcopie	*colposcopy*	*examine the vagina and cervix*
culdoscopie	*culdoscopy*	*examine a woman's pelvic organs*
cystoscopie	*cystoscopy*	*examine the bladder*
écho-endoscopie	*endoscopic ultrasound*	*combine endoscopic and ultrasound images*
embryoscopie	*embryoscopy*	*examine an embryo*
endoscopie	*endoscopy*	*look inside and examine your body*
entéroscopie	*enteroscopy*	*examine the small bowel*
fibroscopie œso-gastro-duodénale (FOGD)	*upper gastrointestinal endoscopy*	*examine the gullet, the stomach and duodenum*

Français	Anglais	Explication : *it is a procedure that enables to...*
gastroscopie	*gastroscopy*	*examine your digestive system*
hystéroscopie	*hysteroscopy*	*examine the womb*
kératoscopie	*keratoscopy*	*examine the cornea*
laryngoscopie	*laryngoscopy*	*examine the larynx*
nasofibroscopie	*nasopharyngoscopy*	*see inside your nose and throat*
ophtalmoscopie – fond d'œil	*funduscopy*	*examine the back of an eye (fundus)*
orthoscopie	*orthoscopy*	*examine the eye*
otoscopie	*otoscopy*	*examine the eardrum*
pharyngoscopie	*pharyngoscopy*	*examine the pharynx*
rectoscopie	*rectoscopy*	*examine the rectum*
rétinoscopie	*retinoscopy*	*examine the pupil*
rhinoscopie	*rhinoscopy*	*examine the nose*
sigmoïdoscopie	*sigmoidoscopy*	*examine the lower portion of the large intestine*
thoracoscopie	*thoracoscopy*	*examine the lungs and the chest*
trachéoscopie	*tracheoscopy*	*examine the interior of the trachea*
urétéroscopie	*ureteroscopy*	*examine the ureter*
utéroscopie	*hysteroscopy*	*examine the vagina and cervix*

IMAGERIES MÉDICALES – *MEDICAL IMAGING*

Français	Anglais	Explication : *it is a procedure that uses...*
angiographie	*angiography*	*contrast dye agent and X-ray pictures to explore blood vessels*
artériographie	*arteriography*	*contrast dye agent and X-ray pictures to explore arteries*
arthrographie	*arthrography*	*contrast dye agent and X-ray pictures to look at a joint, such as the shoulder, knee or hip*
arthroscanner	*joint CT scan*	*X-ray pictures of the joints to investigate the causes of joint pain*
cardiotocographie – monitoring/-age fœtal	*cardiotocography (CTG)*	*ultrasound scan to monitor both the foetal heart and the contractions of the uterus*
cholangiographie	*cholangiography*	*contrast dye and X-ray pictures to explore the biliary tract*
coronarographie	*coronarography*	*a small tube inserted through the radial or femoral artery to monitor the arteries that supply your heart muscle with blood*
cystographie	*cystography*	*contrast dye and X-ray pictures to explore the bladder and urethra*
Doppler	*Doppler scan*	*ultrasound scan to assess blood as it flows through a blood vessel*

Français	Anglais	Explication : *it is a procedure that uses…*
écho-Doppler	*Doppler ultrasound*	*ultrasound scan to evaluate blood as it flows through a blood vessel and to monitor the shape of the blood vessels*
échocardiographie transœsophagienne (ETO)	*transoesophageal echocardiography*	*ultrasound scan to explore your heart, with a probe down your gullet*
échocardiographie transthoracique (ETT)	*echocardiography*	*ultrasound scan to explore your heart, to look for abnormalities, pathologies or heart failure*
échographie	*ultrasound scan (sonogram)*	*high-frequency sound waves to create an image of part of the inside of the body*
échographie FAST (ciblée dans les polytraumatismes en cas d'urgence)	*FAST scan (focused assessment with sonography for trauma scan)*	*ultrasound scan to assess injuries in case of trauma*
échographie transfontanellaire	*cranial ultrasound*	*ultrasound scan to assess of a new-born's head and brain*
électrocardiographie (ECG)	*electrocardiography (ECG)*	*electrodes to record and check the activity of your heart*
électroencéphalographie (EEG)	*electroencephalography (EEG)*	*special sensors to record and measure the electrical activity of your brain*
électromyographie (EMG)	*electromyography*	*special sensors to record and measure the electrical activity produced by skeletal muscles*
électro-oculographie (EOG)	*electrooculography*	*electrodes to measure the resting and action potential of the retina*

Français	Anglais	Explication : *it is a procedure that uses...*
électrorétinographie (ERG)	*electroretinography*	*special sensors to measure the electrical activity in the retina*
Holter	*Holter monitor*	*a small device that measures the activity of your heart*
hystérosalpingographie	*hysterosalpingography*	*contrast dye and X-ray pictures to explore the uterus and Fallopian tubes*
imagerie par résonance magnétique (IRM)	*magnetic resonance imaging (MRI)*	*3D images of your body (brain, spinal cord, muscles and heart)*
imagerie spectroscopique proche infrarouge fonctionnelle	*near-infrared spectroscopic imaging*	*special sensors to measure and diagnose different parameters*
lymphographie	*lymphography*	*contrast dye and X-ray pictures to explore the lymphatic channels and lymph nodes*
magnéto-cardiographie	*magnetocardiography (MCG)*	*special sensors to monitor the electric activity of the heart*
magnéto-encéphalographie	*magnetoencephalography (MEG)*	*a technique that enables to investigate the brain activity*
mammographie	*mammography*	*X-rays to examine the breasts (to detect cancer for ex.)*
myélographie	*myelography*	*contrast dye and X-ray pictures to examine the spine*
ostéodensitométrie	*osteodensitometry*	*a technique to measure the bone intensity*

Français	Anglais	Explication : *it is a procedure that uses...*
phlébographie	*phlebography/venography*	*contrast dye and X-ray pictures to monitor the deep veins*
pléthysmographie	*plethysmography*	*a technique to measure changes in volume within an organ or the whole body*
polysomnographie	*polysomnography*	*special sensors overnight to assess sleep disorders*
potentiels évoqués	*electrical brainstem response (EBR)*	*a technique to monitor the brain activity and to check a person's nervous response (auditory, visual, etc.)*
radiographie	*X-ray (radiogram)*	*small amounts of radiation to produce pictures of the organs, tissues, and bones of the body*
radiographie intégrale d'un bébé	*full body X-ray of a baby/baby-gram*	*X-rays of the whole body of a baby, for diagnostic purposes*
radiographie pulmonaire	*chest X-ray*	*X-rays of the chest for diagnostic purposes (lung diseases)*
radiopelvimétrie	*X-ray pelvimetry*	*X-rays of a pregnant woman's pelvis to determine if the baby's head can go through naturally*
rétinographie	*retinography*	*a technique to control the progression of abnormalities in the fundus of the eye*
scanner – tomodensitométrie (TDM)	*CT-scan (computed tomography)*	*X-rays to make detailed pictures of parts of your body and the structures inside your body*

Français	Anglais	Explication : *it is a procedure that uses...*
scintigraphie	*scintigraphy*	*a radioactive dye that is highlighted by the scan to diagnose diseases*
sialographie	*sialography*	*contrast dye and X-ray pictures to examine the salivary tract*
thermographie	*thermography*	*infrared cameras to measure the temperature difference in the body*
tomographie par émission monophotonique (TEMP)	*single photon emission computed tomography*	*radioactive dye that is highlighted by the scan to diagnose diseases*
tomographie par émission de positons (TEP scan)	*positron emission tomography (PET scan)*	*radioactive dye that is highlighted by the scan to diagnose diseases*
transit du grêle	*small bowel follow-through*	*contrast dye and X-ray pictures to explore your small bowel*
transit œso-gastro-duodénal (TOGD)	*upper gastrointestinal endoscopy*	*contrast dye and X-ray pictures to explore your gullet, stomach and duodenum*
urographie intraveineuse	*urography*	*contrast dye and X-ray pictures to explore the urinary system*

AUTRES EXAMENS MÉDICAUX – *OTHER MEDICAL EXAMS*

Français	Anglais	Explications
amniocentèse	*amniocentesis*	*A procedure in which a needle is inserted into uterus to collect some amniotic fluid for diagnostic purposes.*
autopsie	*post-mortem examination (of a corpse)*	*It is an examination of a body after death to determine the cause of death.*
drainage pleural	*pleural drainage – chest drain*	*A small flexible tube that is inserted through the chest wall into the pleural space to drain fluids.*
évaluation du score NIHSS	*National Institutes of Health Stroke Scale (NIHSS)*	*It is a reliable and objective way of assessing a patient's mental state (ex.: for a stroke).*
exploration électrophysiologique	*electrophysiology testing (EP)*	*It is a test that records the electrical activity and the electrical pathways of your heart.*
fond d'œil	*eye fundus*	*It is a photography of the back of the eye, when it is dilated.*
frottis cervical	*cervical smear test/pap test/vaginal swab*	*It is a procedure where a sample of cells from the cervix is taken to be examined (to check is they are cancerous).*
frottis sanguin	*blood smear*	*It is a blood test used to look for abnormalities in blood cells.*
hémogramme	*haemogram*	*It is a complete detailed examination of the blood.*
intradermoréaction (IDR)	*tuberculin skin test*	*It is a test used to determine if someone has developed an immune response to the bacterium that causes tuberculosis.*
mesure ambulatoire de la pression artérielle (MAPA)	*ambulatory blood pressure monitoring (ABPM)*	*It is when your blood pressure is being measured as you move around, living your normal daily life, for 24 hours.*

Français	Anglais	Explications
mesure de la diffusion	*diffusion capacity test*	*it is a test to measure how well the alveoli work.*
mesure des volumes pulmonaires	*plethysmography test*	*it is a test to measure the volume of gas in your lungs.*
ponction articulaire – arthrocentèse	*joint puncture – arthrocentesis*	*It is a clinical procedure of using a syringe to collect synovial fluid from a joint capsule (knee or hip).*
ponction d'ascite	*ascitic tap – paracentesis*	*It is a surgical puncture of a bodily cavity (as of the abdomen) with a trocar or an aspirator.*
ponction hépatique	*liver biopsy*	*a procedure in which a needle is inserted into the liver to collect a tissue sample for diagnostic purposes.*
ponction lombaire - rachicentèse	*spinal tap – lumbar puncture*	*a procedure in which a needle is inserted into the spinal canal to collect cerebrospinal fluid (CSF).*
ponction médullaire - myélogramme	*bone marrow aspiration*	*a procedure in which a needle is inserted into the hipbone or the breastbone to collect a sample of the bone marrow.*
ponction péricardique - pericardiocentèse	*pericardiocentesis – pericardial tap*	*a procedure to remove fluid from the pericardium for diagnostic or therapeutic purposes.*
ponction pleurale – thoracentèse	*pleural puncture – tap/thoracentesis*	*a procedure to remove fluid or air from the pleural space with a needle, for diagnostic or therapeutic purposes.*
ponction sus-pubienne	*suprapubic aspiration*	*a procedure in which a needle is inserted into the bladder to collect a sample of urine or drain it.*
ponction tibiale	*shinbone bone marrow aspiration*	*a procedure in which a needle is inserted into the shinbone to collect a sample of the bone marrow.*

Français	Anglais	Explications
ponction-biopsie	*needle biopsy*	*It is a procedure to obtain a sample of cells from your body for laboratory testing.*
réflexes ostéotendineux	*tendon reflex/T-reflex/stretch reflex*	*It is a test done with a hammer to check if your tendons and muscles work properly.*
score de Glasgow	*Glasgow Coma Scale (GCS exam)*	*It is a reliable and objective way of assessing the conscious state of a person.*
spermocytogramme	*spermacytogram*	*It is a test to analyse the male fertility and the shape of the spermatozoa based on an ejaculate sample.*
spermogramme	*spermogram*	*a test to analyse the male fertility and spermatozoa (number, mobility, etc.) based on an ejaculate sample.*
spirométrie	*spirometry*	*a test measuring the volume of air entering and leaving the lungs.*
test cutané (allergies)	*skin prick test (SPT)/scratch test*	*It is a painless test to diagnose potential allergies.*
test d'inclinaison – tilt test	*head up tilt test*	*test to evaluate the cause of unexplained fainting (syncope).*
toucher rectal	*rectal examination*	*It is a painless physical examination to feel for abnormalities by inserting a finger into the rectum.*
toucher vaginal	*vaginal examination/pelvic exam*	*It is a painless physical examination of the vagina, womb and ovaries, to feel for abnormalities by inserting two fingers.*

Chapitre 10
Termes administratifs

Dans ce chapitre, vous trouverez des termes administratifs, utiles pour remplir/aider les patients à remplir toutes les formalités administratives. Ils sont triés par ordre alphabétique et accompagnés de **questions et phrases clés en anglais.**

A

accident du travail	*industrial accident – work injury*	Avez-vous une déclaration d'accident du travail ?	*Have you filled in an industrial accident form?*
accompagnant	*accompanying person*	Est-ce que quelqu'un est venu avec vous ?	*Did somebody come along with you today?*
accouchement/accoucher	*delivery – childbirth/to deliver*	Quand avez-vous accouché ?	*When did you deliver your baby?*
accouchement par césarienne	*C-section delivery*	Avez-vous accouché par césarienne ?	*Have you had a C-section?*
accouchement par voie basse	*natural delivery*	Avez-vous accouché par voie basse ?	*Have you delivered naturally?*
adresse	*address*	Quelle est votre adresse ?	*What is your address?*
affection de longue durée	*chronic long-term condition*	Êtes-vous atteint d'une ALD ?	*Are you affected with a chronic long-term condition?*
âge	*age*	Quel âge avez-vous ?	*How old are you?*
aidant naturel	*carer – caretaker* (à ne pas confondre avec caregiver = soignant)	Avez-vous un aidant, une personne qui peut prendre soin de vous au quotidien ?	*Do you have a carer – caretaker, a person who can daily take care of you at home?*
aides financières	*financial assistance*	Bénéficiez-vous d'aides financières ?	*Do you get any financial assistance?*
alimentation	*diet*	Avez-vous une alimentation spécifique ?	*Do you have a specific diet?*

allergie(s)	*allergy (pl: allergies)*	Avez-vous des allergies ?	*Are you allergic to anything?*
allocations	*allowance*	Bénéficiez-vous d'allocations ?	*Do you get any allowances?*
ambulance	*ambulance*	Souhaitez-vous qu'on vous appelle une ambulance ?	*Would you like us to call for an ambulance?*
aménorrhée	*amenorrhea*	À combien de semaines d'aménorrhée êtes-vous ?	*How many weeks were there since you last got your periods?*
année	*year*	En quelle année est-ce arrivé ?	*When was it? What year?*
annulation/annuler	*cancellation/to cancel*	Si vous devez annuler, merci de nous appeler.	*Please call us if you need to cancel.*
anonymat	*anonymity*	Voulez-vous rester anonyme ?	*Would you like to remain anonymous?*
antécédents chirurgicaux	*surgery history*	Avez-vous des antécédents chirurgicaux ?	*Do you have any surgical history?*
antécédents familiaux	*family history*	Avez-vous des antécédents familiaux ?	*Do you have any family history?*
antécédents médicaux	*medical antecedents*	Avez-vous des antécédents médicaux ?	*Do you have any medical history?*
arrêt de travail	*(short-term) leave*	Avez-vous un arrêt de travail ?	*Do you have a leave of absence?*
assurance maladie	*health insurance*	Avez-vous une assurance maladie ?	*Do you have a health insurance?*
avoir le terme le...	*to be due on*	Pour quand le terme est-il prévu ?	*When is the baby due?*

B

bébé (jusqu'à 1 an)	*baby*	Quel âge a votre bébé ?	*How old is your baby?*
bilan de santé	*check-up*	Avez-vous fait un bilan de santé ? Vu votre médecin ?	*Have you done a medical check-up? Seen your GP?*
bon de transport	*travel warrant*	Avez-vous un bon de transport ?	*Do you have a travel warrant?*

C

carnet de santé	*health record*	Avez-vous apporté votre/son carnet de santé ?	*Have you brought your/his-her health record?*
carte européenne d'assurance maladie	*European health insurance card*	Avez-vous une carte d'assurance maladie ?	*Do you have a European health insurance card?*
carte mutuelle	*private insurance card*	Avez-vous une carte mutuelle ?	*Do you have a private insurance card?*
carte vitale	*social security card*	Avez-vous une carte vitale ?	*Do you have a French social security card (carte vitale)?*
cause de la maladie	*cause – source of the medical condition*	La cause de votre problème médical a été trouvée ?	*Was the source of your medical condition found?*

célibataire	*single*	Êtes-vous célibataire ?	*Are you single?*
chambre	*room*	Vous serez en chambre simple/ double.	*You will be accommodated in a single/twin room.*
code postal	*postcode*	Quel est le code postal ?	*What is the postcode?*
coffre	*safe*	Vous avez un coffre à l'accueil pour vos objets de valeur	*There is a safe at the reception, where you can store valuables.*
compléter	*to fill in*	Complétez ce document svp.	*Please fill in this form.*
compte rendu	*report*	Avez-vous le compte-rendu avec vous ?	*Do you have the report?*
confidentiel	*privileged*	Ces informations sont confidentielles.	*These are privileged information.*
congé	*leave*	Êtes-vous en congé ? Quelle sorte de congé est-ce ?	*Are you on a leave of absence? What type ?*
congé d'invalidité	*invalidity leave of absence*	Pour congé d'invalidité ?	*For invalidity?*
congé maladie	*sick leave*	Est-ce un congé maladie ?	*Is it a sick leave?*
congé maternité	*maternity leave*	Pour congé maternité ?	*On a maternity leave?*

conjoint(e)	*spouse*	Quel est le nom de votre conjoint(e)/compagnon/amie ?	*What is the name of your spouse/partner?*
consentement	*consent*	Nous avons besoin de votre consentement pour cela.	*We need your consent for this.*
consultation	*medical appointment*	Est-ce votre première consultation ?	*Is it your first medical appointment?*
coucher	*bedtime*	À quelle heure vous couchez-vous habituellement ?	*At what time do you usually go to bed at night?*
couverture sociale	*medical insurance*	Avez vous une couverture sociale ?	*Do you have a medical insurance?*

D

d'astreinte – de garde	*on call*	Le médecin de garde est…	*Dr… is on call*
date d'entrée	*incoming date*	Quand êtes-vous entré(e) à l'hôpital ?	*When did you come to the hospital?*
date de naissance	*date of birth*	Quelle est votre date de naissance ?	*What is your date of birth?*
date du diagnostic	*date of diagnosis*	Quand votre problème médical a-t-il été diagnostiqué ?	*When was your medical condition diagnosed?*
de jour (service)	*day shift*	Je suis l'infirmier(-ière) de jour.	*I am the day-shift nurse.*
de nuit (service)	*night shift*	Je suis l'infirmier(-ière) de nuit.	*I am the night-shift nurse.*

de service (être)	*on duty (to be on)*	Le médecin de service est…	*Dr… is on duty.*
décharge	*discharge/checking out*	Le médecin va signer votre décharge.	*The doctor is going to check you out.*
dépassement d'honoraires	*excess of fees*	Il y a un dépassement d'honoraires.	*There will be an excess of fees.*
dépistage	*screening*	Avez-vous fait un dépistage ?	*Have you done a screening test?*
diagnostic médical	*medical diagnosis*	Le diagnostic médical montre…	*The medical diagnosis shows…*
directives anticipées	*DNR (do not resuscitate): a legal document that indicates no CPR or cardiac life support*	Savez-vous ce que sont les directives anticipées ? En avez-vous ? Si oui, où sont elles ? Voulez-vous les écrire ?	*Do you know what the DNR order is? Do you have one? Where is it? Would you like to write one?*
divorcé(e)	*divorced*	Êtes-vous divorcé(e) ?	*Are you divorced?*
don d'organe	*organ donation*	Ces documents sont nécessaires pour le don d'organe.	*These forms are necessary for organ donation.*
données	*data*	Je vais vérifier le recueil de données.	*I am going to check the data collection.*
dossier médical	*medical record*	Avez-vous apporté votre dossier médical ?	*Have you brought your medical record?*

E

e-mail	*e-mail*	Quel est votre e-mail ?	*What is your e-mail?*
enceinte	*pregnant*	Êtes-vous enceinte ?	*Are you pregnant?*
enfant	*child (pl: children)*	Avez-vous des enfants ?	*Have you got any children?*
enfant en bas âge (1–3 ans)	*toddler*	Avez-vous des enfants en bas âge ?	*Have you got any toddlers?*
enregistrement administratif	*check-in*	Vous devez passer par le bureau admissions pour vous enregistrer.	*You need to go to the reception to check you in.*
entrée libre/sous contrainte	*voluntary/involuntary admission*	Êtes-vous entré(e) de votre plein gré ?	*Were you admitted willingly?*
entrée programmée/non programmée	*scheduled/unscheduled admission*	Votre entrée était-elle programmée ?	*Was your admission scheduled?*
état de la maladie	*state of the disease*	Comment évolue votre état de santé aujourd'hui ?	*What is the state of your disease today?*
évolution de la maladie	*evolution of the disease*	Nous allons faire le point sur l'évolution de votre maladie.	*We are going to assess how your disease evolved.*
examens	*examinations*	Avez-vous passé des examens ? Avez-vous les résultats sur vous ? Nous allons faire des examens approfondis.	*Have you done any examinations? Have you got the results with you? We are going to do thorough examinations.*

F

facture	*bill*	Voici la facture de soins.	*Here is your medical bill.*
faire le tour des patients/du service	*to make a ward round*	Le médecin va faire le tour des patients.	*The doctor will make a ward round.*
feuille de soins	*chart*	Je vais regarder la feuille de soins.	*I am going to look at your chart.*
fiche de liaison	*transfer form*	Voici la fiche de liaison pour assurer votre transfert.	*Here is the form that is necessary for your transfer.*
fils – fille	*son – daughter*	Quel est le nom de votre fils/fille ?	*What is the name of your son/daughter?*
forfait journalier	*daily rate*	Le forfait journalier est à…	*The daily rate is of…*
formalités	*paperwork*	Il vous faut remplir les formalités.	*You need to fill in the paperwork.*
formulaire	*form*	Remplissez ce formulaire.	*Please fill out this form.*
frais d'hébergement	*accommodation costs*	Les frais d'hébergement s'élèvent à…	*The accommodation costs are of…*

G

grossesse	*pregnancy*	Combien de grossesses avez-vous eues ?	*How many times were you pregnant?*
groupe sanguin	*blood type*	Quel est votre groupe sanguin ?	*What is your blood type?*

H

handicap/handicapé(e)	*handicap/disabled*	Les locaux sont conformes aux normes d'accessibilité pour les personnes handicapées.	*The premises comply with the disabled access standards.*
heure du décès	*time of death*	Il/Elle est décédé(e) à…	*He/she died at…*
heures des visites	*visiting time*	Les visites sont autorisées de… à… heures.	*The visiting times are from… to…*
hospitalisation	*hospitalisation*	Avez-vous déjà été hospitalisé(e) ?	*Have you ever been hospitalised?*
hospitalisation sous contrainte	*enforced hospitalisation*	Est-ce une hospitalisation sous contrainte ?	*Is it an enforced hospitalisation?*

I

imagerie médicale	*medical imaging*	Avez-vous passé un examen d'imagerie médicale ?	*Have you done a medical imaging exam?*

J

jour	*day*	Quel jour sommes-nous aujourd'hui ?	*What day are we today?*

L

langue maternelle	*mother tongue*	Quelle est votre langue maternelle ?	*What is your mother tongue?*

langue parlée	*spoken language*	Quelle langue parlez-vous ?	*What language do you speak?*
lever	*getting up*	À quelle heure vous levez-vous habituellement ?	*When do you usually get up in the morning?*
lieu d'intervention	*intervention site*	Où les pompiers sont-ils intervenus ?	*Where did the firemen intervene?*
lieu de naissance	*place of birth*	Où êtes-vous né(e) ?	*Where were you born?*
lieu de résidence (en France)	*location of residence*	Où résidez-vous en ce moment en France ?	*Where are you staying at the moment, in France?*
loisirs	*hobbies*	Quels sont vos loisirs ?	*What are your hobbies?*

M

maladie chronique	*chronic condition*	Souffrez-vous d'une maladie chronique ?	*Are you affected with a chronic disease?*
marié(e)	*married*	Êtes-vous marié(e) ?	*Are you married?*
médecin traitant	*general practitioner*	Qui est votre médecin traitant ?	*Who is your GP?*
membre de la famille	*next of kin*	Donnez-moi le nom d'un membre de votre famille à prévenir.	*Please give me the name of your next of kin, to call them.*
mineur (adj.)	*underage*	Êtes-vous mineur ?	*Are you underage? Under 18?*

mode d'admission	*method of admission*	Comment avez-vous été admis ? Êtes-vous venu seul ? Avec le SAMU ? SMUR ? Pompiers ? Ambulance ?	*How did you come to the hospital? On your own? Driven by the MEMS? MEV? Firemen? Ambulance?*
mutuelle, assurance complémentaire	*complementary health insurance*	Avez-vous une mutuelle ?	*Do you have a complementary health insurance?*

N

nationalité	*nationality*	Quelle est votre nationalité ?	*What is your nationality?*
né(e) (être)	*born (to be)*	Où êtes-vous né(e) ?	*Where were you born?*
nom de famille	*family name – surname*	Quel est votre nom de famille ?	*What is your surname?*
nom de jeune fille	*maiden name*	Quel est votre nom de jeune fille ?	*What is your maiden name?*
nourrisson	*new-born*	C'est un nouveau-né.	*It is a new-born baby.*
numéro de sécurité sociale	*social security number*	Quel est votre numéro de sécurité sociale ?	*What is your social security number?*

O

ordonnance	*prescription*	Voici votre ordonnance.	*Here is your prescription.*

P

parcours de soins	*patient care plan*	Nous allons vous expliquer votre parcours de soins.	*We are going to explain your patient care plan.*
parking	*car park*	Un parking est à la disposition des patients et des visiteurs.	*A car park is accessible to the patients and visitors.*
patient hospitalisé	*inpatient*	Venez-vous pour une hospitalisation ?	*Are you an inpatient?*
patient en consultation externe – en ambulatoire	*outpatient*	Êtes-vous là en ambulatoire ?	*Are you an outpatient?*
personne à prévenir	*person that needs to be notified*	Quels sont le nom et le téléphone de la personne à prévenir ?	*What is the name and phone number of the person I should notify?*
personne de confiance	*trustworthy person (a person that you trust)*	Savez-vous ce qu'est une personne de confiance ? Qui qualifieriez-vous de personne de confiance ?	*Do you know what we mean by a trustworthy person? Who would you consider as your trustworthy relative?*
pièce d'identité	*ID*	Avez-vous une pièce d'identité ? Pouvez-vous me donner une pièce d'identité ?	*Have you got an ID? Can you give me an ID?*
plainte	*complaint*	Vous pouvez écrire à la direction pour toute plainte.	*If you want to file a complaint, you need to write to the management.*
prénom	*first name*	Quel est votre prénom ?	*What is your first name?*

prise en charge	*care*	Le service… va vous prendre en charge.	*The… ward will take care of you.*
proches (les)	*relatives (the)*	Nous allons avertir vos proches.	*We will contact your relatives.*
profession	*occupation*	Quelle est votre profession ?	*What is your occupation/job?*

R

raison d'entrée	*reason for incoming*	Pourquoi êtes-vous entré(e) à l'hôpital ?	*Why were you brought to the hospital?*
rapatriement/rapatrier	*repatriation/to send home*	Ces documents sont nécessaires pour le rapatriement.	*These forms are necessary to be sent home.*
réclamation	*claim*	Vous pouvez remplir cette fiche de réclamation.	*You can fill in this claim form.*
recueil de données	*data collection*	Je vais recueillir quelques informations sur vous.	*I am going to collect some information about you.*
régime alimentaire	*diet*	Avez-vous un régime alimentaire spécifique ?	*Are you on a specific diet?*
religion	*religion – beliefs*	Êtes-vous croyant ? De quelle religion êtes-vous ?	*Are you a believer? What is your religion?*
remarques	*comments*	Avez-vous des remarques particulières ?	*Do you have any specific comments?*
rendez-vous	*appointment*	Vous devez prendre un rendez-vous.	*You need to schedule an appointment.*

repas	*meal*	Combien de repas prenez-vous par jour ?	*How many meals do you have every day?*
résultats	*findings*	Avez-vous les résultats des examens ?	*Do you have the results of the exams?*
retraite/retraité(e)	*retirement/retired*	Êtes-vous retraité(e) ?	*Are you retired?*
rhésus	*rhesus factor*	Quel est votre rhésus ?	*What is your rhesus factor?*
rituel de vie	*traditional day*	Qu'est-ce qu'une journée habituelle ?	*What do you do on a traditional day?*

S

secret médical	*doctor-patient confidentiality*	Les soignants sont soumis au secret médical.	*The caregivers have to maintain medical confidentiality.*
sécurité sociale	*National Health Services (NHS) – Medicare*	Êtes-vous affilié(e) à la sécurité sociale ?	*Do you have a social security number?*
service	*ward*	Vous êtes au service de...	*You are in the... ward.*
sexe	*gender*	Quel est le sexe du patient ?	*What is the gender of the patient?*
signer	*to sign*	Veuillez signer ces documents.	*Please sign these forms.*
situation familiale	*family status*	Quel est votre statut familial ? Marié(e), divorcée(e), célibataire ?	*What is your family status? Are you married, divorced, single?*
sortie	*discharge – check-out*	Le médecin va signer votre décharge.	*The doctor is going to check you out.*

suivi	*follow-up*	Le suivi devra être fait par...	*The follow-up must be done by...*
surveillance spécifique	*specific monitoring*	Le patient a besoin d'une surveillance spécifique.	*The patient needs specific monitoring.*
symptômes	*symptoms*	Quels sont vos symptômes ?	*What are you symptoms?*

T

téléphone fixe/portable	*landline/cell phone – mobile phone*	Quel est votre numéro de téléphone fixe/portable ?	*What is your landline number/ mobile phone number?*
terme - jargon médical	*medical jargon - term*	Quel est le terme médical pour ?	*What is the medical term for...?*
terme courant	*lay term*	En langage courant, ce mot veut dire...	*In lay terms, this word means...*
traitement	*medication*	Suivez-vous un traitement ?	*Are you on medication?*
transfert	*transfer*	Nous allons vous transférer au service de...	*You will be transferred to the ward...*
transmission (écrite – orale)	*(written – oral) handover*	Ces informations seront transmises à l'équipe de nuit.	*These information will be handed over to the night team.*

V

veuf – veuve	*widower – widow*	Êtes-vous veuf/veuve ?	*Are you a widower/widow?*
ville	*city*	Dans quelle ville habitez-vous ?	*Which city do you live in?*

Chapitre 11
Verbes utiles

Dans ce chapitre, vous trouverez des verbes correspondant aux actions des soignants sur le patient, aux actions du patient, ainsi que d'autres verbes utiles.

AGIR SUR LE PATIENT – *ACTING ON PATIENT*

accompagner	*to go with – to accompany*
accueillir	*to greet – to welcome*
aider	*to help*
allonger (qqn)	*to lie somebody (sb) down*
anesthésier	*to numb*
annoncer de mauvaises nouvelles	*to break bad news*
appliquer	*to apply*
asseoir	*to sit sb down*
attacher	*to tie – to fasten*
ausculter – examiner	*to examine*
autoriser	*to allow*
avertir	*to warn*
avoir un bon contact – bonne posture professionnelle	*to have a good bedside manner*
baigner	*to bathe*
clarifier	*to clarify*
conseiller	*to advise*
contenir	*to restrain*
convaincre	*to convince – to talk sb into*
débrider	*to deslough*
demander	*to ask*

déranger	*to disturb*
désinfecter	*to disinfect – to clean*
empêcher qqn de faire	*to prevent sb from doing*
encourager	*to encourage*
endormir	*to put somebody to sleep*
évaluer	*to assess – to make an assessment*
expliquer	*to explain*
extuber	*to extubate*
fournir qqch à qqn	*to provide sb with sth*
immobiliser	*to immobilize*
inciter	*to urge*
installer qqn confortablement	*to make sb comfortable*
interdire	*to ban – to forbid*
intuber	*to intubate*
maintenir	*to maintain*
maîtriser	*to control*
masser – faire un massage	*to massage*
mesurer	*to measure*
mettre le patient à l'aise	*to make the patient comfortable*
montrer	*to show*

montrer de l'intérêt	*to show some concern*
nettoyer	*to clean*
obliger	*to compel*
palper	*to palpate*
peser	*to weigh*
porter	*to carry*
préconiser	*to advocate*
prendre en charge	*to take care of*
prendre soin	*to care (for)*
prévenir	*to warn*
protéger	*to shelter*
rappeler qqch à qqn	*to remind sb of sthg*
rassurer	*to reassure*
réaliser (un soin)	*to perform*
remettre en question	*to question*
remonter le moral	*to cheer sb up*
répéter	*to repeat*
respecter	*to respect*
résumer	*to sum up*
rincer	*to rinse*
sauver – secourir	*to save – to rescue*
sécher	*to dry out*
soigner	*to cure – to heal – to treat*
soulager – apaiser	*to soothe – to relieve – to alleviate – to ease*
soulever	*to lift*
soutenir	*to support – to encourage*
suivre	*to follow*
surveiller	*to keep a close watch – to monitor*
tenir	*to hold*
tenir les proches informés	*to keep the relatives updated*
transférer	*to transfer*
transfuser	*to transfuse*
trier – répartir (les patients à leur arrivée)	*to triage (the walk-ins)*
vérifier	*to check – to verify*

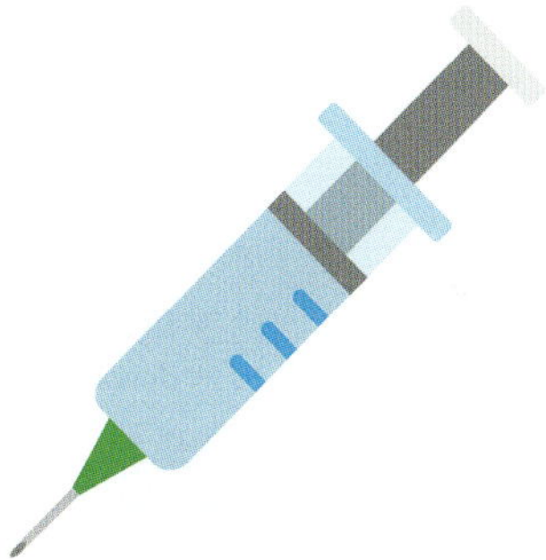

Vocabulaire anglais infirmier - Kit de survie en services de soins

ACTIONS DU PATIENT – *PATIENT'S ACTIONS*

à jeun (être)	*to be with an empty stomach*
à l'aise (être)	*to be comfortable*
accepter - consentir	*to agree*
acclimater (s')	*to get comfortable with*
accomplir	*to achieve*
accoucher	*to deliver*
affaiblir (s')	*to weaken*
allaiter	*to breastfeed*
aller à la selle	*to pass stools – to move bowels*
aller aux toilettes	*to go to the toilets –bathroom*
allonger (s')	*to lie down*
appeler	*to call*
appliquer (s')	*to make an effort – to do your best*
arracher	*to pull out – to rip off*
arrêter (de)	*to quit – to stop (doing)*
aspirer	*to suction – to suck*
asseoir (s')	*to sit down*
attendre	*to wait*
avaler – déglutir	*to swallow*

avoir des gaz	*to pass wind*
baver	*to dribble*
bégayer	*to stammer – stutter*
blesser (se)	*to hurt (oneself)*
boire	*to drink*
bouger	*to move*
brosser (se) les cheveux	*to brush (one's) hair*
brosser (se) les dents	*to brush (one's) teeth*
céder	*to give in*
cligner de l'œil (involontairement)	*to blink*
coiffer (se)	*to do (one's) hair*
comprendre	*to understand*
compter sur	*to rely on*
concentrer (se)	*to focus*
consommer	*to consume*
continuer de	*to continue - to keep (doing)*
coucher (se)	*to go to bed*
couper (se)	*to cut (oneself)*
couper les ongles (se)	*to clip nails*

cracher	*to spit*
crier	*to shout – scream*
croquer	*to crush*
décider (se)	*to make up one's mind*
demander	*to ask*
demander de l'aide	*to ask for help*
démaquiller (se)	*to remove the make-up*
déprimer	*to feel blue*
déshabiller (se)	*to get undressed*
desserrer	*to loosen*
détendre (se)	*to relax*
disputer (se)	*to quarrel – to argue*
doper (se)	*to dope oneself*
dormir	*to sleep*
doucher (se)	*to shower*
échauffer (s')	*to warm up*
échouer	*to fail*
écouter	*to listen*
empirer petit à petit – « glisser »	*to go downhill*
en deuil (être)	*to mourn – to grieve*

en manque (être)	*to suffer from withdrawal*
endormi (être)	*to be asleep*
endormir (s')	*to fall asleep*
enlever	*to remove*
entendre	*to hear*
entreprendre	*to overtake*
épeler	*to spell*
errer	*to wander*
essayer	*to try*
essuyer (s')	*to wipe dry – to dry*
éveillé/semi-éveillé (être)	*to be awake/semi-awake*
excuser (s')	*to apologize*
faire attention	*to be careful – cautious*
faire face	*to face – to cope with*
faire la sieste	*to nap – to have a nap*
faire la toilette (se)	*to have a wash*
faire la toilette intime	*to wash the private parts*
faire pipi au lit	*to wet the bed*
frapper	*to hit*
fumer	*to smoke*
garder le lit	*to stay in bed*

Vocabulaire anglais infirmier - Kit de survie en services de soins

garder le moral	*to keep the spirits up*
gaspiller	*to waste*
goûter	*to taste*
gratter (se)	*to scratch (oneself)*
grignoter	*to nibble*
guérir – se remettre	*to recover*
habiller (s')	*to get dressed*
inquiéter (s')	*to worry*
jeûner	*to fast*
laver (se)	*to wash (oneself)*
lever – soulever	*to raise – to lift*
lever (se)	*to get up*
limer les ongles (se)	*to file nails*
mâcher	*to chew*
manger	*to eat*
manquer (de)	*to be lacking in*
marcher à quatre pattes	*to crawl*
menacer	*to threaten*
mentir	*to lie*
mettre (se) en chien de fusil/ en position fœtale	*to be curled up in a ball – to lie in the foetal position*

mettre (sur soi)	*to put on*
mordre	*to bite*
moucher (se)	*to blow one's nose*
mourir	*to die – to pass away*
nécessiter	*to need – to require*
observer (un traitement)	*to observe – to comply with*
parler	*to talk*
passer (un examen)	*to do (an exam)*
patienter	*to wait*
peigner (se)	*to comb*
pencher (se)	*to lean – to bend*
perdre	*to lose*
perdre connaissance	*to pass out – to faint*
perdre espoir	*to lose faith*
perdre les eaux	*to break waters*
plaindre (se)	*to complain*
pleurer	*to cry – to weep*
plier	*to bend*
profiter	*to take advantage of*
raser (se)	*to shave*
recroqueviller (se)	*to curl up*

refuser	*to refuse – to turn down*
regarder	*to watch*
remarquer	*to notice*
remettre (se)	*to recover*
rendre compte (se)	*to realize*
répondre	*to answer*
reposer (se)	*to rest*
reprendre ses esprits – revenir à soi	*to come round*
respecter	*to respect*
respirer (inspirer/expirer)	*to breathe (in/out)*
rester assis/debout/couché	*to sit still/to stand still/to lie still*
rester immobile	*to keep still – to remain still*
retirer	*to remove*
réussir à	*to manage*
réveiller (se)	*to wake up*
rincer (se)	*to rinse*
ronfler	*to snore*
roter	*to belch*
saigner	*to bleed*
sentir – ressentir	*to feel*

sentir (odorat)	*to smell*
serrer	*to squeeze*
serrer le poing	*to clench the fist*
se suicider (tenter de)	*to commit suicide (to try to)*
souffler	*to blow – to huff*
souffler (haleter)	*to pant*
souffrir (de) – avoir mal	*to suffer from – to be in pain*
soulever	*to lift – to raise*
subir	*to undergo*
sucer	*to suck*
suivre	*to follow*
supporter	*to put up with*
surmonter suivre	*to overcome*
tomber	*to fall*
tourner (se)	*to turn*
tousser	*to cough*
uriner	*to urinate – to pass water*
vapoter	*to vape – to smoke an e-cigarette*
voir	*to see*
vomir	*to throw up – to vomit*
vouloir	*to want*

AUTRES VERBES – *OTHER VERBS*

abaisser	*to lower*
accélérer	*to speed up*
actionner – faire fonctionner	*to turn on – to switch on*
aggraver	*to worsen*
annuler	*to cancel*
appliquer	*to apply*
approfondir	*to deepen*
arracher	*to pull out*
atténuer – s'estomper	*to subside*
augmenter	*to increase – to go up*
avérer (s')	*to turn out*
avertir – signaler	*to warn*
bouillir	*to boil*
brancher	*to plug in*
choisir	*to choose – to pick*
cicatriser	*to heal*
coaguler	*to clot*
commander	*to order*
commencer – débuter	*to begin*
comprimer	*to press on*

couper – découper	*to cut*
déclencher	*to trigger*
décrire	*to describe*
dégonfler	*to deflate*
dépêcher (se)	*to rush – to hurry*
dépendre de	*to depend upon*
dépister	*to detect – to screen*
dilater	*to enlarge*
diminuer	*to decrease – to go down*
doser	*to dose out – to measure out*
durer	*to last*
empirer – s'aggraver	*to worsen*
emprunter	*to borrow (from)*
envisager	*to consider*
éviter	*to avoid*
fermer	*to close*
finir – terminer	*to end*
former – se former	*to train*
frapper à la porte	*to knock*
frotter	*to rub*

garder à porter de main	*to have something on hand*
gonfler	*to inflate*
imiter	*to imitate – to copy*
impliquer (s')	*to get involved*
injecter	*to inject*
insérer	*to insert*
interrompre	*to stop*
jeter	*to throw away*
laisser tomber	*to drop*
laver – nettoyer	*to wash – to clean*
laver (se) les mains – en se frictionnant	*to wash (one's) hands to scrub*
livrer	*to deliver*
minimiser	*to downplay*
ouvrir	*to open*
partager	*to share*
permettre (sens « autoriser »)	*to allow*
permettre (sens « donner le moyen »)	*to enable*
piquer	*to sting*
pousser	*to push*
prendre la relève	*to take over*
prêter	*to lend*
produire (se)	*to happen – to occur*
programmer	*to schedule*
propager (se)	*to spread*
raccourcir	*to shorten*
ralentir	*to slow down*
ramollir	*to soften*
rassembler	*to gather*
réagir	*to react*
réduire	*to reduce – to cut down on*
rembourser	*to refund – to pay back*
remplacer quelqu'un	*to stand in for somebody*
renforcer	*to strengthen*
repousser – remettre à plus tard	*to postpone – to put off*
retirer	*to withdraw – to remove*
tamponner	*to dab*
tirer	*to pull*
tremper	*to dip in*
utiliser	*to use*
verser	*to pour*

NOTES PERSONNELLES

Partie II
Phrases types par besoin

Chapitre 12
Aider – soins de confort

Dans ce chapitre, vous trouverez des phrases utiles pour expliquer les soins de confort : l'hygiène, l'alimentation, l'élimination et la mobilisation des patients, ainsi que pour les aider à s'orienter.

HYGIÈNE – *HYGIENE*

Bonjour, comment allez-vous ce matin ?	*Hello, how are you this morning?*
Je viens vous aider à faire votre toilette.	*I am here to help you have a wash.*
Avez-vous besoin d'aide ? Pouvez vous vous laver seul ?	*Do you need some help? Can you wash on your own?*
Je vais vous aider à vous laver.	*I am going to help you wash.*
Préférez-vous une douche ou une toilette au lavabo ?	*Would you rather have a shower or use the washbasin?*
Je vais vous aider à vous lever. Asseyez-vous sur le rebord du lit.	*I am going to help you get up. Please sit on the edge of the bed.*
Appuyez-vous sur moi. Tenez-vous bien à moi pour marcher.	*Lean on me. Hold tight, I'll help you walk.*
Je vais vous aider à vous rendre au lavabo/à la douche.	*I am going to help get to the washbasin/the shower.*
Tout va bien ? Vous n'avez pas la tête qui tourne ?	*Are you all right? You don't feel dizzy, do you?*
Vous pouvez vous tenir à la barre de douche pour ne pas glisser ou tomber.	*You can hold the grab bar to avoid slipping or falling.*
Je vous ai mis une serviette par terre pour ne pas glisser en sortant.	*I laid a towel on the floor to avoid slipping when you get out.*
Dites-moi si vous avez besoin d'aide dans la douche.	*Please tell me if you need help to shower.*
Où sont vos produits de toilette ?	*Where are your toiletries?*
Je vous ai apporté une cuvette. L'eau est-elle assez chaude ?	*I have brought a basin. Is the water warm enough?*
Je vous vous laver avec ce gant et du savon.	*I am going to give you a wash with this flannel and some soap.*
Avez-vous des lunettes ? Avez-vous un appareil dentaire ?	*Have you got glasses? Have you got dentures?*
Pouvez-vous lever votre bassin ? Lever votre jambe ? Votre bras ?	*Could you please lift your pelvis? Raise your leg? Your arm?*
Pouvez-vous vous mettre sur le ventre ? Le dos ? Un côté ? L'autre côté ?	*Could you lay face down? On your back? On one side? The other?*

Allongez-vous sur le lit/asseyez-vous/penchez-vous en avant.	*Please lie down on the bed/sit down/bend forward.*
Je vais faire votre toilette intime.	*I am going to wash your private parts.*
Je vais vous rincer/vous essuyer avec la serviette de toilette.	*I am going to rinse you/wipe you dry with this towel.*
Pouvez-vous vous raser seul ? Je vais chercher un miroir.	*Can you shave on your own? I will fetch a mirror.*
Pouvez-vous vous brosser les dents/les cheveux seul(e) ?	*Do you manage to brush your teeth/hair on your own?*
Je vais vous laver les dents/utiliser du fil dentaire.	*I am going to brush your teeth/use dental floss.*
Pourriez-vous ouvrir la bouche ?	*Can you please open your mouth?*
Je vais vous brosser le palais et la langue.	*I am going to brush your palate and tongue.*
Vous allez faire un bain de bouche.	*You will do a mouthwash.*
Je vais vous raser.	*I am going to shave you.*
Je vais vous faire un shampooing/vous rincer/vous sécher les cheveux.	*I am going to wash your hair/rinse your hair/dry your hair.*
Je vais vous aider à vous coiffer.	*I am going to help you do your hair.*
Je vais vous faire une queue de cheval/un chignon.	*I am going to do a ponytail/a bun.*
Vous allez faire un bain de pied.	*You will do a footbath.*
Laissez tremper vos pieds pendant 10 minutes.	*Soak your feet for 10 minutes.*
Je vais vous laver les pieds maintenant.	*I am going to wash your feet now.*
Je vais vous essuyer les pieds maintenant.	*I am going to wipe your feet dry.*
Je vais vous aider à vous couper les ongles/limer les ongles.	*I am going to help you cut your nails/file your nails.*
Je vais vous nettoyer les yeux avec une compresse et du sérum physiologique.	*I am going to clean your eyes with a compress and saline.*

ALIMENTATION – *DIET*

Les repas sont à 7 heures, midi et à 19 heures.	*Mealtimes are at 7 am, 12 and 7 pm.*
Avez-vous un régime particulier ?	*Do you have a specific diet?*
Vous avez .... n'est-ce-pas ? – un régime sans sel – un régime sans sucre – un régime sans gluten – un régime sans gras – un régime sans lactose	*You have .... don't you?* *– a salt-free diet* *– a sugar-free diet* *– a gluten-free diet* *– a fat-free diet* *– a lactose-free diet*
Voulez-vous votre nourriture mixée ? Moulinée ?	*Would you like your food to be blended? Mashed?*
Voulez-vous de l'eau normale ou gélifiée ?	*Would you like normal water or jellified water?*
Souhaitez-vous des compléments alimentaires ?	*Would you like food supplements?*
Souhaitez-vous des crèmes/des boissons hyper-protéinées ?	*Would you like high-protein cream desserts? Beverages?*
Vous êtes diabétique/végétarien(-ne)/végétalien(-ne), c'est bien ça ?	*You are diabetic/vegetarian/vegan, is that right?*
Vous ne mangez pas de porc ?	*You don't eat pork?*
Avez-vous des allergies alimentaires ?	*Do you have food allergies?*
Avez-vous des intolérances alimentaires ?	*Do you have food intolerance?*
Souhaitez-vous manger/boire quelque chose ?	*Do you fancy something to eat/drink?*
Je vous apporte votre plateau repas.	*I am bringing your tray.*
Asseyez-vous bien droit s'il vous plaît. Je vais poser le plateau.	*Please sit upright. I am going to put the tray.*
Je vais vous chercher une serviette de table.	*I am going to fetch a napkin.*

Avez-vous besoin d'aide pour manger ? Pour boire ?	*Do you need help eating? Drinking?*
Je vais vous aider à manger/à boire.	*I am going to help you eat/drink.*
Ouvrez la bouche s'il vous plaît. Pensez à bien mâcher avant d'avaler.	*Open your mouth please. Spend time chewing before swallowing.*
Buvez par petites gorgées.	*Take a sip.*
Aspirez l'eau par la paille.	*Suck the water through the straw.*
Faites-vous des fausses routes ? Aux liquides ? Aux solides ?	*Do you often choke on food? On fluids? On solid food?*
Je vais vous essuyer la bouche.	*I am going to wipe your mouth clean.*
Avez-vous fini de manger ?	*Are you done eating?*
Avez-vous eu assez à manger ?	*Have you had enough?*
Je vais vous débarrasser.	*I am going to clear your tray.*
Il faut aller aux toilettes après le repas. Avez-vous besoin d'aide ?	*You need to go to the bathroom after eating. Do you need help?*
Je vais vous aider à vous installer pour la sieste.	*I am going to help you get comfortable for your nap.*

ÉLIMINATION – *GOING TO THE RESTROOM/TOILETS*

Bonjour, vous allez bien ? Il faudrait aller à la selle aujourd'hui.	*Good morning, how are you today? You need to try and pass stools today.*
Êtes-vous constipé(e) ? Avez-vous la diarrhée ? Avez-vous mal au ventre ?	*Are you often constipated? Do you suffer from diarrhoea? Do you have a stomach-ache?*
Arrivez-vous à vider complètement votre vessie ? Votre intestin ?	*Do you manage to empty your bladder? Your bowels?*
Depuis quand n'êtes-vous pas allé(e) à la selle ?	*How long has it been since you last passed stools?*
Avez-vous envie d'uriner ? D'aller à la selle ?	*Do you want to pass water? To pass stools?*
Voulez-vous de l'aide pour aller aux toilettes ?	*Do you need help to go to the bathroom?*
Je vais vous amener un bassin.	*I am going to give you a bedpan.*
Appelez-moi/appuyez sur la sonnette quand vous avez fini.	*Call me/press the call button when you are done.*
Je vais vous aider à vous rendre aux toilettes.	*I am going to help reach the bathroom.*
Je vais vous aider à vous lever.	*I am going to help you get up.*
Appuyez-vous sur moi. Tenez-vous bien à moi pour marcher.	*Lean on me. Hold tight, I'll help you walk.*

ORIENTATION – *DIRECTIONS*

Voici votre chambre. La salle de bains se trouve ici.	*Here is your room. Here is your bathroom.*
Vous avez un placard ici, si vous souhaitez ranger vos affaires.	*You can use this cupboard for your personal belongings.*
Pour la douche, utilisez le mitigeur avec l'eau chaude à gauche et l'eau froide à droite.	*To take a shower, you need to use this device. It becomes hotter if you turn it to the left, and colder if you turn to the right.*
La télécommande des volets se trouve ici. Les lumières s'allument ici et ici.	*Here is the remote control for the automatic shutters. The lights are turned on with this button, and that one.*
Voici la télécommande de la télévision. Voilà le bouton pour l'allumer, et ceux pour le volume.	*Here is the remote control for the television. Press here to turn it on, and there to control the volume.*
Voici le téléphone direct de votre chambre. Votre numéro de téléphone est le…	*Here is the phone you may use. The direct telephone number is…*
Le bouton d'appel se trouve ici. Vous pouvez l'utiliser pour appeler quelqu'un.	*Here is the call button. You can use it to call us.*
Si vous avez besoin de nous, nous sommes au fond du couloir.	*If you need anything, we are down the hall.*
C'est la première/deuxième/troisième porte à gauche/à droite.	*It is the first/second/third door on your left/right.*
Les heures de visite sont de…… heures à…… heures.	*Visiting hours are from…… to……*
Avez-vous besoin d'autre chose ?	*Do you need anything else?*

MOBILISATION – *MOVING*

Vous devez essayer de vous lever aujourd'hui.	*You must try and get up on your feet today.*
Il faudrait faire quelques pas.	*You need to walk a few steps.*
Je vais vous aider à vous lever.	*I am going to help you get up.*
Asseyez-vous sur le rebord du lit.	*Please sit on the edge of the bed.*
Appuyez-vous sur moi. Tenez-vous bien à moi pour marcher.	*Lean on me. Hold tight, I'll help you walk.*
Avez-vous un déambulateur ? Une canne ? Une canne tripode ?	*Have you got a walker? A stick? A tripod stick?*
Avez-vous besoin d'aide pour vous habiller ? Pour vous déshabiller ?	*Do you need help to get dressed? To get undressed?*
Pouvez-vous vous habiller/déshabiller tout(e) seul(e) ?	*Can you manage to get dressed/undressed on your own?*
Où avez-vous des vêtements propres ?	*Where are your clean clothes?*
Je vais vous aider à mettre/à enlever : – votre pyjama/votre chemise de nuit – vos sous-vêtements/votre soutien-gorge – votre veste/votre manteau – votre pantalon – votre jupe/robe – votre haut/chemise – votre sweat/pull – vos chaussettes – vos chaussures	*I am going to help you put on/remove:* *– your pyjamas/night dress* *– your underwear/bra* *– your jacket/coat* *– your trousers* *– your skirt/dress* *– your top/shirt* *– your sweater/jumper* *– your socks* *– your shoes*
Veuillez lever un bras/l'autre bras/les deux.	*Can you please raise one arm/the other arm/both arms?*
Pouvez-vous tendre votre jambe droite/gauche ?	*Can you please stretch out your right/left leg?*

Pouvez-vous soulever votre bassin ?	*Can you please lift your pelvis?*
Je vais vous aider avec les boutons/la fermeture éclair/les lacets.	*I'll help you with the buttons/the zip/the shoelaces.*
Je vais vous aider à mettre la blouse.	*I'll help you put the gown on.*
Je vais changer les draps.	*I will change the sheets.*
Pouvez-vous vous asseoir ?	*Could you sit up?*
Pouvez-vous vous lever ?	*Could you get up?*
Je vais vous apporter un autre coussin/une autre couverture.	*I will fetch another cushion/another blanket.*
Êtes-vous bien installé(e) ?	*Are you comfortable enough?*
Avez-vous assez chaud ?	*Are you warm enough?*
Je vais vous baisser le lit.	*I'll lower the bed.*
Je vais vous surélever les pieds.	*I'll raise your feet up.*
Je vais vous aider à vous tourner sur le côté/dos.	*I'll help you turn on the side/on your back.*
Je vais vous masser un peu pour éviter les escarres.	*I am going to massage you to prevent bedsores.*
Je vais vous masser les mains pour vous détendre.	*I am going to massage your hands to help you relax.*

Chapitre 13
Montrer de l'intérêt – soins relationnels

Dans ce chapitre, vous trouverez des phrases utiles pour montrer de l'intérêt au patient : lui montrer de l'empathie, de la compassion, des phrases pour le rassurer, l'encourager, lui remonter le moral ; et enfin des phrases destinées aux proches, ainsi que pour expliquer.

EMPATHIE – *EMPATHY*

Bonjour, comment allez-vous aujourd'hui ?	*Good morning/good afternoon, how are you today?*
Avez-vous bien dormi ?	*Did you sleep well?*
Qu'est-ce qui ne va pas ?	*What's the matter with you? What's wrong?*
Qu'est-ce qui vous arrive ?	*What's happened?*
Puis-je faire quelque chose ?	*Is there anything I can do?*
Qu'est-ce qui vous tracasse ?	*What is bothering you?*
Je vois bien que ça ne va pas aujourd'hui.	*I can see that something is wrong today.*
Je vois bien que vous n'avez pas le moral aujourd'hui.	*I can see that you are feeling blue today.*
Je peux peut-être vous aider, vous savez, si vous m'en parlez.	*Maybe I can help you, you know, if you talk to me.*
Avez-vous mal ? (Pour l'interrogation sur la douleur, voir chapitre 17, p. 323)	*Are you hurting? Are you in pain?*
Où avez-vous mal ?	*Where does it hurt?*
Je suis désolé(e) d'entendre cela.	*I am sorry to hear that.*
Je suis content(e) d'entendre cela !	*I am happy to hear that!*

SITUATIONS DIFFICILES – *BAD NEWS*

Bonjour, avez-vous parlé au médecin ?	*Good morning. Have you talked to the doctor?*
Je suis vraiment désolé(e) de cette situation.	*I am very sorry about it.*
Je suis vraiment désolé(e) de ce qui vous arrive.	*I am very sorry for what is happening to you.*
Voulez-vous vous asseoir ?	*Would you like to sit down?*
Voulez-vous quelque chose à boire ?	*Would you like something to drink?*
Voulez-vous que j'appelle quelqu'un ? Un proche ?	*Would you like me to call somebody? A relative?*
Tenez, prenez un mouchoir.	*Here is a tissue.*
Je vous laisse du temps pour assimiler la nouvelle.	*I'll leave you time to process the information.*
Si vous avez besoin de quelque chose, n'hésitez pas à me demander.	*If you need anything, don't hesitate to ask.*
Pouvons-nous faire quelque chose ?	*Can we help in any way?*
Prenez tout votre temps.	*Take as much time as you need.*
Je reviens tout à l'heure.	*I'll be back in a moment.*
Toutes mes condoléances.	*I am very sorry for your loss.*

RASSURER – *REASSURING*

Ne vous inquiétez pas.	*Don't worry.*
Il n'y a pas de raison de s'inquiéter.	*There is no need to worry.*
C'est normal d'avoir peur, soyez rassuré(e), vous êtes entre de bonnes mains.	*It's natural to be afraid, remember you are in good hands.*
Votre : – fils/fille – époux/épouse/conjoint(e) – père/mère – grand-père/grand-mère – ami(e)/petit ami/petite amie est entre de bonnes mains.	*Your:* *– son/daughter* *– husband/wife/spouse* *– father/mother* *– grandfather/grandmother* *– friend/boyfriend/girlfriend* *is in good hands.*
L'équipe soignante fait tout son possible pour…	*The caregivers are doing everything they can to…*
L'équipe soignante va faire tout son possible pour…	*The caregivers will do everything they can to…*
Vous allez vous en remettre/il va/elle va s'en remettre.	*You/he/she will recover.*
Tout ira bien/Tout va rentrer dans l'ordre.	*It will be all right/It will turn out all right.*
Nous allons prendre bien soin de vous/lui/elle.	*We will take good care of you/him/her.*
Nous sommes là pour vous.	*We are here for you.*
Appelez-moi si vous avez besoin de quoi que ce soit.	*Call me if you need anything.*
Je comprends ce que vous vivez.	*I understand what you are going through.*
Je comprends ce que vous ressentez.	*I understand how you feel.*
Je comprends ce que vous dites, ne vous inquiétez pas.	*I hear what you are saying, but don't worry.*

ENCOURAGER – *ENCOURAGING*

Continuez comme ça !	*Keep going!*
Continuez, c'est du bon travail !	*Keep up the good work!*
Accrochez-vous !	*Hang in there!*
C'est une vraie amélioration !	*It's a real improvement!*
Je sais que vous pouvez réussir !	*I know you can do it!*
Ensemble on va y arriver.	*We'll manage together.*
Vous avez des ressources pour réussir !	*You are very resourceful, I know you can manage!*
Je sais que ça peut sembler difficile. Nous allons y arriver !	*I know it seems hard to accomplish. We will manage!*
Il y a des jours avec et des jours sans, c'est comme ça ! Il faut persévérer !	*There are good days and bad days, that's how it works! You need to keep trying!*
Je suis/nous sommes là pour vous aider à franchir cette épreuve. Accrochez-vous !	*I am/we are here to help you overcome this. Hang in there!*

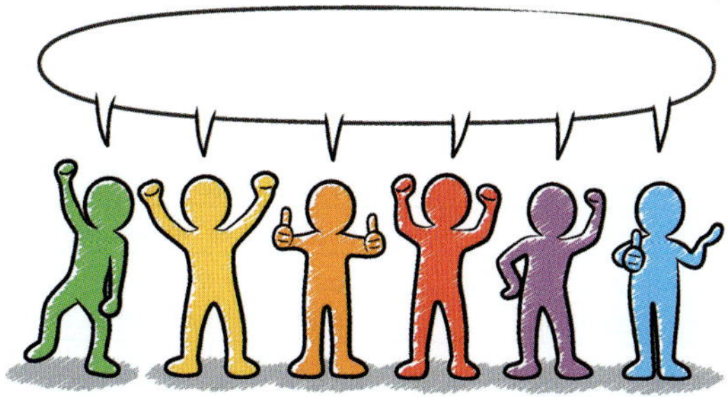

REMONTER LE MORAL – *CHEERING UP*

Regardez le bon côté des choses!	*Look at the bright side!*
Voyez le verre à moitié plein : il y a du mieux!	*See the cup as being half full: it is much better!*
Gardez le sourire!	*Cheer up!*
Gardez le moral!	*Keep your spirits up!*
Il faut rester positif.	*You need to remain positive.*
Ne perdez pas espoir, ça va aller mieux.	*Don't lose hope, it will be all right.*
Je sais combien cela doit être difficile.	*I know how difficult it must be for you.*
Ne nous emballons pas/ne précipitons pas les choses : rien n'est perdu!	*Let's not get ahead of ourselves: nothing is lost!*
Ne nous inquiétons pas pour rien. Nous verrons cela le moment venu.	*Let's not get carried away for nothing. Let's cross that bridge when we come to it!*
Avant d'en savoir un peu plus, je ne veux pas m'avancer…	*Until I know more, I don't want to speculate…*
Ne tirons pas de conclusions hâtives, une étape après l'autre!	*Don't jump into conclusions yet, one step at a time!*
Il ne faut pas noircir le tableau. Il faut rester concentré(e) sur le présent pour l'instant!	*Don't let your mind go to a bad place. You need to stay focused on what is happening now!*
C'est un passage à vide, ça ira mieux demain.	*It is a bad patch, it will be better tomorrow.*
C'est normal d'être déprimé(e), ça ira mieux bientôt.	*It's natural to feel blue, it will soon be better.*
Il y aura des jours meilleurs.	*There will be better days than this.*
Vous avez la mémoire courte. Rappelez-vous la dernière fois qu'on s'est vus, il y a une vraie amélioration depuis!	*You have a short memory. Remember the last time we saw each other: it is much better today!*

INFORMER LES PROCHES – *UPDATING THE RELATIVES*

Veuillez attendre dans la salle d'attente.	*Please go and remain in the waiting room.*
Le Dr… vous tiendra informé(e).	*Dr… will keep you updated.*
Le médecin va venir vous voir.	*The doctor will come and see you.*
Je vous tiendrai informé(e).	*I'll keep you updated.*
Le bureau des infirmières se trouve ici.	*The nurses' office is here.*
Vous pouvez prendre rendez-vous avec le médecin.	*You can ask for an appointment with the doctor.*
Votre : – fils/fille – époux/épouse/conjoint(e) – père/mère – grand-père/grand-mère – ami(e)/petit ami/petite amie est entre de bonnes mains.	*Your:* *– son/daughter* *– husband/wife/spouse* *– father/mother* *– grandfather/grandmother* *– friend/boyfriend/girlfriend* *is in good hands.*
Nous essayons de comprendre ce qu'il ne va pas.	*We are trying to figure out what is wrong.*
Nous devons faire plusieurs tests et nous vous tiendrons au courant.	*We need to run some tests and we will let you know.*

EXPLIQUER – *EXPLAINING*

Je vais vous expliquer.	*I am going to explain.*
Laissez-moi vous expliquer.	*Let me explain.*
Je vais vous expliquer toute la procédure.	*I am going to talk you through the whole procedure.*
Voici les différentes étapes.	*Here are the different steps.*
Avez-vous tout saisi/tout compris ?	*Have you understood everything?*
Avez-vous des questions ?	*Do you have any questions?*
Voulez-vous que j'éclaircisse quelque chose ?	*Would you like me to clarify anything?*
Voulez-vous que je répète quelque chose ?	*Would you like me to repeat anything?*
Je ne comprends pas ce que vous dites.	*I don't understand what you are saying.*
Pourriez-vous parler plus lentement s'il vous plaît ?	*Could you speak more slowly please?*
Pourriez-vous épeler s'il vous plaît ?	*Could you spell please?*
Pourriez-vous répéter s'il vous plaît ?	*Could you repeat please?*

Chapitre 14
Expliquer

Dans ce chapitre, vous trouverez des phrases utiles pour donner des explications au patient : sur la prise de médicaments, sur l'intervention chirurgicale qu'il va subir (préopératoire, peropératoire et postopératoire) ainsi que sur les différentes imageries médicales. Pour plus d'aide sur les médicaments, voir également chapitre 6, page 101.

MÉDICAMENTS – *MEDICINES*

Le docteur vous a prescrit ce médicament.	*The doctor has prescribed this medicine.*
C'est un... (Pour les types de médicaments, voir chapitre 6, p. 114) Il sert à...	*It is a...* *It will help...*
Posologie	***Posology***
Il faut respecter la posologie.	*You need to follow the posology/instructions.*
Il faut le prendre 1 fois/2 fois/3 fois par jour.	*You must take it once/twice/three times a day.*
Il faut le prendre le matin/le midi/le soir.	*You must take it in the morning/at noon/in the evening.*
Il faut prendre ce médicament pendant les repas.	*You must take this medicine with food.*
Il faut prendre ce médicament en dehors des repas.	*You must take this medicine between meals.*
Il faut le prendre pendant 2/4/6 jours.	*You need to take it for 2/4/6 days.*
Il faut respecter la durée du traitement, et le prendre jusqu'à...	*You need to respect the duration of the treatment and take it until...*
Je vais vous préparer votre pilulier pour la semaine.	*I am going to prepare your pillbox for the whole week.*
Voie orale	***Oral route***
Il faut prendre la gélule/la capsule/le comprimé avec un demi-verre d'eau.	*You need to swallow the gelcap/capsule/tablet with half a glass of water.*
Il faut l'avaler/le mâcher/le sucer.	*You need to swallow it/to chew it/to suck it.*
Il faut laisser le comprimé fondre dans la bouche, sans l'avaler.	*You need to let the tablet melt in your mouth, don't swallow it.*
Il faut mettre les granules sous la langue.	*You need to put the granules under the tongue.*

Il faut humidifier la gélule avant de l'avaler.	*You need to wet the capsule before swallowing it.*
Il faut secouer la bouteille/fiole avant de l'ouvrir.	*You need to shake the bottle/phial before opening it.*
Il faut utiliser une cuillère à café/une cuillère à soupe/la cuillère mesure/la tasse mesure.	*You need to use a teaspoon/a tablespoon/the measuring spoon/the measuring cup.*
Il faut diluer 20 gouttes dans un verre d'eau.	*You need to dilute 20 drops in a glass of water.*
Vous devez casser les deux extrémités de l'ampoule pour l'ouvrir.	*You need to break off both ends of the ampoule to open it.*
Il faut diluer la poudre dans de l'eau.	*You need to dilute the powder in some water.*
Il faut reconstituer la formule.	*You need to reconstitute the medicine.*
Il faut retourner la bouteille et tapoter le fond pour libérer la poudre tassée.	*You need to turn the bottle upside down and tap it to release the powder.*
Il faut ensuite refermer le flacon et bien agiter en le retournant.	*You then need to close the bottle, turn it upside down and shake it.*
Remplir à nouveau de l'eau jusqu'au trait et secouer la bouteille pour obtenir un liquide homogène.	*Fill the bottle with more water up to the mark and shake the bottle again until the medicine is smooth enough.*
Ajoutez de l'eau jusqu'au deux tiers du trait indiqué.	*Fill the bottle with water up to two third of this mark.*
Il faut utiliser la seringue-mesure pour calculer la dose correspondant au poids de votre enfant.	*You need to use the measuring syringe to know how much you should give to your child, according to his/her weight.*
Autres voies d'administration	***Other routes***
Placez l'inhalateur dans votre bouche et inspirez par la bouche en appuyant sur le fond de la cartouche.	*Put the inhaler inside your mouth and breathe in with your mouth as you press down on the canister.*

Placez l'embout du pulvérisateur dans chaque narine et appuyez en inspirant.	*Place the spray nozzle in each nostril and breathe in as you press.*
Il faut l'appliquer 3 fois par jour en massant.	*You need to apply it 3 times a day massaging.*
Il faut utiliser le flacon compte-gouttes pour mettre 3 gouttes dans l'œil/l'oreille.	*You need to use the dropper bottle to insert 3 drops in your eye/ear.*
Ce médicament est par voie rectale.	*This medicine is by rectal route.*
Ce médicament est par voie vaginale.	*This medicine is by vaginal route.*
Ce médicament doit être injecté.	*This medicine must be injected.*
Recommandations	***Recommendations***
Vous devez stocker ce médicament dans un endroit sec.	*You must store this medicine in a dry place.*
Vous devez stocker ce médicament au frigo une fois ouvert.	*You must store this medicine in the fridge, once opened.*
Si vous oubliez une prise, n'en prenez pas davantage la fois suivante.	*If you skip one intake, don't take more the next time.*
Si vos symptômes persistent/empirent, contactez votre médecin/contactez-nous.	*If your symptoms persist/worsen, call your doctor/call us.*
Si vous avez des effets secondaires, contactez votre médecin/contactez-nous.	*If you suffer from side effects, call your doctor/call us.*
Vous ne devez pas boire de l'alcool ou prendre des drogues avec ceci.	*You must not drink alcohol or take drugs with it.*
Prenez-vous d'autres médicaments ?	*Do you take other medicines?*
Attention à l'interaction médicamenteuse !	*Beware of drug interaction!*

Vous ne devez pas prendre ce médicament si vous êtes enceinte.	*You must not take this medicine if you are pregnant.*
Vous ne devez pas prendre ce médicament si vous allaitez.	*You must not take this medicine if you are breastfeeding.*
Vous devez toujours lire la notice d'un médicament avant de l'utiliser.	*You must always read the leaflet before using a medicine.*
Pensez à ramener vos médicaments périmés à la pharmacie.	*Don't forget to hand your expired medicines to your chemist's.*
N'utilisez jamais ce médicament pour soigner une autre personne ou pour un autre problème médical.	*Never use this medicine to cure another person or another medical condition.*
Vous devez garder vos médicaments hors de la portée des enfants.	*You must keep the medicines away from children.*
Vous devez suivre votre traitement à la lettre.	*It's really important you remain compliant with your medication.*

Chirurgie / AVANT LE JOUR J – *BEFORE THE SURGERY*

Vous devez vous rendre à l'hôpital le... à 6/7/8 heures du matin.	*You need to come to the hospital on the... at 6/7/8 am.*
Venez un peu avant l'heure indiquée, pour avoir le temps de vous garer.	*Please come a little before the due time, as you might need time to find a parking spot.*
Quand vous arrivez à l'hôpital/clinique, vous devez apporter avec vous : – vos affaires de toilettes – votre robe de chambre, vos chaussons, votre pyjama – une tenue propre pour votre sortie – des chaussures confortables (pas de talons) – vos lunettes de vue – de quoi vous occuper	*When you come to the hospital/clinic, you need to bring with you:* *– your vanity case with all your toiletries* *– a dressing gown, slippers, pyjamas* *– a clean outfit to put on when you check out* *– comfortable shoes (no high heels)* *– your spectacles* *– something to keep busy*
N'oubliez pas les documents nécessaires : carte d'identité, carte de sécurité sociale, mutuelle, groupe sanguin, radios, résultats, etc.	*Don't forget the necessary paperwork: ID, insurance card, private medical insurance card, blood type card, X-rays, lab results...*
Vous devez absolument arriver à jeun.	*It is very important that you come on an empty stomach.*
Cela implique de ne plus manger ni boire après minuit la veille.	*It means you must stop eating or drinking at midnight the night before.*
Vous devez aussi cesser de fumer après minuit.	*You must also stop smoking at midnight.*
Avant de venir, vous devez prendre une douche et vous laver avec soin (avec de la Bétadine®).	*Before you come in, you need to have a thorough shower (with Betadine®).*
Vous devez aussi vous laver les cheveux soigneusement.	*You must also wash you hair thoroughly.*

N'oubliez pas de nettoyer aussi votre nombril et les pieds, surtout les orteils.	*Do not forget to wash your belly button, as well as your feet and between your toes.*
N'appliquez pas de crème ou de lotion hydratante.	*Do not apply a cream or lotion.*
Pensez à vous démaquiller.	*Remove your make-up.*
Pensez à retirer le vernis sur vos ongles des mains et des pieds.	*Remove the nail polish from both fingers and toes.*
Vous devez enlever vos faux ongles.	*Remove your fake nails.*
Pensez aussi à retirer vos bijoux, montre, boucles d'oreilles ou piercings.	*Remove also your jewels, watch, earrings or piercings.*
Il faut retirer vos lentilles de contact/prothèses auditives/dentaires.	*You must remove your lenses/hearing aid/false teeth.*
Quand vous arrivez à l'hôpital/à la clinique, il faut vous rendre à l'accueil pour vous enregistrer.	*When you come to the hospital/clinic, you need to go to the reception desk to check you in.*
Il faut aussi signer la feuille de consentement pour l'opération.	*You also need to sign the consent form for the procedure.*
Avez-vous des questions ?	*Do you have any questions?*

Chirurgie / PRÉOPÉRATOIRE – *PREOPERATIVE CARE*

Pourriez-vous me rappeler vos nom, prénom et date de naissance ?	*Can you please tell me your family name, your first name and date of birth?*
Votre intervention est bien prévue pour … avec le Dr … ?	*Your procedure is for … done by Dr …?*
C'est bien un(e) … ? Côté droit/gauche ?	*It is a … isn't it? Right/left side?*
Avez-vous votre carte de groupe sanguin ?	*Do you have a blood type card?*
Il va falloir reprendre une douche. Prenez ce savon.	*You need to shower thoroughly once more. Take this soap.*
Pensez à vous laver avec soins le nombril, les cheveux, les ongles, les orteils et tous les plis.	*Don't forget your belly button, hair, nails, toes and all the creases.*
Lavez-vous aussi les dents et faites un bain de bouche.	*You need to brush your teeth and do a mouthwash.*
Ne remettez ni crème, ni lotion, ni déodorant, ni maquillage, ni parfum.	*Do not apply any cream, lotion, deodorant, make-up or fragrance.*
Merci d'enfiler cette blouse. Ne mettez pas de sous-vêtement en dessous.	*Please put this gown on. Do not put underwear underneath it.*
Je viens/un aide soignant va venir raser la zone qui va être opérée.	*I have come/a nurse's aid will come to shave the area that needs operating.*
Je viens pour vous peser et vous mesurer.	*I have come to check your weight and height.*
Je viens vous faire une prise de sang/des analyses de sang.	*I have come to do a blood draw/blood tests.*
Êtes-vous à jeun ? Depuis quand ?	*Are you on an empty stomach? Since when?*
Vous n'avez pas fumé ? Depuis quand ?	*You haven't been smoking, have you? Since when?*
Avez-vous signé le formulaire de consentement à l'intervention ?	*Did you sign the consent form for the surgery?*
Êtes-vous allergique ? À quoi ?	*Are you allergic to anything? What are you allergic to?*
Avez-vous déjà été opéré(e) des jambes ?	*Have you ever had a leg surgery?*

Portez-vous du matériel métallique dans le corps (plaque, clou, vis, tige, appareil dentaire, etc.) ?	*Do you have any metallic object inside your body (plate, nail, screw, rod, prosthesis, braces, etc.)?*
Avez-vous une prothèse de la hanche ? Du genou ?	*Do you have a hip replacement? A knee replacement?*
Portez-vous des bijoux ? Piercings ? Barrettes ? Élastiques ?	*Do you wear any jewellery? Piercings? Hair clip? Elastic?*
Il faut retirer vos lentilles de contact, prothèses auditives, prothèses dentaires.	*You need to remove your lenses, hearing aid, and false teeth.*
Avez-vous les dents fragiles ou qui bougent ?	*Do you have fragile teeth? A tooth that is slightly moving?*
Voici un bracelet avec votre nom écrit dessus. Vous devez le garder en permanence sur vous.	*Here is a wristband with your name on it. You must keep it with you at all time.*
Avez-vous envie d'aller aux toilettes ? Allez-y !	*Do you need to go to the bathroom? Because now is the time!*
Il faut mettre des bas de contention, pour éviter les phlébites lors de l'opération.	*You need to wear support stockings, to avoid phlebitis during the procedure.*
Je viens insérer un petit tube dans votre main.	*I am going to insert a little tube in your hand.*
Un anesthésiant va être injecté dans ce tube.	*An anaesthetic will be injected into this tube to make you sleep.*
Vous allez devoir respirer dans un masque.	*You will have to breathe into a mask to make you sleep.*
L'anesthésiste va venir vous parler de l'opération.	*The anaesthesiologist will talk to you about the procedure.*
Il est l'heure de vous emmener à la salle d'opération.	*It is time for me to take you to the operating room.*
Veuillez-vous allonger sur ce brancard à roulettes.	*Please lie down on the hospital trolley.*
Vos parents/époux/épouse/conjoint/enfants/proches vont vous attendre dans la salle d'attente. Nous les tiendrons informés.	*Your parents/husband/wife/spouse/children/relatives will wait for you in the waiting room. We will keep them updated.*
Quand tout sera fini, on vous emmènera dans la salle de réveil.	*When it is over, a nurse will take you to the recovery room.*
Avez-vous des questions concernant votre opération ?	*Do you have any questions about the procedure?*

Chirurgie / PEROPÉRATOIRE – *DURING THE OPERATION*

Bonjour, je suis l'infirmier(-ière) de la salle d'opération. Je vais m'occuper de vous.	*Hello, I am the OR nurse. I will take care of you.*
Je resterai avec vous pour vous surveiller pendant toute la procédure.	*I will stay with you the whole time to monitor you during the procedure.*
Je sais qu'on vous l'a demandé plusieurs fois, mais il faut que je vérifie certaines choses à nouveau.	*I know you have been asked several times already but I need to check some information once again.*
Je vous mets un chapeau.	*Here is your hat.*
Vous allez changer de lit et venir sur la table d'opération. Avez vous besoin d'aide ?	*You will have to come onto the operating table. Do you need help?*
Je vous recouvre d'un drap.	*I am going to cover you with sheets.*
Veuillez enlever vos sous-vêtements si vous en portez, ainsi que vos chaussettes.	*Please remove your underwear if you have any, as well as your socks.*
Avez-vous assez chaud ?	*Are you warm enough?*
Attention à vos bras, je vais mettre des barrières.	*Beware of your arms; I am going to put the rails up.*
Vous n'avez pas envie d'aller aux toilettes ?	*Do you need to go to the bathroom?*
Avez-vous mal quelque part ?	*Are you hurting anywhere?*
Allez, on y va.	*Ok, let's go.*
Tout va bien ?	*Everything ok?*
Nous voici en salle d'opération.	*Here we are in the operating room (OR).*
La table va monter, c'est normal.	*The table is about to go up, everything is normal.*
Vous devez vous mettre sur le ventre, le dos, le côté.	*You have to lie on your stomach, back, side.*

Je vous installe sur les appuis comme chez le gynécologue. Je vous mettrai en position quand vous dormirez.	*I am going to put your feet on the footrests, as it is done at your gynaecologist's. I will move you into position when you are asleep.*
Je vous installe des appui-bras pour vos bras.	*I am going to set up armrests for your arms.*
Remontez votre manche, vous allez êtes perfusé(e).	*Please roll up your sleeve; I will put on a drip.*
Je vais vous installer le brassard à tension au bras/à la jambe.	*I am going to set an armband on your arm/leg, to check your blood pressure.*
Je vais vous installer les électrodes de surveillance cardiaque et la pince pour la saturation.	*I am going to set the electrodes to monitor your heart, and the little peg to monitor the sats.*
Je vais vous installer un garrot. Il sera gonflé quand vous dormirez.	*I am going to set up a tourniquet. I will inflate it when you are asleep.*
Si vous avez froid, on peut vous mettre de l'air chaud et une couverture chauffante.	*If you are cold, we can start the warm air blower and give you a heating blanket.*
Vous allez rester éveillé(e) pendant l'intervention.	*You will be awake throughout the whole procedure.*
Nous allons faire du bruit pendant l'intervention. Ne vous inquiétez pas, c'est tout à fait normal.	*We will do a lot of noise during the procedure. You don't need to worry, it is part of the procedure.*
Voulez-vous écouter de la musique ?	*Would you like to listen to some music?*
Allez, c'est parti. Pensez à quelque chose d'agréable. Vous vous réveillerez avec la même image.	*Here we are! Think of something pleasant. You will wake up with the same image!*

Chirurgie / POSTOPÉRATOIRE – *POST-OPERATIVE CARE*

Vous vous trouvez dans la salle de réveil.	*You are in the recovery room.*
Comment vous sentez-vous ?	*How are you feeling?*
Avez-vous mal ? Où avez-vous mal ? Est-ce que ça irradie ?	*Are you in pain? Where? Does it travel?*
Éprouvez-vous une gêne ?	*Are you feeling uncomfortable?*
Avez-vous envie de vomir ?	*Are you feeling sick?*
Êtes-vous toujours engourdi(e) ?	*Are you still numb?*
Vous ne pouvez pas vous lever pour l'instant.	*You can't get up just yet.*
Vous ne pouvez pas manger/boire pour l'instant.	*You can't eat/drink just yet.*
Il faut vous reposer.	*You need to rest.*
Le docteur va venir vous examiner.	*The doctor will come and examine you.*
Le docteur va venir vous prescrire des antalgiques.	*The doctor will prescribe some painkillers.*
Je vais vous administrer des antidouleurs.	*I am going to give you some painkillers.*
Avez-vous réussi à avoir des gaz ?	*Did you manage to pass wind?*
Avez-vous réussi à aller à la selle ?	*Did you manage to pass stools?*
Avez-vous réussi à uriner ?	*Did you manage to pass water/urine?*
Avez-vous repris votre transit intestinal ?	*Have you had a bowel movement?*
Je suis là pour changer/inspecter votre pansement.	*I have come to change/check your dressing.*
Il faut vous lever maintenant et marcher quelques pas.	*You need to get up now and walk a few steps.*
Appuyez-vous sur moi, je vais vous aider à vous lever.	*Lean on me, I will help you get up.*
Je vais vous aider à faire quelques pas.	*I will help you walk a few steps.*

Le docteur va venir vous examiner, et si tout est en ordre, il va signer votre décharge.	*The doctor will examine you and if everything is fine, he will check you out.*
Le docteur vous a autorisé(e) à rentrer chez vous.	*The doctor has allowed you to go home.*
Qui va venir vous chercher ?	*Who is going to take you home?*
Vous ne devez pas conduire aujourd'hui.	*You must not drive today.*
Vous ne devez pas rester seul(e) ce soir. Quelqu'un reste-t-il avec vous ?	*You must not be on your own tonight. Is somebody staying with you?*
Je/un(e) infirmier(-ière)/un(e) collègue vous appellerai/appellera demain pour prendre des nouvelles.	*I/a nurse/a colleague will call you tomorrow to check on you.*
Vous aurez un/des rendez-vous de suivi après l'opération.	*You will have a/some post-op appointment(s).*
Un(e) infirmier(-ière) du service/libéral viendra s'occuper de vous à la maison.	*A nurse from the ward/a district nurse will take care of you at home.*
Bon rétablissement et bon retour à vous !	*Get well soon and have a safe journey home!*

Imagerie médicale / QUESTIONS – *MEDICAL IMAGING/QUESTIONS*

Bonjour Monsieur/Bonjour Madame.	*Hello Sir/Hello Madam.*
J'ai quelques questions à vous poser.	*I have a few questions to ask you.*
Êtes-vous enceinte ? De combien ?	*Are you pregnant? How far along are you in your pregnancy?*
Quand avez-vous eu vos dernières règles ?	*When did you last have your periods?*
Avez-vous des allergies ? Au produit de contraste ?	*Do you have allergies? To the dye agent?*
Êtes-vous allergique à l'iode ? Mangez-vous des crustacés ?	*Are you allergic to iodine? Do you eat shellfish?*
Souffrez-vous d'insuffisance rénale ?	*Do you suffer from kidney failure?*
Êtes-vous diabétique ?	*Are you diabetic?*
Prenez-vous des médicaments ?	*Are you on medication?*
Prenez-vous des anticoagulants ?	*Do you take anticoagulants?*
Êtes-vous claustrophobe ?	*Are you claustrophobic?*

Imagerie médicale / INFORMATIONS – *MEDICAL IMAGING/INFORMATION*

Merci d'enlever tous vos bijoux et objets métalliques sur vous (clés, piercing, barrettes, etc.).	*Can you please take off your jewels and metallic objects (keys, piercings, hairclips, etc.).*
Vous devez arrêter votre traitement anticoagulant/ antidiabétique 2 jours avant l'examen.	*You need to stop your anticoagulant/diabetes treatment 2 days before coming for the exam.*
Vous devez être à jeun pour passer l'examen. Il faut cesser de manger… avant l'examen.	*You must be on an empty-stomach. You must stop eating and drinking… before the exam.*
Vous devez boire au moins 1 litre d'eau une heure avant l'examen.	*You must drink plenty of water (at least 1 litre/2 pints) one hour before coming for the exam.*
On va vous injecter un produit de contraste. Ça va chauffer un peu. Ce n'est pas douloureux.	*We are going to inject a dye agent. It might feel a little warm but it is not painful.*
Vous devrez boire abondamment après l'examen pour éliminer le produit de contraste.	*You need to drink plenty of water after the exam, in order to get rid of the dye agent.*
Il ne faut pas avoir fumé ni bu.	*You must neither drink alcohol nor smoke before coming.*
Vous devez enlever vos lunettes.	*You need to take off your glasses.*
Vous devez enlever vos prothèses dentaires.	*You need to remove your dentures/false teeth.*
Vous devez boire un produit la veille pour vous purger et vider votre intestin.	*You must drink a solution the night before your exam, to purge and empty your bowels.*
Vous subirez une anesthésie locale/générale.	*You will undergo a local/general anaesthesia.*

Imagerie médicale / RADIOGRAPHIES – *X-RAYS*

Vous allez passer une radiographie. Cet examen utilise des rayons X.	*You will go for an X-ray, which uses X-rays.*
Elle permet d'avoir une image transparente sur un film, afin de détecter une éventuelle anomalie.	*This exam enables to have a transparent image on a film, in order to screen for potential abnormalities.*
ASP (abdomen sans préparation)	***Abdominal X-ray***
C'est une radio de l'abdomen, du ventre et du dos.	*It is an X-ray of the abdomen, belly and back.*
Radiographie des os et articulations	***X-ray of the bones and joints***
C'est une radio du genou/bassin/main/poignet.	*It is an X-ray of the knee/pelvis/hand/wrist.*
Radiographie du rachis	***X-ray of the spine***
C'est une radio du rachis cervical, dorsal ou lombaire qui permet de détecter/diagnostiquer d'éventuels problèmes de douleurs, de tassement.	*It is an X-ray of the upper spine, thoracic spine or lumbar spine that enables to screen for/diagnose potential causes of pain and compression.*
Mammographies	***Mammographies***
C'est une radio d'un ou des seins.	*It is an X-ray of one or both breasts.*
Cela fait un peu mal car votre sein va être comprimé entre deux plaques de radio, mais ce ne sera pas long.	*It is slightly painful, as your breast needs to be squeezed between two plates, but it won't be long.*
Radiopelvimétrie (femme enceinte)	***X-ray pelvimetry***
C'est une radio de votre bassin qui permet de voir si la tête de votre bébé peut passer naturellement.	*It is an X-ray of your pelvis to determine if your baby's head can go through naturally.*
Radiographie avec produit de contraste	***X-ray combined with a dye agent***
C'est une radio après avoir injecté un produit de contraste afin d'avoir une meilleure vision.	*It is an X-ray that gives a better image thanks to an injected dye agent.*

Vous devez interrompre votre traitement anticoagulant et antidiabétique 2 jours avant.	*You need to stop your anticoagulant and diabetes treatment 2 days before coming for the exam.*
Vous devez être à jeun pour passer l'examen. Il faut cesser de manger 6 heures avant l'examen.	*You must be on an empty-stomach. You must stop eating and drinking 6 hours before the exam.*
Vous devrez boire abondamment après l'examen pour éliminer le produit de contraste.	*You need to drink plenty of water after the exam, in order to get rid of the dye agent.*
Cholangiographie : les voies biliaires	***Cholangiography:** biliary tract*
C'est une radio des voies biliaires.	*It is an X-ray of the biliary tract.*
Cystographie : la vessie et l'urètre.	***Cystography:** the urinary bladder and the urethra*
C'est une radio de la vessie et l'urètre.	*It is an X-ray of the urinary bladder and the urethra.*
Hystérosalpingographie : l'utérus, le col et des trompes de Fallope	***Hysterosalpingography:** the uterus, cervix and the Fallopian tubes.*
C'est une radio de l'utérus, du col et des trompes de Fallope.	*It is an X-ray of the uterus, cervix and the Fallopian tubes.*
Lavement baryté : le côlon.	***Barium enema:** the colon*
C'est une radio du côlon.	*It is an X-ray of the colon.*
Transit du grêle : l'intestin grêle	***Small bowel follow through:** the small bowel*
C'est une radio de l'intestin grêle.	*It is an X-ray of the small bowel.*
Transit œso-gastro-duodénal : l'œsophage, le duodénum et l'estomac	***Upper gastrointestinal endoscopy:** the gullet, duodenum and stomach*
C'est une radio de l'oesophage, du duodénum et de l'estomac.	*It is an X-ray of the gullet, duodenum and stomach.*
Urographie intraveineuse : les reins et les voies urinaires.	***Urography:** the kidneys and urinary tract*
C'est une radio des reins et des voies urinaires.	*It is an X-ray of the kidneys and urinary tract.*

Imagerie médicale / ANGIOGRAPHIES – *ANGIOGRAPHIES*

Vous allez passer une angiographie	***You will undergo an angiography***
C'est un examen qui utilise les rayons X, ainsi qu'un produit de contraste pour explorer les vaisseaux sanguins.	*It is an exam that uses X-rays and a dye agent to explore your blood vessels.*
On va vous injecter un produit de contraste iodé.	*We are going to inject a dye agent.*
Ça va chauffer un peu. Ce n'est pas douloureux.	*It might feel a little warm but it is not painful.*
Ce produit va nous permettre de mieux voir vos vaisseaux sanguins.	*This agent will enable us to have a better image of blood vessels.*
Vous devrez boire abondamment après l'examen pour éliminer le produit de contraste.	*You need to drink plenty of water after the exam, in order to get rid of the dye agent.*
Artériographie des membres inférieurs	***Arteriography of the lower limbs***
On examine les artères de la cuisse au pied.	*We examine the arteries from the thighs to the feet.*
Artériographie pulmonaire	***Pulmonary arteriography***
On examine les artères des poumons.	*We examine the arteries situated in the lungs.*
Artériographie rénale	***Renal arteriography***
On examine les artères des reins.	*We examine the arteries situated in the kidneys.*
Coronarographie	***Coronarography***
On examine l'état de vos coronaires. Ce sont les artères qui donnent l'oxygène au muscle cardiaque, comme l'essence au moteur.	*We examine the coronary arteries: they are the arteries that give oxygen to the heart, like petrol to an engine.*
Un cathéter est introduit dans l'artère radiale (au niveau du poignet), ou l'artère fémorale (au pli de l'aine) vers le cœur, pour détecter d'éventuelles anomalies.	*A small tube is inserted through the radial artery (on the wrist), or femoral artery (on the groin fold) to the heart in order to check for abnormalities.*

Vous aurez une anesthésie locale.	*You will undergo a local anaesthesia.*
(au retour) Je vais vous poser sur votre point de ponction un pansement compressif pour éviter les hématomes.	*I am going to apply a compressive bandage on the needle site, to prevent bruises.*
Vous devez le garder… minutes/heures.	*You need to keep it for… minutes/hours.*
Lymphographie	***Lymphography***
On examine les vaisseaux lymphatiques et ganglions.	*We examine the lymphatic channels and lymph nodes.*
Phlébographie	***Phlebography/venography***
On examine les veines profondes.	*We examine the deep veins.*

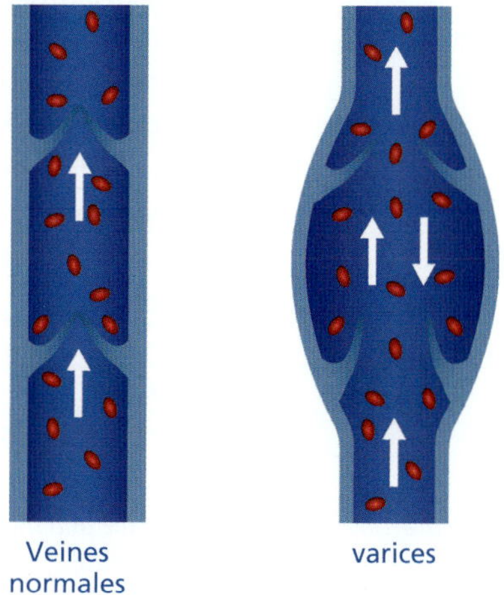

Imagerie médicale / ÉCHOGRAPHIES – *ULTRASOUNDS*

Vous allez passer une échographie.	***You will go for an ultrasound scan.***
C'est un examen qui utilise des ultrasons, comme pour voir un bébé dans le ventre de sa mère.	*It is an exam that uses ultrasounds. It is the same exam we do when monitoring a foetus inside the womb.*
Vous devez être à jeun pour passer l'examen. Il faut cesser de manger 6 heures avant l'examen.	*You must be on an empty-stomach. You must stop eating and drinking 6 hours before the exam.*
Vous devez boire 1 litre d'eau une heure avant l'examen.	*You must drink plenty of water (at least 1 litre/2 pints) one hour before coming for the exam.*
Échographie abdominale	***Abdominal ultrasound***
On examine le foie, la rate, le pancréas, les reins, l'aorte et les ganglions autour de l'aorte.	*We examine the liver, the spleen, the pancreas, the kidneys, the aorta and the nodes around it.*
Échographie cardiaque	***Cardiac ultrasound***
On examine votre cœur.	*We examine the heart.*
Échographie mammaire	***Breast ultrasound***
On examine votre sein.	*We examine the breast.*
Échographie pelvienne	***Pelvic ultrasound***
On examine les ovaires, l'utérus, la vessie et la prostate.	*We examine the ovaries, uterus, bladder and prostate.*
Échographie vésico-rénale	***Bladder scan***
On examine la vessie et les reins.	*We examine the bladder and kidneys.*
Échographie obstétricale	***Fetal ultrasound***
On examine le développement du fœtus, du placenta et du cordon ombilical.	*We examine and monitor the foetus' growth, the placenta and the umbilical cord.*

Imagerie médicale / DOPPLER – *DOPPLER SCAN*

Vous allez passer un Doppler.	***You will go for a Doppler scan.***
C'est un examen qui permet de voir la circulation sanguine grâce à des ultrasons.	*It is an exam that can monitor the blood flow, using ultrasounds.*
Cela permet de voir l'état des vaisseaux sanguins. Ce n'est pas douloureux.	*It enables to examine your blood vessels. It is painless.*
Vous allez passer un écho-Doppler.	***We will go for a Doppler ultrasound.***
En plus de la circulation sanguine, il permet de renseigner sur la forme des vaisseaux.	*Adding to the blood flow, this exam enables to monitor the shape of the blood vessels.*
Écho-Doppler artériel	***Artery Doppler ultrasound***
On examine les parois des artères et leur perméabilité, pour détecter d'éventuelles anomalies.	*We examine the artery walls and their permeability, to screen for potential abnormalities.*
Écho-Doppler cardiaque transthoracique (ETT)	***Transthoracic echocardiography***
On examine le cœur pour détecter d'éventuelles anomalies.	*We examine the heart to screen for potential abnormalities.*
Écho-Doppler veineux	***Venous Doppler ultrasound***
On examine les veines, pour détecter d'éventuelles phlébites.	*We examine the veins, to screen for a potential phlebitis.*

Imagerie médicale / ENDOSCOPIES – *ENDOSCOPIES*

Vous allez passer une endoscopie.	***You will go for an endoscopy.***
C'est un examen qui utilise un petit tube souple et un appareil optique qui sont introduits dans le corps pour explorer les organes.	*It is an exam that uses a small flexible tube with an optical device inserted into the body to explore certain organs.*
Il permet de détecter d'éventuelles anomalies, de réaliser des biopsies ou de traiter un problème.	*It enables to screen for potential abnormalities, perform biopsies or treat a condition.*
Vous devez être a jeun quand vous venez passer votre examen.	*You must be on an empty-stomach when you come to the exam.*
Il ne faut pas avoir fumé ni bu.	*You must neither drink alcohol nor smoke before coming.*
Vous devez enlever vos lunettes/vos prothèses dentaires.	*You need to remove your glasses/your false teeth.*
Vous devez boire un produit la veille pour vous purger et vider votre intestin.	*You must drink a solution the night before your exam, to purge and empty your bowels.*
Vous subirez une anesthésie locale/générale.	*You will undergo a local/general anaesthesia.*
Cystoscopie	***Cystoscopy***
C'est un examen qui permet d'explorer la vessie.	*It is an exam that enables to explore the bladder.*
Laryngoscopie	***Laryngoscopy***
C'est un examen qui permet d'explorer le larynx.	*It is an exam that enables to explore the larynx.*
Cœlioscopie	***Coelioscopy***
C'est un examen qui permet d'explorer l'abdomen et de détecter d'éventuelles anomalies.	*It is an exam that enables to explore the abdomen and screen for potential abnormalities.*
Il permet aussi de traiter des problèmes médicaux ou de prélever des ovules dans le cas d'une procréation médicalement assistée (PMA).	*It also enables to treat medical conditions or harvest ova when doing a medically assisted in vitro fertilisation.*
Coloscopie	***Colonoscopy***
C'est un examen qui permet d'explorer le côlon.	*It is an exam that enables to explore the colon.*

Arthroscopie	***Arthroscopy***
C'est un examen du genou ou de l'épaule qui permet de traiter une lésion, une calcification ou de faire une plastie.	*It is an exam to explore the knee or shoulder, and enables to treat a lesion, calcification or do a plastic surgery.*
Fibroscopie bronchopulmonaire	***Bronchoscopie***
C'est un examen qui permet d'explorer l'arbre bronchique.	*It is an exam that enables to explore the bronchial tree.*
Fibroscopie œso-gastro-duodénale (FOGD)	***Upper gastrointestinal endoscopy***
C'est un examen qui permet d'explorer l'œsophage, l'estomac et le duodénum.	*It is an exam that enables to explore the gullet, the stomach and duodenum.*
Hystéroscopie	***Hysteroscopy***
C'est un examen qui permet d'explorer l'utérus.	*It is an exam that enables to explore the uterus.*

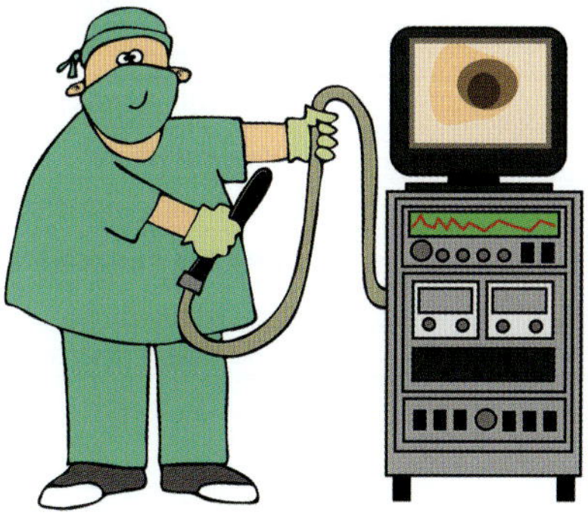

Imagerie médicale / ÉCHO-ENDOSCOPIES – *ENDOSCOPIC ULTRASOUND*

Vous allez passer une écho-endoscopie.	***You will go for endoscopic ultrasound.***
C'est un examen qui utilise un petit tube souple, un appareil optique et une sonde échographique qui sont introduits dans le corps pour explorer et étudier les organes.	*It is an exam that uses a small flexible tube with an optical device as well as an ultrasound probe inserted into the body to explore and monitor certain organs.*
Vous devez boire au moins 1 litre d'eau une heure avant l'examen.	*You must drink plenty of water (at least 1 litre/2 pints) one hour before coming for the exam.*
Vous devez être à jeun 6 heures avant l'examen. Vous devez rester à jeun 4 heures après.	*You must be on an empty-stomach. You must stop eating and drinking 6 hours before the exam and up to 4 hours after the exam.*
Vous subirez une anesthésie locale/générale.	*You will undergo a local/general anaesthesia.*
Écho-endoscopie par voie endorectale	***Rectal route***
C'est un examen par le rectum.	*The tube is inserted into the rectum.*
Écho-endoscopie par voie vaginale	***Vaginal route***
C'est un examen par le vagin.	*The tube is inserted into the vagina.*
Écho-endoscopie par voie transduodénale ou transœsophagienne	***Into the duodenum or gullet***
C'est un examen par la bouche.	*The tube is inserted into the mouth.*

Imagerie médicale / SCANNER – *CT-SCAN*

Vous allez passer un scanner.	***You will go for a CT-scan.***
C'est un examen qui utilise des rayons X et qui produit des images très précises traitées par un ordinateur. La durée est d'environ 45 minutes.	*It is an exam that uses X-rays and creates very precise computer images. It lasts approximately 45 minutes.*
Vous devez interrompre votre traitement anticoagulants 2 jours avant.	*You need to stop your anticoagulant treatment 2 days before coming for the exam.*
Vous devez interrompre votre traitement antidiabétiques 2 jours avant.	*You need to stop your diabetes treatment 2 days before coming for the exam.*
Vous devez être à jeun 6 heures avant l'examen.	*You must stop eating and drinking 6 hours before the exam.*
On va vous injecter un produit de contraste. Ça va chauffer un peu. Ce n'est pas douloureux.	*We are going to inject a dye agent. It might feel a little warm but it is not painful.*
Vous allez rentrer dans un tunnel. Rassurez-vous, les manipulateurs resteront en contact avec vous pendant toute la procédure.	*You will go inside a tunnel. Don't worry the radio operators will remain in touch with you throughout the procedure.*
Il faudra être bien immobile et retenir votre souffle pendant quelques secondes quand le manipulateur vous le demandera.	*You need to remain very still and hold your breath for a few seconds when the radio operator will ask you to.*
Vous devrez boire abondamment après l'examen pour éliminer le produit de contraste.	*You need to drink plenty of water after the exam, in order to get rid of the dye agent.*

Imagerie médicale / IRM – *MRI*

Vous allez passer une IRM.	***You will go for an MRI.***
C'est un examen qui permet d'avoir une coupe en 3D des organes et de détecter d'éventuelles anomalies. Sa durée est d'environ 45 minutes.	*It is an exam that enables to get a 3D image of the organs and screen for a potential abnormality. The exam will last approximately 45 minutes.*
Il faut enlever tous vos bijoux et objets métalliques.	*You need to remove all your jewels and metallic objects.*
Avez-vous un corps étranger métallique oculaire ?	*Do you have a foreign metallic object in the eye?*
Avez-vous un pacemaker ?	*Do you have a pacemaker?*
Avez-vous un implant médical ? Est-il métallique ?	*Do you have a medical implant? Is it made of metal?*
Il faudra rester bien immobile et respirer calmement.	*You need to remain very still and breathe slowly.*
Vous allez rentrer dans un tunnel. Rassurez-vous, les manipulateurs resteront en contact avec vous.	*You will go inside a tunnel. Don't worry the radio operators will remain in touch with you throughout the procedure.*
Ils vous donneront des bouchons d'oreilles ou un casque car l'examen est très bruyant.	*They will give you earplugs or headphones because the exam is very noisy.*
IRM abdominopelvienne	***Abdominopelvic MRI***
Elle va permettre d'avoir des clichés de la zone pelvienne (utérus, ovaire, rectum, vessie, etc.).	*It will enable to have images of the pelvic area (uterus, ovaries, rectum, bladder, etc.).*
IRM cardiaque	***Cardiac MRI***
Elle va permettre d'avoir des clichés du cœur et de ses vaisseaux (aorte, veine cave, artères, etc.)	*It will enable to have images of the heart and its vessels (aorta, vena cava, arteries, etc.).*
IRM hépatique	***Hepatic MRI***
Elle va permettre d'avoir des clichés du foie.	*It will enable to have pictures of your liver.*

IRM cérébrale	***Cerebral MRI***
Elle permet d'avoir des clichés du cerveau et de ses vaisseaux.	*It will enable to have pictures of your brain and its blood vessels.*
IRM thyroïdienne	***Thyroid MRI***
Elle permet d'avoir des clichés de la glande thyroïdienne et de surveiller son fonctionnement.	*It will enable to have picture of the thyroid gland and monitor its activity.*
IRM rachidienne	***Spinal MRI***
Elle va permettre d'avoir des clichés du dos (disques, vertèbres, ligaments, muscles, moelle épinière, etc.).	*It will enable to have pictures of the back (discs, vertebrae, ligaments, muscles, spinal cord, etc.).*
IRM hypophysaire	***Hypophyseal MRI***
Elle va permettre d'avoir des clichés de la glande hypophyse.	*It will enable to have pictures of the hypophyseal gland.*
IRM mammaire	***Breast MRI***
Elle permet d'avoir des clichés du sein, de détecter une éventuelle tumeur et de planifier une intervention.	*It will enable to have pictures of the breast, screen for a potential tumour and schedule a surgery.*

Imagerie médicale / SCINTIGRAPHIE – *SCINTIGRAPHY*

Vous allez passer une scintigraphie.	***You will go for a scintigraphy.***
C'est un examen qui explore les organes grâce à un traceur radioactif.	*It is an exam that explores the organs thanks to a radioactive agent.*
Le produit est faiblement radioactif. Ce n'est pas douloureux ni dangereux.	*The agent is slightly radioactive. It is neither painful nor dangerous.*
Il va permettre d'illuminer la zone à observer.	*It will enable to highlight the area that needs monitoring.*
Scintigraphie myocardique	***Myocardial scintigraphy***
C'est un examen qui permet de visualiser le cœur et son fonctionnement.	*It is an exam that enables to picture the heart and monitor its activity.*
Lors de cet examen, vous aurez peut être une épreuve d'effort ou un médicament à prendre.	*During this exam, you may have an exercise testing or a medicine to take.*
Scintigraphie osseuse	***Bone scintigraphy***
Il permet de visualiser le squelette.	*It enables to picture the skeleton.*
Scintigraphie pulmonaire	***Pulmonary scintigraphy***
C'est un examen qui permet de visualiser les poumons et leur fonctionnement.	*It is an exam that enables to picture the lungs and monitor their activity.*

Imagerie médicale / AUTRES – *OTHER*

Électrocardiogramme (voir chapitre 15, p. 277)	***Electrocardiogram***
C'est un examen qui permet de voir l'activité électrique du cœur et de détecter une éventuelle anomalie.	*It is an exam that enables to monitor the electrical activity of the heart and screen for a potential abnormality.*
Vous devez enlever tout objet métallique.	*You need to take off all metallic objects.*
Si c'est un soutien-gorge à baleine, il faut l'enlever aussi.	*If you are wearing a bra that has underwiring, you need to take it off too.*
Holter	***Holter***
On va vous poser un Holter. C'est un appareil qui va enregistrer votre activité cardiaque.	*We will set a Holter: it is a small device that will record the electrical activity of your heart.*
Il permet de détecter les troubles du rythme cardiaque.	*It enables to screen for abnormalities in your heart rhythm.*
Vous allez devoir le garder avec vous pendant 24 heures.	*You need to keep it with you for 24 hours.*
Vous devez vivre normalement. Il ne faut pas y toucher ou le retirer.	*You must live a normal life. You must not touch it or take it off.*
Vous ne pouvez pas prendre une douche avec cet appareil.	*You must not shower with the Holter device.*

Chapitre 15
Soigner – soins techniques

Dans ce chapitre, vous trouverez des phrases utiles pour expliquer et rassurer un patient lors des soins techniques.

CONSTANTES – *VITALS*

Saturation en oxygène (sat)	*Oxygen saturation (sats)*
Je viens poser un appareil qui va mesurer votre taux d'oxygène dans le sang.	*I have come set up a device that will measure the oxygen level in your blood.*
C'est une petite pince qui est posée au bout de votre doigt/au lobe de votre oreille.	*It is like a little peg that pinches the tip of your finger/your earlobe.*
Avez-vous du vernis à ongle ? Il faut l'enlever sur un doigt.	*Are you wearing nail polish? You must remove it from one finger.*
Ne bougez pas, ce n'est pas douloureux.	*You must not move. It is painless.*
Voilà, c'est fait.	*It is done.*
Essayez de ne pas trop bouger.	*Try not to move too much.*
Température	***Temperature***
Je viens prendre votre température.	*I am going to check your temperature.*
Ne bougez pas, je mets le thermomètre dans votre oreille.	*Don't move, I am going to insert the thermometer in your ear.*
Je vais mettre le thermomètre dans le pli de l'aine.	*I am going to put the thermometer in your groin fold.*
Voilà, c'est fait !	*All done !*
Tension artérielle	***Blood pressure***
Je viens vous prendre la tension.	*I have come to check your blood pressure.*
Pourriez-vous me donner votre bras gauche/droite ?	*Can you please stretch your left/right arm?*
Pourriez-vous remonter votre manche s'il vous plaît ?	*Could you roll up your sleeve please?*
Je vais actionner la machine/gonfler le brassard.	*I am going to switch the machine on.*

Ça va serrer un peu.	*It may tighten a little.*
Ne bougez pas s'il vous plaît. Ne parlez pas. Respirez normalement.	*Please do not move. Do not talk and breathe normally.*
Voilà, c'est fait !	*There it's done!*
Pouls et respiration	***Checking the pulse and breathing***
Je viens prendre votre pouls.	*I am going to check your pulse.*
Je viens prendre votre fréquence respiratoire.	*I am going to check how you breathe.*
Je vais mettre ma main sur votre thorax.	*I am going to put my hand on your chest.*
Réflexes pupillaires	***Pupillary reflexes***
Je vais regarder vos pupilles.	*I am going to examine your pupils.*
Je vous mets de la lumière dans les yeux.	*I am going to flash some light in your eyes.*
Ce n'est pas douloureux, juste un peu désagréable.	*It is not painful, just a bit uncomfortable.*

Vocabulaire anglais infirmier - Kit de survie en services de soins

PRÉLÈVEMENTS – *SAMPLES*

Prélèvement capillaire/hémoglucotest (HGT)	*Blood sugar test*
Je vais vous faire une glycémie capillaire.	*I am going to do a blood sugar test.*
Êtes-vous diabétique ?	*Are you diabetic?*
Lavez-vous les mains à l'eau chaude et séchez les bien.	*Please wash your hands with warm water and dry them thoroughly.*
Donnez-moi votre main, je vais nettoyer votre doigt.	*Please give me your hand, to clean your finger.*
Ce n'est pas douloureux, ça pique un tout petit peu.	*It is painless. It may only sting a little.*
Allez, c'est parti, je pique. Je dépose une goutte de sang sur la bandelette.	*There it goes. I am going to take one blood drop and put it on the stick now.*
Je sors deux gouttes de sang et je prélève la troisième (HemoCue®).	*I am going to press for two blood drops and I am going to take the third one.*
Prélèvement ECBC	***Sputum smear***
Je viens faire un prélèvement de vos expectorations.	*I am going to do take a sputum sample.*
Vous êtes bien a jeun ?	*Are you on an empty stomach?*
Mettez-vous assis s'il vous plaît.	*You need to sit straight, please.*
Il faut vous laver les dents/faire un bain de bouche.	*You need to brush your teeth/do a mouthwash.*
Il faut tousser fort pour sortir les expectorations.	*You need to cough hard to collect phlegm.*
Merci de cracher dans ce pot stérile.	*You need to spit in this sterile container.*
Analyse d'urine/ECBU	***Urinalysis***
Je vous ai amené un récipient pour faire une analyse d'urine.	*I have brought a container for your urinalysis.*
Il faut d'abord vous laver les mains car le récipient est stérile.	*You need to wash you hands first, as the container is sterile.*

Il faut faire votre toilette intime avec cela : c'est une compresse avec un antiseptique.	*You need to wash thoroughly your private parts with this: it's a compress with an antiseptic.*
Il est important d'uriner le premier jet dans les toilettes.	*You have to pass the first flow of urine in the toilet.*
Après le premier jet d'urine, il faut uriner dans le récipient.	*After the first flow, you need to pass water in the container.*
Ensuite, il faut refermer le récipient et me la donner.	*Then, you need to close the container and hand it back to me.*
Attention de ne pas mettre accidentellement les doigts dans le récipient.	*Beware not to touch the inside of the container by accident.*
Bandelette urinaire (BU)	***Urine test strip***
Vous devez uriner sur cette bandelette et nous la retourner.	*You need to urinate on this test strip and then give it back to us.*
Prise de sang	***Blood test***
Je viens vous faire une prise de sang.	*I am going to do a blood draw – blood test.*
Avez-vous une contre-indication pour prélever à un bras ? (Un cancer du sein ?)	*Is there any reason why I should prefer one arm above the other? (Have you had breast cancer?)*
Merci de me donner votre bras droit/gauche. Je vais vous remonter la manche.	*Please stretch your right/left arm. I am going to roll up your sleeve.*
Je vais mettre un garrot. Merci de serrer le point comme ceci.	*I am going to tie up a tourniquet. Please clench your fist like this.*
Essayez de vous détendre.	*Try to relax.*
Cela peut piquer un peu.	*This may sting a little.*
Si ça vous inquiète, vous pouvez détourner le regard.	*If you are worried, you can look away!*
Ne bougez pas, je vais piquer.	*Do not move. I am going to prick.*
Très bien, c'est fait. Tout va bien ?	*All done. Are you all right?*
J'enlève le garrot maintenant.	*I am going to remove the tourniquet now.*

Vous êtes un peu pâle, vous vous sentez bien ? Vous avez la tête qui tourne ?	*You look pale, are you feeling all right? Do you feel dizzy?*
Je vais vous allonger légèrement pour que vous vous sentiez mieux.	*I am going to lower your bed so that you can feel better.*
Gazométrie	***Blood gas test***
Je viens vous faire une gazométrie.	*I am going to do a blood gas test.*
Je vais vous mettre un patch/une crème anesthésiante qui va endormir la zone de prélèvement (en 1 heure).	*I am going to put a patch/a cream to numb the area. It takes an hour to numb the area.*
Je reviens dans 1 heure pour la faire.	*I will be back in an hour.*
C'est mieux si vous ne regardez pas.	*It may be a good idea if you look away.*
Ne bougez surtout pas, je vais piquer.	*You must be very still. I am going to prick.*
Très bien, c'est fait. Tout va bien ?	*All done. Are you all right?*
Vous êtes un peu pâle, vous vous sentez bien ? Vous avez la tête qui tourne ?	*You look pale, are you feeling all right? Do you feel dizzy?*
Vous devez comprimer pendant 5 minutes avec cette compresse.	*You need to press on this compress for at least 5 minutes.*
Je vais vous allonger légèrement pour que vous vous sentiez mieux.	*I am going to lower your bed so that you can feel better.*
Prélèvement par écouvillon (gorge / nez)	***Swab sample (throat / nose)***
Je vais faire un prélèvement avec cet écouvillon.	*I am going to take a swab of your throat.*
Ce n'est pas douloureux, juste un peu désagréable.	*It is painless, though it might be a bit uncomfortable.*
Pourriez-vous ouvrir la bouche et dire « Aaah ».	*Please open your mouth and say "ahhh".*
Penchez la tête un peu en arrière et ne bougez pas.	*Please tilt your head backwards and stay very still.*

INJECTIONS – *INJECTIONS*

Je vais vous faire une : – injection sous-cutanée – injection intramusculaire – injection intraveineuse	*I'm going to do:* *– a subcutaneous injection* *– an intramuscular injection* *– an intravenous injection*
Je vous vous faire une piqûre dans : – l'épaule – le bras – la cuisse – la fesse – le ventre	*I am going to inject in your:* *– shoulder* *– arm* *– thigh* *– buttock* *– belly*
Pouvez-vous vous asseoir ?	*Could you please sit down?*
Pouvez-vous vous allonger sur le dos/le ventre ?	*Could you please lie down on your back/stomach?*
Êtes-vous allergique à… ?	*Are you allergic to…?*
Essayez de vous détendre.	*Try to relax.*
Cela peut piquer un peu.	*This may sting a little.*
Cette piqûre va calmer la douleur.	*This injection will ease the pain.*
Très bien, c'est fait. Tout va bien ?	*All done. Are you feeling all right?*
Je vais vous allonger légèrement pour que vous vous sentiez mieux.	*I am going to lower your bed so that you can feel better.*

PANSEMENTS ET SOINS DE PLAIES – *DRESSINGS AND HEALING WOUNDS*

Je vais venir changer votre pansement ce matin.	*I will be coming later to change your dressing.*
Le premier pansement est souvent plus difficile à enlever.	*The first dressing is often rather difficult to remove.*
Me voilà de retour.	*Here I am, to remove your dressing.*
Si c'est douloureux, dites-le moi. Je vais faire doucement.	*Please let me know if it is painful. I will remove it slowly.*
Je vais enlever les points.	*I am going to remove the stitches.*
Les points sont résorbables, ils partiront tout seul.	*The sutures are absorbable. They will go on their own.*
Je vais enlever les agrafes.	*I am going to remove the staples.*
Je désinfecte.	*I am going to disinfect the wound.*
C'est fini, je remets un pansement.	*All done. I am going to dress the wound now.*
Attention de ne pas le mouiller.	*You must not wet the dressing.*
Merci de nous dire s'il se décolle.	*Let us know if it peels off.*
Si la plaie devient douloureuse, rouge, chaude, ou si vous vous sentez fiévreux, informez-nous/revenez nous voir.	*If the wound starts hurting, reddening, getting warm, or if you feel feverish, please let us know/come back to see us.*
Drain de Redon	***Redon drain***
Le chirurgien vous a posé un drain dans la plaie.	*The surgeon has left a drain inside the wound.*
Ne vous inquiétez pas. C'est un petit tube.	*Don't worry. It is a small tube.*
Il sert à évacuer les sécrétions sous la plaie, pour qu'elle cicatrise bien.	*It enables to drain the secretions out of the wound and help it heal properly.*
Vous allez le garder .... jour(s)	*You will have to keep it for ...... days.*
Si vous vous levez, pensez à faire suivre votre drain, ou à nous demander de l'aide !	*If you need to get up, you need to take the drain with you. Ask us if you need help.*

Je viens vous retirer votre drain.	*I have come to remove the drain.*
Je vais retirer votre pansement. Dites-moi si c'est douloureux.	*I am going to peel your dressing off. Tell me if it hurts.*
C'est un peu douloureux mais c'est très rapide.	*Removing the drain is slightly painful but very quick.*
Ne bougez pas. Inspirez profondément et bloquez la respiration.	*Don't move. Take a deep breath and hold your breath.*
Ça y est, c'est fait. Je vais faire le pansement.	*All done. I am going to dress the wound now.*
Si la plaie devient douloureuse, rouge, chaude, ou si vous vous sentez fiévreux, informez-nous/revenez nous voir.	*If the wound starts hurting, reddening, getting warm, or if you feel feverish, please let us know/come back to see us.*
Détersion et débridement	***Wound desloughing and debridement***
Votre plaie ne cicatrise pas bien. Nous allons devoir utiliser une méthode plus efficace	*Your wound does not heal properly. We will have to find a more efficient way to help it heal.*
Je vais vous appliquer sur la plaie des asticots pour qu'ils nettoient la plaie. C'est naturel, stérile et indolore.	*I am going to apply maggots on the wound. It is a natural, sterile and painless way to cleanse the wound.*
Ne vous inquiétez pas, ils sont contenus dans un sac en filet et maintenus en place avec un pansement.	*Don't worry, the maggots are confined in a bag and held in place with a dressing.*
Je vais vous appliquer une crème/une pommade une à deux fois par jour pour accélérer la cicatrisation.	*I am going to apply a cream/an ointment on the wound once or twice a day to help heal it*
Je vais appliquer un pansement irrigoabsorbant, qui va à la fois nettoyer et rincer la plaie.	*I am going to apply a rinsing-absorbing dressing. It is going to cleanse and rinse the wound at the same time.*
Nous allons immerger la plaie dans de l'eau/passer votre plaie sous un jet d'eau pour accélérer la cicatrisation.	*We are going to soak the wound/use running water on it to help heal it.*
Je vais appliquer un pansement humide à sec. En séchant, il va absorber les tissus morts et favoriser la cicatrisation.	*I am going to apply a wet-to-dry dressing. When dry, dead tissues will be absorbed and it will heal more easily.*

Je vais utiliser ce tampon monofilament pour brosser doucement la plaie et enlever les débris et tissus morts.	*I am going to use this fiber pad, to gently brush the wound and remove wound debris and dead tissues.*
Je vais utiliser une curette, un scalpel, des ciseaux pour enlever les tissus morts et les impuretés.	*I am going to use a curette, a scalpel, scissors to remove dead tissues and impurities from the wound.*
Cette procédure peut être douloureuse, je vais vous donner un analgésique avant.	*This technique can be painful. I am going to give you a painkiller before doing it.*
Je viendrai changer le pansement tous les ...... jours.	*I will come and change the dressing every ...... days.*
Traitement des plaies par pression négative (TPN)	***Negative pressure wound therapy*** **(NPWT / VAC)**
Nous allons utiliser un pansement à pression négative.	*We will use a VAC dressing (Vacuum Assisted Closure)*
C'est un type de pansement qui utilise une pression négative pour aider la plaie à cicatriser de l'intérieur.	*It is a type of dressing that uses negative pressure to heal a wound from the inside.*
Il va drainer les secrétions de la plaie dans ce contenant, pour l'aider à cicatriser en profondeur plus rapidement.	*It will drain excess fluid from the wound to the machine, to help it heal from the inside more quickly.*
Il est utilisé sur des plaies profondes, des escarres.	*It is often used with deep wounds, bedsores...*
Ça va permettre de changer le pansement moins souvent.	*It will enable to change your dressing less often.*
Cela va réduire l'exposition aux germes et l'inflammation.	*It means less exposure to bacteria and less inflammation.*
Je vais placer un morceau de mousse dans la plaie.	*I am going to place a bit of sponge into the wound.*
Je vous colle par-dessus ce film transparent. Il n'est pas totalement hermétique, donc si vous souhaitez vous laver, il vaut mieux faire une toilette au lavabo.	*I am going to apply this transparent drape. It is not waterproof, so if you want to have a wash, it is better for you to use the washbasin rather than have a shower.*
Il sera changé tous les jours, tous les 2 jours, 3 jours.	*We will change it every day, every 2 days, every 3 days.*
Si la machine fait du bruit, pas d'inquiétude, c'est normal.	*It makes some noise, but no to worry, it is perfectly normal.*

Si le bruit s'intensifie ou qu'il y a une alarme, alertez-nous.	*If the noise gets louder or you hear an alarm, please tell us.*
Voici une sacoche pour garder l'appareil partout avec vous	*Here is a travel pouch, to take the device with you anywhere*
Je viens changer/enlever votre pansement VAC.	*I am going to change/to remove the VAC dressing.*
Le pansement peut avoir une odeur bizarre quand on le retire mais pas d'inquiétude, c'est normal.	*It may have a weird smell when we change it, but not to worry, it is perfectly normal.*
Ça peut être douloureux quand je retire la mousse.	*It may hurt when I remove the sponge.*
Je vais donc vous donner un antalgique avant de la retirer.	*I am going to give you a painkiller before I remove it.*
Respirez profondément. Voilà, c'est fait. Comment ça va ?	*Take a deep breath now. All done. How do you feel?*

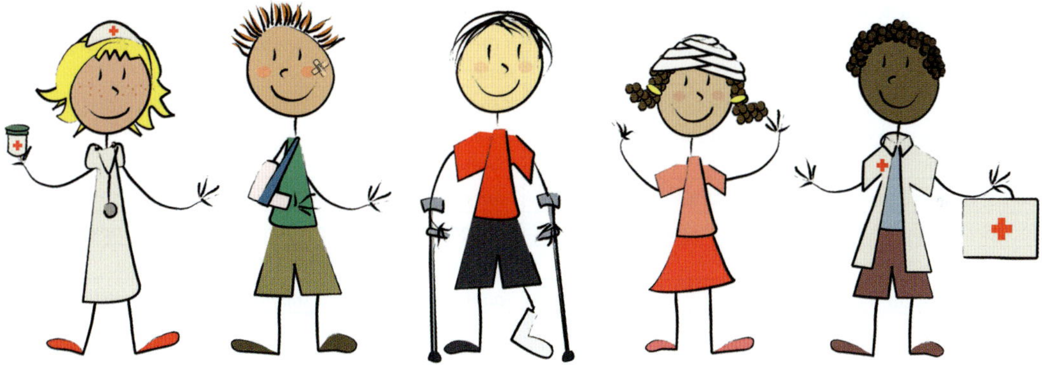

STOMIES – *STOMA*

Soins de stomie et changement de poche	*Stoma care*
Je viens vous changer votre poche de stomie.	*I am here to change your stoma bag.*
Je vais retirer la poche tout doucement. Ça va ?	*I am going to slowly pull the bag out. Everything ok?*
Il faut nettoyer autour de la stomie à l'eau tiède, avec un gant ou des compresses, en faisant des mouvements circulaires.	*You need to clean the area around the stoma with warm water, a flannel or several compresses, by making circles around it.*
Il faut nettoyer ensuite la stomie sans frotter, mais en tamponnant doucement.	*Then you need to clean the stoma itself. But no need to rub it, just dab it clean.*
Il ne faut pas utiliser de produits tels que la Bétadine®, du Dakin® ou de la Biseptine®. Juste de l'eau.	*You must not use Betadine® or Dakin® or Biseptine®, only water.*
Il faut ensuite sécher autour de la stomie avec une serviette propre ou des compresses, sans frotter.	*You need then to dab the stoma dry as well as the area around it, with a clean towel or compresses.*
Si la stomie saigne, pensez à appliquer une compresse d'eau froide.	*If the stoma starts bleeding, you need to put a compress with cold water on it.*
Si votre peau est très irritée, on peut mettre une pommade adaptée qui l'apaisera et la protégera. N'utilisez pas un autre type de crème ou de lotion.	*If the skin is red and inflamed, you can use a specific ointment. It will soothe and protect the skin. Do not use a regular cream or lotion.*
Je vais tracer le cercle sur le support maintenant.	*I am now going to trace the circle so that it fits.*
Je vais découper le support maintenant.	*I am going to cut the part that holds the bag now.*
Voilà, je mets la poche autour de la stomie.	*Here we are. I am going to set up the bag now.*
Il faut vérifier que le support adhère bien.	*You need to check that the bag sticks to your belly.*

Recommandations pour les stomies	***Living with a stoma: some advice***
Il existe de nombreux systèmes de poches différents.	*You can find several different stoma appliances.*
Il faut trouver celui qui vous convient le mieux.	*You need to find the one that suits you best.*
Avec une stomie, il faut éviter de porter des charges trop lourdes.	*Living with a stoma means not carrying heavy things.*
Pensez à toujours emmener avec vous le matériel pour changer de poche.	*You need to always carry along with you all the necessary appliances.*
Pensez à manger équilibré pour éviter des selles trop dures ou trop molles.	*Try and have a balanced diet so that your stools do not get too hard or too loose.*
Vous pouvez aussi limiter les aliments qui provoquent des flatulences (choux, haricots, etc.) ou des odeurs (œufs, ail, asperge, etc.).	*You should avoid eating certain food such as cabbages, beans, eggs, garlic or asparagus, as they can cause flatulence or unpleasant odours.*
Certains petits aliments peuvent boucher la stomie : petits pois, pop corn, noix, raisins, etc.	*Some little food, such as peas, popcorn, nuts or raisins may also block the stoma.*
Pensez à prendre votre temps pour manger, à bien mâcher et à répartir vos repas dans la journée.	*Try and take your time chewing when eating. You also need to eat several times throughout the day.*
Il faut aussi limiter vos consommations d'alcool.	*You also need to reduce your alcohol consumption.*

CATHÉTERS – *CATHETERS*

Je vais vous poser un cathéter.	*I am going to insert a catheter.*
Ne vous inquiétez pas, c'est comme une prise de sang.	*Don't worry; it is like a blood test.*
(Intraveineux) c'est un petit morceau de tuyau que j'insère dans la veine à l'aide d'une aiguille.	*It is a tiny flexible tube that I am going to insert into the vein, using a needle.*
(Sous-cutané) c'est un petit morceau de tuyau que j'insère sous la peau à l'aide d'une aiguille.	*It is a tiny flexible tube that I am going to insert under the skin, using a needle.*
Une fois mis en place, je retire l'aiguille.	*Once it is set, I will remove the needle.*
Cela va servir à faire passer du liquide dans vos veines (un médicament, du sang, une solution de rehydratation, etc.).	*It will be used to insert some fluid in your vein (a medicine, blood, a water solution, etc.).*
Il ne faut pas bouger pendant la pose.	*You must not move while I put the catheter.*
Je vais commencer par rechercher une veine en posant un garrot.	*But first, I am going to look for a suitable vein, by using a tourniquet.*
Si le garrot est trop serré, dites-le moi.	*Please let me know if the tourniquet is too tight.*
Maintenant, je désinfecte votre peau.	*I am going to clean your skin with a disinfectant.*
Serrez le point comme ceci.	*Please clench the fist like this.*
Êtes-vous allergique à l'iode ? Mangez-vous des crustacés ? (Ils contiennent de l'iode).	*Are you allergic to iodine? Do you eat shellfish? (They contain iodine.)*
Je vais faire un pli avec votre peau pour insérer plus facilement l'aiguille sous la peau.	*I am going to fold your skin to insert the needle more easily under your skin.*
Je vais maintenant vous piquer. Merci de ne pas bouger.	*I am now going to insert the needle. Please do not move.*

C'est fait. Je retire l'aiguille et fixe le cathéter avec un pansement transparent.	*There. It is done. I will remove the needle now and set the catheter using a transparent plaster – Band-Aid®.*
Si vous vous levez, il faudra faire suivre votre pied de perfusion.	*If you get up, you need to take the infusion rod along with you.*
Faites attention lorsque vous bougez.	*You need to be careful when you move.*
Faites bien attention à ne pas faire de gestes brusques, pour ne pas arracher le cathéter.	*Try to move gently, so that the catheter is not pulled away from your arm.*
Faites attention à ne pas plier le bras.	*You need to keep your arm stretched.*
Si cela devient douloureux, rouge ou gonflé, ou autre problème, appelez l'infirmier (-ière).	*If it becomes painful, if it reddens or starts swelling, or any other issues, please call for a nurse.*
Je vais vous mettre un produit qui va servir à…	*I'm going to insert a fluid that will help…*

TR-BAND – *TR-BAND*

Mise en place du TR-band	***Applying the TR-Band***
Je vais vous mettre ce dispositif qui va permettre de retirer le cathéter de votre artère, sans que ça saigne.	*I will use a device that will help withdraw the catheter from your radial artery, while reducing the bleeding.*
Il remplace les pansements compressifs et va aider votre sang à coaguler plus facilement et plus rapidement.	*This device is like a pressure pad: it will help your blood clot more easily and more quickly.*
C'est aussi plus facile à surveiller car il est transparent.	*It is also easier to monitor thanks to its transparency.*
Je vais placer ce bracelet transparent autour du poignet.	*I am going to fasten this wrist band.*
Cette seringue va insuffler de l'air dans ce petit ballon.	*I will inflate the little cuff here using this syringe.*
Ca peut être un peu désagréable mais c'est tout.	*You might just feel some discomfort but no pain.*
Je vais maintenant retirer doucement le cathéter.	*I am now going to slowly pull the catheter out.*
Voilà. Tout va bien ? Vous allez le garder ...... heures.	*All done. Everything ok? You'll have to keep it for ..... hours.*
Je/un infirmier viendra vérifier que tout va bien.	*I/a nurse will check that everything is ok.*
Retrait du TR-Band	***Removing the TR-Band***
Nous allons retirer le dispositif par étapes.	*It is time we remove the device. Step by step.*
Je vais enlever un peu d'air avec cette seringue, toutes les 10 minutes, jusqu'à ce que le ballon n'exerce plus de pression.	*I am going to deflate the cuff using the syringe, every 10 minutes, until it no longer pressures your artery.*
Si ça saigne, pas d'inquiétude, je vais réinsuffler de l'air.	*If it starts bleeding, don't worry, I'll inflate some air back.*
Ça saigne, on va regonfler le ballon légèrement.	*It is bleeding a little bit; I am going to inflate some air back.*

Retrait du TR-Band	*Removing the TR-Band*
Nous allons attendre un peu avant de retenter.	*We are going to wait a little bit before we try again.*
Voilà, plus de saignement, plus de pression.	*There we go, no more bleeding, no more pressure.*
Je vais maintenant vous enlever le bracelet.	*I am going to unfasten the band and remove it.*
Voilà, je vous mets un pansement occlusif maintenant.	*I am now going to apply an occlusive dressing.*

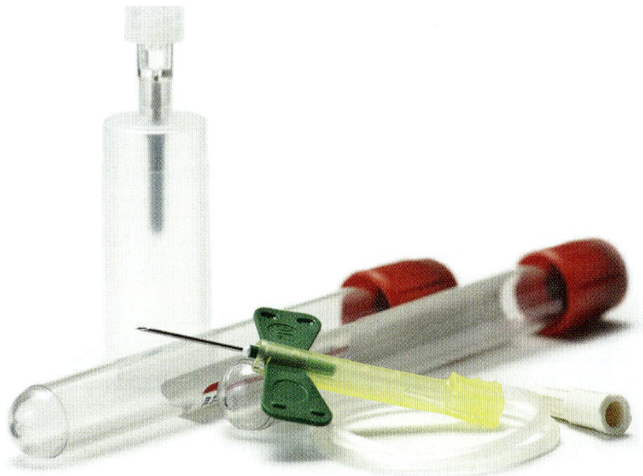

VOIE CENTRALE – *CENTRAL LINE*

Pose d'une voie centrale	*Putting a central line*
On va vous poser une voie centrale.	*We are going to place a central line.*
C'est un cathéter qui est implanté dans une veine profonde de gros calibre.	*It is a catheter, which is inserted into a deep vein that is larger in size.*
Cela va permettre de préserver vos petites veines.	*It will enable to preserve your small veins.*
Nous pourrons vous injecter votre traitement de manière plus confortable.	*We will then be able to inject your medication in a more comfortable way.*
Ce sera aussi moins douloureux.	*It will also be less painful.*
Nous pourrons aussi faire des prises de sang sans avoir à vous repiquer.	*We will also be able to take blood samples, without pricking you again.*
Nous allons la poser au niveau de la veine sous-clavière, près de la clavicule.	*We are going to insert the catheter in the subclavian vein, where the collarbone – clavicle is.*
Nous allons la poser au niveau de la veine jugulaire, dans le cou.	*We are going to insert the catheter in the jugular vein, in the neck.*
Nous allons la poser au niveau de la veine fémorale, à l'aine.	*We are going to insert the catheter in the femoral vein, where the groin is.*
Nous allons la poser au niveau de l'avant-bras (PICC line).	*We are going to insert the catheter in the forearm.*
Vous allez garder la voie centrale plusieurs jours/semaines/mois.	*You will have to keep the central line for several days/weeks/months.*
C'est le médecin qui va vous la poser.	*The doctor will place it.*
Elle va être installée sous anesthésie locale.	*It will be done with a local anaesthesia.*

C'est une intervention très courte.	*It is a very short procedure.*
Recommandations	***Recommendations***
Il ne faut pas mouiller la voie centrale et ses dispositifs.	*You must not wet the central line and the whole medical device.*
Si vous souhaitez vous doucher, il faut la protéger avec un sac plastique et ne pas orienter le jet dessus.	*If you wish to shower, you need to protect it with a plastic bag and keep the showerhead away from it.*
Nous pouvons vous aider à vous doucher, si vous le souhaitez.	*You can ask for our help if you wish to shower.*
Il faudra m'avertir si, au niveau du cathéter, cela devient rouge, chaud, enflé ou douloureux.	*You must tell us if around the catheter it gets red, or warm, or swollen or painful.*
Il faudra m'avertir si vous avez des frissons ou de la température.	*You must tell me if you have shivers – chills or if you are feverish.*

TRANSFUSION – *TRANSFUSION*

Avez-vous une carte de groupe de sanguin ?	*Do you have a card – a document indicating your blood type?*
Pouvez-vous me donner vos nom, prénom et date de naissance ?	*Can you remind me of your full name and date of birth?*
Pouvez-vous me montrer votre bracelet avec votre nom ?	*Can I see your wristband with your name on it?*
Je vais vous mettre une poche de sang.	*Here is a blood bag.*
Vous aurez … poches de sang aujourd'hui et … demain.	*You will get … blood bags today and … tomorrow.*
Le médecin vous a-t-il bien informé de cette prescription ?	*Did the doctor tell you that a blood transfusion was prescribed?*
Vous a-t-il expliqué pourquoi il vous transfusait ?	*Did he explain why you needed a blood transfusion?*
Vous a-t-il informé des complications possibles ?	*Did he explain what the complications might be?*
Avez vous déjà été transfusé auparavant ? Tout s'était bien passé ?	*Have you had a blood transfusion before? Everything went smoothly?*
Avez-vous eu la fiche d'information prétransfusionnelle ?	*Were you given the document that needs to be read when having a transfusion?*
Je vais vous expliquer en anglais ce que contient ce document.	*Let me explain what is said in the document.*

Doctors suggest a blood transfusion only when they consider it essential in order to treat your medical condition. Blood transfusions contain three components: red blood cells (that carry oxygen), platelets and plasma, that stop haemorrhages (when you lose too much blood).
Like any treatment, there is a potential risk of suffering from side effects. Concerning blood transfusions, there is a very low risk of developing an immunological or infectious condition.
In France, to limit those risks, blood donations are anonymous, unpaid and thoroughly controlled with numerous lab tests.
Before being transfused, each recipient undergoes an immunological and virological check-up, with the patient's consent. Then, the treatment is prescribed according to the patient's results and condition.
If you benefit from a blood transfusion, you will be given a document before you go home. You might have to do another check-up to screen or treat potential complications.
Please do not hesitate to ask any questions from any caregivers; they will be happy to give you more information about it, if you need it.

Avez-vous tout compris ? Avez-vous des questions ?	*Did you understand everything? Do you have any questions?*
Êtes-vous d'accord ?	*Do you agree?*
Vous avez un cathéter. Je vérifie votre voie veineuse.	*You have a catheter. I am going to inspect your vein.*
Cela vous fait-il mal ?	*Is it painful?*
Ressentez-vous des douleurs particulières au point de ponction ?	*Is it painful where the needle is?*

Avertissez-nous si cela : – vous fait mal – gonfle – vous fait des plaques rouges – vous gratte	*You need to let us know if:* *– it hurts* *– it starts swelling* *– you have a rash* *– it becomes itchy*
Je vais vous prendre vos constantes : le pouls, la température et la tension artérielle.	*I am going to check your vitals: your pulse, your temperature and your blood pressure.*
Je resterai avec vous pendant 15 minutes pour surveiller que tout va bien.	*I will stay by your side for 15 minutes to check if everything is ok.*
Je vous surveillerai ensuite régulièrement pendant et après la transfusion.	*I will then come to check on you during and after the transfusion.*
Il faudra m'avertir si vous avez : – des vertiges ou des bouffées de chaleur – une oppression thoracique ou des frissons – des difficultés respiratoires – des douleurs notamment lombaires	*You must tell me if you:* *– feel dizzy or have hot flushes* *– have chest tightness or start shivering* *– have difficulty to breathe* *– have any type of pain (lumbar)*
Merci aussi de nous les signaler pendant les quelques jours qui suivent la transfusion.	*You must also let us know in the days to come if you suffer from one of those.*
Merci aussi de nous informer si vous avez les urines rouges ou foncées, ou une gingivorragie, c'est-à-dire les gencives qui saignent.	*You must also let us know in the days to come if your urine gets red or dark, or if your gum is bleeding.*
La transfusion dure environ 1 heure 30.	*The transfusion will last approximately 1 hour and 30 minutes.*

Je vais à présent contrôler que votre groupe sanguin est compatible avec la poche de sang.	*I am going to make sure your blood type is compatible with the blood bag.*
Je vais vous prendre une goutte de sang à un doigt avec une petite aiguille, comme les diabétiques.	*To do so, I am going to prick your finger with a tiny needle to get one blood drop (as diabetic patients do).*
Je vous pose la poche de sang.	*I will now set the blood bag.*
Ressentez-vous quelque chose d'anormal ? Tout va bien ?	*Do you feel anything wrong? Is everything ok?*
Je vais venir vous voir régulièrement, comme je vous l'ai expliqué.	*I will come back in a moment, as I explained.*
Appuyez sur le bouton d'appel si ça ne va pas !	*Press the call button if you are not feeling well!*

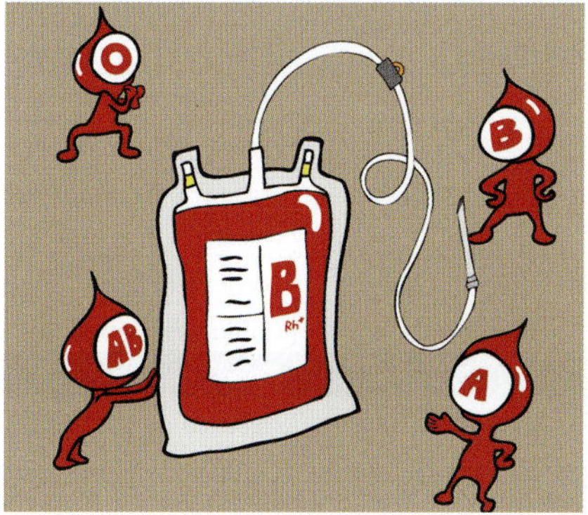

DONS DE SANG – *BLOOD DONATIONS*

Questionnaire	*Questionnaire*
On va reprendre un peu le questionnaire ensemble.	*We are going to check your answers first.*
Avez-vous des antécédents médicaux ?	*Do you have a medical history?*
Avez-vous déjà été transfusé(e) ?	*Have you ever had a blood transfusion?*
Avez-vous déjà été hospitalisé(e) ? Pourquoi ?	*Have you ever been hospitalised? What for?*
Êtes-vous enceinte ? Ou jeune maman ?	*Are you pregnant? Or have you been lately?*
Avez-vous des allergies ?	*Do you have any allergies?*
Avez-vous eu des soins dentaires récemment ?	*Have you had dental care lately?*
Avez-vous fait un piercing/tatouage récemment ?	*Have you had a piercing/tattoo done recently?*
Avez-vous voyagé dans les quatre derniers mois ? Où ?	*Have you travelled in the last 4 months? Where?*
Avez-vous pris des médicaments récemment ?	*Have you been on medication lately?*
Avez-vous eu de la fièvre dans les 15 derniers jours ?	*Have you been feverish in the last couple of weeks?*
Avez-vous contracté une infection dans les 15 derniers jours ?	*Have you been affected with an infection in the last couple of weeks?*
Avez-vous séjourné en Grande-Bretagne entre 1980 et 1996 ?	*Have you been in England between 1980 and 1996?*
Montez sur la balance s'il vous plaît.	*Could you step on the scales, please?*
Prélèvement	***Blood draw***
Bonjour, installez-vous dans le fauteuil.	*Hello, could you please sit in this chair?*
Pourriez-vous décliner votre identité pour que je puisse faire une vérification ?	*Could you tell me your full name so that I can check there is no mistake?*

Quel est votre groupe sanguin ?	*What is your blood type?*
Êtes-vous bien installé(e) ?	*Are you comfortable enough?*
Avez-vous bu de l'eau avant de venir ?	*Did you drink plenty of water before coming?*
Il faut beaucoup boire avant de venir et après le don.	*You need to drink plenty of water before and after.*
Avez-vous mangé ? Il ne faut jamais être à jeun.	*You must never be on an empty-stomach too.*
C'est la première fois que vous donnez votre sang ?	*Is it the first time you give your blood?*
C'est la première fois que vous donnez votre plasma ?	*Is it the first time you give your plasma?*
C'est la première fois que vous donnez vos plaquettes ?	*Is it the first time you give your platelets?*
Avez-vous des inquiétudes ?	*Do you have any worries I might ease?*
C'est comme une prise de sang. (Voir p. 247)	*like a blood test.*
Le don va durer 15 minutes.	*It will last 15 minutes.*
Le don va durer 1 heure 30.	*It will last 1 hour 30.*
Le don va durer entre 1 heure 30 et 2 heures.	*It will last between 1 hour 30 and 2 hours.*
Nous utilisons un dispositif stérile et à usage unique.	*We always use sterile and disposable appliances.*
Pour le don de plasma/plaquettes, on prélève le sang qui passe ensuite dans une centrifugeuse.	*When donating plasma/platelets, your blood goes into a centrifuge machine.*
Elle conserve le plasma/les plaquettes et vous restitue les autres composants.	*It will extract the plasma/platelets while the rest of the blood will come back to your body.*
Votre don va permettre à de nombreux malades de pouvoir survivre (polytraumatisés, grands brulés, etc.).	*Your donation will enable many patients to survive (suffering from multiple traumas, burns, etc.).*

Pendant votre don de plasma/plaquettes, nous vous proposons une collation.	*While you are connected to the machine, we will bring you something to eat and drink.*
Le don est terminé, vous allez pouvoir prendre une collation.	*It is over. You can go and have something to eat now.*
Après le don	***After donating***
Si vous souhaitez donner à nouveau, prenez rendez-vous dès maintenant avec la secrétaire.	*If you wish to do it again, please take an appointment with the secretary on your way out.*
Pour le don de sang, il faudra attendre 8 semaines entre deux dons.	*For blood donations, you need to wait for 8 weeks before coming back.*
Pour le don de plasma, il faudra attendre 2 semaines entre deux dons.	*For plasma donations, you need to wait for 2 weeks before coming back*
Pour le don de plaquettes, il faudra attendre 4 semaines entre deux dons.	*For platelets, you need to wait for 4 weeks before coming back.*
Évitez de faire du sport pendant 24 heures.	*Try and avoid doing sports for 24 hours.*
Il est important de prévenir l'EFS en cas de fièvre ou de malaise après le don.	*It is very important to inform us if you start a fever or if you feel dizzy after the donation.*
Merci pour votre geste solidaire ! À bientôt !	*Thank you for your kind gesture. See you soon!*

SONDES – *TUBES/CATHETERS/PROBES*

Sonde urinaire	*Urinary catheter*
Je vais vous poser une sonde urinaire.	*I am going to insert a urinary catheter.*
Vous n'êtes pas allergique au latex ?	*You are not allergic to latex, are you?*
Veuillez vous asseoir sur cette alèze/ce bassin.	*Can you please sit on this undersheet/bedpan.*
Il faut faire une toilette intime.	*We need to wash your private parts.*
Je vais utiliser de l'eau, du savon et un gant.	*I am going to use some water, soap and a flannel.*
Je vais utiliser un antiseptique avec une compresse stérile.	*I am going to use an antiseptic on a sterile compress.*
Cela va être froid.	*It may be cold.*
Écartez les jambes maintenant.	*Can you please spread your legs apart?*
Je vais insérer le plus doucement possible.	*I am going to insert the catheter as gently as possible.*
Cela va être légèrement douloureux.	*It is going to be slightly painful.*
Ne bougez pas et respirez profondément.	*Please don't move and take a deep breath.*
Dites-moi si je vous fais mal.	*Tell me if it hurts.*
Voilà, c'est fait. Il ne faut pas tirer dessus.	*Here, it is done. You must not pull it out.*
L'urine s'évacue par la sonde dans la poche sans que vous ayez à faire quoi que ce soit.	*Urine is going to be drained to this bag, without you noticing or controlling anything.*
Sonde rectale	***Rectal probe***
Je viens vous poser une sonde rectale.	*I am going to insert a rectal probe.*
Ce n'est pas douloureux, juste un peu désagréable.	*It is painless but a bit uncomfortable.*
Il faut que votre vessie soit vide.	*You need to empty your bladder.*

Pouvez-vous allez seul(e) aux toilettes ?	*Can you go on your own to the bathroom?*
Avez-vous besoin d'un bassin ?	*Do you need a bedpan?*
Vous devez vous mettre sur le dos/avec les jambes repliées.	*You must lie down on your back/and bend your knees to your chest.*
Vous devez vous mettre sur le côté avec les jambes repliées.	*You must lie down on your side and bend your knees to your chest.*
Merci de respirer à fond plusieurs fois de suite.	*You need to breathe in and out several times in a row.*
Cela va vous aider à vous détendre.	*It will help you relax.*
Il faut pousser maintenant pour relâcher le sphincter.	*You need to push now, to help the sphincter relax.*
J'ai presque fini. Tout va bien ?	*I am almost done. Is everything all right?*
Voilà, c'est fait.	*There. All done.*
Vous avez mal ?	*Does it hurt?*
Appuyez sur le bouton d'appel si ça ne va pas !	*Press the call button if you are not feeling well !*
Sonde nasogastrique	***Nasogastric tube***
Je viens vous poser une sonde nasogastrique.	*I have come to insert a nasogastric tube.*
Cela va permettre de vidanger l'estomac – de faire un lavage d'estomac.	*It will enable to drain your stomach.*
Cela va permettre de vous nourrir.	*It will enable to feed you.*
Cela va permettre de vous administrer des médicaments.	*It will enable to give you some medication.*
Ce n'est pas douloureux, c'est un peu désagréable.	*It is painless, just a little uncomfortable.*
Je vais remonter votre lit pour vous asseoir.	*I am going to lift your bed, so that you can be seated.*
Rentrez un peu le menton. Penchez légèrement la tête en avant.	*Please lean your head forward with your chin down.*

Essayez de ne pas bouger et de vous détendre.	*Try to keep still and relax.*
Je vais insérer le tube dans votre narine.	*I am going to insert the tube inside your nostril.*
Quand je vous le dirai, vous devrez déglutir.	*When I tell you to, you need to swallow.*
Voilà, j'ai fini. Est-ce que c'est douloureux ?	*All done. Is it painful?*
Appelez-nous si vous avez mal au ventre ou si vous avez du mal à respirer.	*Call us if you have a stomach-ache or if you have difficulty to breathe.*
Retirer une sonde	***Removing a tube/catheter/probe***
Je viens vous enlever votre sonde.	*I have come to remove the tube/catheter/probe.*
Je vais retirer le plus lentement et le plus doucement possible.	*I am going to remove it as slowly and gently as possible.*
Cela va être légèrement douloureux.	*It is going to be slightly painful.*
Ne bougez pas et respirez profondément.	*Please don't move and take a deep breath.*
C'est un peu désagréable, je sais, j'ai presque fini.	*I know it is unpleasant, I am almost done.*
Ça y est, c'est fait.	*All done.*
Sonde d'aspiration	***Suction probe***
Des mucosités bronchiques se trouvent dans la zone oropharyngée/dans la cavité buccale.	*You have mucus coming from the lungs in your pharynx and mouth.*
Il faut les aspirer.	*They need to be vacuumed.*
Cela va vous permettre de mieux respirer.	*It will help you breathe more easily.*
Ce n'est pas douloureux, c'est un peu désagréable.	*It is painless, just a little uncomfortable.*
Ne mordez pas la sonde s'il vous plaît.	*Please do not bite the probe.*

Soins de trachéotomie	*Tracheotomies*
La trachéotomie est un orifice artificiel créé au niveau de la trachée, dans lequel est introduite une canule.	*A tracheotomy is an artificial opening inside the windpipe, where a cannula has been inserted.*
Elle permet d'assurer la respiration.	*It enables to make you breathe.*
Elle nécessite des soins infirmiers rigoureux.	*It requires specific and thorough care.*
C'est un soin stérile, je vais donc m'habiller en stérile.	*It is a sterile site so I will wear sterile garments.*
La trachéotomie doit être nettoyée tous les jours.	*The tracheotomy must be cleaned every day.*
Je vais nettoyer le pourtour de votre canule.	*I am going to clean around the cannula.*
Je vais nettoyer l'orifice de trachéotomie.	*I am going to clean the opening now.*
Je vous change les compresses autour de la canule.	*I am going to change the dressing around the cannula.*
Il est nécessaire de changer votre canule.	*It is necessary to replace the cannula.*
Je vais dégonfler votre ballonnet.	*I am going to deflate the balloon.*
Pouvez-vous bloquer votre respiration afin que je retire la canule s'il vous plaît ?	*Can you please hold your breath so that I remove the cannula?*
Je vous mets la nouvelle canule.	*I am inserting a new cannula.*
Je gonfle le ballonnet et je fixe la canule. Voilà.	*I inflate the balloon now and set the cannula. All done.*
Aspiration de trachéotomie	***Suction probe***
Je vais devoir aspirer vos sécrétions bronchiques dans votre canule.	*I have to vacuum the mucus coming from your lungs, that has added up inside the cannula.*
Cela ne fait pas mal mais cela peut être un peu désagréable.	*It is painless but a bit uncomfortable.*
Cela ne dure pas longtemps.	*It won't last long.*

Si vous ne supportez pas le soin, levez votre main et je retirerai la sonde.	*If it is too uncomfortable, please raise your hand and I will remove the probe.*
Fermez les yeux quand vous êtes prêt.	*Please close your eyes when you are ready.*
Il est important de ne pas bouger et d'être calme afin que le soin soit rapide pour vous.	*It is very important to remain very still and calm so that it is well and quickly done.*
Cela peut vous provoquer une toux.	*You might want to cough with the probe.*
Il faut vous installer en position demi-assise.	*You need to be half-sitting.*
Cela va vous permettre de mieux respirer.	*It will enable to breathe more comfortably.*
Il est nécessaire de recommencer pour bien aspirer vos sécrétions.	*It is necessary to vacuum several times in order to remove everything.*
Il est nécessaire de vous aspirer régulièrement, je repasserais donc dans … heures.	*It is necessary to vacuum several times a day so I will be back in … hours.*
Sonnez-moi avant si vous sentez le besoin de vous aspirer avant.	*Please press on the call button if you need to be vacuumed again.*

CHAMBRE IMPLANTABLE – *IMPLANTABLE PORT-A-CATH®*

Pose de la chambre implantable	***Implanting the Port-a-Cath®***
On va vous poser une chambre implantable pour votre traitement.	*You will have a Port-a-Cath® implanted for your treatment.*
C'est un boîtier que l'on met sous la peau, relié à un cathéter.	*It is a small box that the surgeon places under the skin, which is linked to a catheter.*
Ce cathéter est implanté dans une veine de gros calibre.	*This catheter is inserted in a large vein.*
Cela va permettre de vous injecter un traitement de manière plus confortable et moins douloureuse.	*It enables you to feel more comfortable every time we need to inject medication; it is also less painful.*
Cela va permettre aussi de préserver vos veines.	*It will also preserve your small veins.*
Elle va être posée au niveau de la partie haute du thorax.	*It will be implanted in the upper part of the thorax.*
Elle va être installée par le chirurgien.	*It will be surgically implanted.*
Elle va être installée sous anesthésie locale.	*You will have a local anaesthesia.*
C'est une intervention très courte.	*It is a very short procedure.*
Injection dans la chambre implantable	***Using the port***
Je vais venir vous mettre en place l'aiguille.	*I will come back later to set up the needle.*
Je vais vous appliquer une crème anesthésiante/un patch anesthésiant, pour que ce soit indolore.	*I am going to apply a cream/patch to numb the site.*
Je reviens dans un moment/une heure et demie.	*I will be back in a moment/an hour and a half.*
Installez-vous confortablement. Vous préférez être allongé(e) dans votre lit, ou assis(e) dans le fauteuil ?	*Try and find a comfortable position. Would you rather lie down on your bed, or sit on your bed/a chair?*
Pouvez-vous enlever votre T-shirt/votre haut ?	*Could you please take off your T-shirt/top?*
Je vais vous donner un masque.	*I am going to give you a mask.*

Je désinfecte la peau avec un antiseptique.	*I am going to clean the site with an antiseptic.*
Je vais préparer tout le matériel nécessaire.	*I am going to prepare all the necessary appliances.*
Attention, je pique. Inspirez et bloquez la respiration.	*I am going to insert the needle. Take a deep breath and hold your breath for me please.*
Voilà, c'est fait. Tout va bien ? Je fais un pansement.	*All done. Everything fine?* *I am going to dress the site.*
Si vous ne vous sentez pas bien, appelez-nous.	*If you don't feel well, please call us.*
Retrait de l'aiguille	***Removing the needle***
Je viens retirer l'aiguille. Je vous redonne un masque.	*I am here to remove the needle. Here is your mask.*
Je vais décoller et retirer le pansement. Ça va ?	*I am going to peel off the dressing. Are you ok?*
Allez, je retire l'aiguille.	*I am going to remove the needle.*
Ça y est c'est fini. Je mets le pansement.	*All done! I am going to dress the site.*
Recommandations	***Some advice***
Vous pouvez vous doucher, vous avez un pansement déperlant – étanche. Pensez à ne pas le tremper !	*You can shower with the waterproof dressing. But don't soak it though!*
Vous pouvez porter un soutien-gorge.	*You can wear a bra with a Port-a-Cath®.*
Certains sports sont interdits du côté du boitier : le tir à l'arc, la chasse, etc.	*If you practise certain sports, such as archery or hunting, do not do it on the side of the port.*
Pensez à jardiner avec des gants pour éviter les infections.	*If you garden, you need to wear gloves, to avoid infections.*
Il faudra m'avertir si autour du boîtier, ou si au niveau du bras cela devient rouge ou chaud.	*If it starts hurting, reddening or getting warm either around the port or in your arm, please let us know.*
Il faudra aussi m'avertir si vous avez des frissons, de la température ou si vous êtes très essoufflé(e).	*If you feel feverish, you start shivering or if you get short of breath, please let us know.*

MACHINES – *PLUGGING*

Aérosolthérapie	*Aerosol therapy*
Je vais vous poser ce masque sur le nez.	*I am going to put this mask over your nose.*
C'est un aérosol : il permet de vous faire inhaler un médicament sous forme de gaz.	*It is an aerosol – nebulizer: it enables to make you breathe in a gas that contains a medicine.*
Cela va permettre de vous aider à mieux respirer.	*It will help you breathe more easily.*
Je vais remonter votre lit pour vous asseoir.	*I am going to lift your bed, so that you can be seated.*
Mais d'abord, il faut vous moucher pour que vous puissiez bien respirer.	*But first, you need to blow your nose so that you can breathe more easily.*
Inspirez tranquillement par le nez et expirez par la bouche.	*You need to breathe in slowly through your nose and breathe out through your mouth.*
Cela va durer environ … jusqu'à ce que le réservoir soit vide.	*It is going to last for … until the tank is empty.*
Je reviens dans …	*I will be back in …*
Vous avez une sonnette ici, des mouchoirs et un crachoir si besoin.	*You will find here the call button, some tissues and a container if you need to spit.*
Oxygénothérapie	***Oxygen therapy***
Je vais vous mettre cet appareil avec ces lunettes à oxygène dans chaque narine.	*I am going to put this nasal cannula into your nostrils.*
C'est relié à de l'oxygène.	*They will be connected to this machine that contains oxygen.*
Cela va permettre de vous aider à mieux respirer.	*It will help you breathe more easily.*
Je vais vous allonger légèrement.	*I am going to lower your bed a little.*
Mais d'abord, il faut vous moucher pour que vous puissiez bien respirer.	*But first, you need to blow your nose so that you can breathe more easily.*

Respirez tranquillement.	*You need to breathe slowly.*
Cela va durer environ …	*It will last approximately …*
Je reviens dans …	*I will be back in …*
Vous avez une sonnette ici, des mouchoirs et un crachoir si besoin.	*You will find here the call button, some tissues and a container if you need to spit.*
ECG	***ECG***
Je vais vous faire un électrocardiogramme (ECG).	*I am going to perform an electrocardiogram (ECG).*
C'est un examen qui permet de surveiller l'activité électrique de votre cœur.	*It is an examination that enables to monitor the electrical activity of your heart.*
C'est un examen assez rapide et sans douleur.	*It is a quick and painless examination.*
Pouvez-vous vous asseoir dans votre lit ?	*Could you please sit up in your bed?*
Je vais remonter le lit un peu.	*I am going to lift your bed up a little.*
Pouvez-vous enlever votre T-shirt ? Votre haut ?	*Could you please take off your T-shirt? Your top?*
Vous devez enlever tout objet métallique.	*You need to take off all metallic objects.*
Si c'est un soutien-gorge à baleine, il faut l'enlever aussi.	*If you are wearing a bra that has underwiring, you need to take it off too.*
Je vais vous poser des électrodes sur le torse, les poignets et les chevilles.	*I am going to stick several leads on your chest, your wrists and your ankles.*
Je vais devoir vous raser un peu le torse.	*I will have to shave your chest for this.*
Je mets les pinces maintenant.	*I am now going to connect the clips.*
Il ne faut surtout pas parler ou bouger.	*You must not speak or move during the examination.*
Fermez les yeux et essayez de vous détendre.	*Please close your eyes and try and relax.*

HÉMODIALYSE – *HEMODIALYSIS*

Hémodialyse avec cathéter	*Hemodialysis using a catheter*
On va vous poser une voie centrale sous-clavière (voir p. 250).	*You will undergo a procedure to place a catheter in the subclavian vein, where the clavicle is.*
On vous a posé une voie centrale sous-clavière.	*You have a subclavian central line.*
Je vais brancher les lignes de dialyse sur votre cathéter.	*I am going to insert the needles into the catheter.*
Le dialyseur est une machine qui fait office de rein artificiel. Elle va filtrer et épurer votre sang.	*This machine will work as an artificial kidney. It will filter and clean your blood.*
Ce n'est pas douloureux.	*It is painless.*
Il faudra venir vous dialyser 3 fois par semaine.	*You need to come 3 times a week for a dialysis.*
Pensez à amener de quoi vous occuper, car la dialyse dure 4 heures.	*You can take along with you something to keep you busy during the dialysis, because it lasts 4 hours.*
Il faut vous peser. Pouvez-vous monter sur la balance/vous asseoir sur ce siège ?	*We need to check your weight. Could you please step on the scales/ sit on that chair?*
Je vais prendre votre température.	*I am going to check your temperature.*
Je vais retirer/inspecter le pansement.	*I am going to remove/check the dressing.*
Je vais vous brancher maintenant. C'est fait.	*I am going to insert the needles now. All done!*
Hémodialyse avec fistule	***Hemodialysis using a fistula***
Je vais brancher les lignes de dialyse sur le cathéter.	*I am going to insert the needle into the fistula.*
Cette machine fait office de rein artificiel. Elle va filtrer et épurer votre sang.	*This machine will work as an artificial kidney: it will filter and clean your blood.*
Il faudra venir vous dialyser 3 fois par semaine.	*You need to come 3 times a week for a dialysis.*

Pensez à amener de quoi vous occuper, car la dialyse dure 4 heures.	*You can take along with you something to keep you busy during the dialysis, because it lasts 4 hours.*
Lavez-vous les mains, le bras et la fistule avec de l'eau et du savon s'il vous plaît.	*Please wash you hands, arm and fistula thoroughly with water and soap.*
Il faut vous peser. Pouvez-vous monter sur la balance/vous asseoir sur ce siège ?	*We need to check your weight. Could you please step on the scales/ sit on that chair?*
Je vais prendre votre température.	*I am going to check your temperature.*
Le branchement peut être un peu douloureux. Pensez à mettre un patch 1 heure avant de venir.	*Inserting the needles can be slightly painful. You need to apply a patch/cream 1 hour before, to numb the site.*
Vous n'avez pas eu de symptômes particuliers au bras ou de manière générale (fièvre, vertiges, etc.) ?	*You haven't had any particular symptoms lately concerning the site or your health (fever, dizziness, etc.)?*
Je vais désinfecter et brancher les aiguilles.	*I am going to clean the site and insert the needles.*
Inspirez profondément et retenez votre respiration.	*Take a deep breath and hold your breath.*
Voilà, c'est fait. Cela va durer 4 heures.	*All done. It will last 4 hours.*
Pendant l'hémodialyse	***During the hemodialysis***
Je vais vous apporter une collation tout à l'heure.	*I am going to bring you something to eat later.*
Cet appareil va mesurer constamment votre tension.	*This device is going to check your blood pressure.*
Appelez-nous si vous ne vous sentez pas bien, si vous avez des vertiges, des nausées ou autre.	*Call us if you don't feel well, if you feel dizzy or nauseous, whatever is wrong with you.*
Fin de l'hémodialyse	***End of the hemodialysis***
Voilà c'est fini, je viens vous débrancher. Ça a été ? Tout va bien ?	*The dialysis is over. I am here to remove the needles. Everything went well? Are you ok?*

(fistule) Il faut comprimer les points de ponction pendant 10 minutes, afin d'arrêter le sang. Souhaitez-vous le faire vous-même ? Êtes-vous bien installé(e) ?	*(fistula) You need to apply just enough pressure on the site for 10 minutes to stop the blood flow. Do you want to do it yourself? Are you comfortable enough?*
Ça y est. Je vais vous faire le pansement.	*All done. I am going to dress the site now.*
(cathéter) Ne retirez surtout pas le pansement à la maison. C'est un pansement étanche. Vous pouvez prendre votre douche avec, sans le tremper.	*(catheter) You must not remove the dressing at home. It is a waterproof dressing. You can take a shower with it, but do not soak it.*
(fistule) Vous pourrez retirer le pansement ce soir ou demain. Surveillez qu'il ne saigne pas.	*(fistula) You may remove the dressing tonight or tomorrow. Please make sure there is no bleeding.*
Il faut vous peser à nouveau.	*We need to check your weight again.*
Recommandations	***Some advice***
Il faut éviter de prendre trop de poids.	*You need to be careful not to put on weight.*
Il faut éviter de consommer des aliments trop riches en potassium (fruits et légumes crus, fruits secs, etc.)	*You need to avoid eating food that contain potassium (raw fruits and vegetables, dried fruits, etc.).*
Il faut limiter votre consommation d'eau à 500 ml/jour.	*You need drink no more than 500 ml/one pint a day.*
Recommandations pour la fistule	***Recommendations for the fistula***
Il faudra nous avertir si autour de la fistule cela devient rouge ou chaud, ou si elle suinte.	*You need to let us know if the fistula site gets red, or warm or if its starts weeping.*
Il faudra nous avertir si vous avez des frissons ou de la fièvre.	*You need to let us know if your start shivering or if you feel feverish.*
Si un petit saignement apparaît, mettez un petit pansement stérile et appuyez doucement dessus.	*If it starts bleeding a little bit, apply a sterile gauze and press a little.*
Pensez à signaler que vous avez une fistule aux professionnels de santé.	*You must not forget to mention you have a fistula graft to the caregivers.*

Il ne faut pas dormir sur le bras de votre fistule.	*You must not sleep on the side of the fistula graft.*
Il ne faut pas porter de montre ou de bracelet ou des manches trop serrées.	*You must not wear a watch or a bracelet, or tight sleeves on the arm where the fistula is.*
Évitez tout sport violent et évitez de porter des charges lourdes sur votre bras.	*Try and avoid violent activities and do not carry heavy objects on your arm.*
Portez des gants si vous bricolez ou jardinez et n'exposez pas votre bras au soleil.	*You must wear gloves if you work outside or garden and do not suntan with your bare arm.*
Nettoyez votre bras avec de l'eau et du savon.	*You need to clean your arm with water and soap.*
Surveillez votre fistule en posant votre main dessus. Vous devez percevoir un frémissement. S'il diminue ou disparaît, appelez-nous rapidement.	*You must monitor your fistula by laying a finger on it. You should feel a "thrill". If it weakens or disappears, you need to let us know very quickly.*
Explication sur la pose de la fistule	***Explaining a fistula graft***
Vous allez subir une intervention pour remplacer le cathéter par une fistule artérioveineuse.	*You will undergo a surgical procedure to replace the catheter with an arteriovenous fistula.*
C'est une petite incision chirurgicale pour connecter une veine à une artère.	*It is a little surgical incision performed in your arm to connect an artery with a vein.*
C'est une intervention très courte sous anesthésie locale ou générale.	*It is a very short procedure under a local or general anaesthesia.*
On pourra ensuite brancher le dialyseur à la fistule.	*We will then be able to insert the needle into the fistula.*
La fistule sera sur votre bras non dominant (à gauche si vous êtes droitier, et vice versa).	*The fistula graft must be inserted in your left arm if you are right-handed and vice-versa.*
Il faudra attendre 4 semaines pour qu'elle soit fonctionnelle.	*We will have to wait for 4 weeks for it to work properly.*
Pensez à appliquer un patch/une crème anesthésiante 1 heure avant de venir à la dialyse.	*You will need to apply a patch/cream 1 hour before coming for your dialysis, in order to numb the site.*

PONCTIONS ET ASSISTANCE DU MÉDECIN – *ASSISTING THE PHYSICIAN IN PERFORMING TAPS*

Explication et vérifications (voir explication de chaque ponction chapitre 9, p. 166)	***Explaining and checking***
Le médecin viendra vous faire à … heure : – une ponction lombaire - rachicentèse – une ponction médullaire - myélogramme – une ponction/drainage pleural(e) – thoracentèse – une ponction d'ascite – une ponction péricardique - péricardiocentèse – une ponction – biopsie hépatique – une ponction articulaire	*The doctor will perform at …:* *– a spinal tap – lumbar puncture* *– a bone marrow aspiration* *– a pleural tap – chest drain – thoracentesis* *– an ascetic tap* *– a pericardial tap - pericardiocentesis* *– a liver biopsy* *– a joint aspiration*
Il faut raser le site avant la procédure.	*I am going to shave the site before the procedure.*
Je vais vous appliquer une crème anesthésiante. Il faut 1 heure environ pour qu'elle agisse.	*I am going to apply a local cream to numb the area. It takes an hour to work.*
Le médecin va vous injecter un anesthésiant local pour endormir le site de ponction.	*The doctor will inject a local anaesthetic to numb the area.*
C'est un examen désagréable mais non douloureux grâce à l'anesthésiant.	*It is a painless procedure (due to the anaesthetic) but it is still uncomfortable.*
Êtes-vous sous anticoagulants ?	*Do you take anticoagulants?*
Souffrez-vous d'hypertension intracrânienne ?	*Do you suffer from intracranial hypertension?*
Il faut vous peser. Merci de monter sur la balance.	*We need to check your weight. Please step on the scales.*

Votre groupe sanguin est bien ... ?	*Your blood type is ..., isn't it?*
Je vais vous donner un tranquillisant.	*I am going to give you a tranquiliser.*
Pourriez-vous remonter/enlever votre haut/T-shirt ?	*Could you lift up/remove your top/T-shirt, please?*
Positions des ponctions (voir toutes les positions p. 28)	*Positions*
Ponction lombaire - rachicentèse	***Spinal tap***
(Assis) Vous devez vous asseoir sur le bord du lit et poser les pieds sur ce tabouret.	*You need to sit on the edge of the bed and put your feet on the stool in front of you.*
Croisez les bras et posez-les sur le coussin qui est sur cette table devant vous.	*You must cross your arms, lean forward and hug the pillow in front of you.*
Posez votre front sur vos bras croisés, et collez votre menton à la poitrine.	*You must lay your forehead on your arms and bend your neck so your chin is close to your chest.*
Gardez votre dos bien arrondi et ne surtout pas bouger.	*You must hunch your back and keep very still.*
(Latéral) Le docteur préfère que vous soyez allongé(e) en position fœtale – en chien de fusil.	*The doctor would rather you lied down, in a foetal position, so you need to curl up in a ball.*
Tournez-vous sur le côté et mettez le menton et les genoux contre la poitrine.	*You must turn on one side and bring your chin and both knees towards your chest.*
Ponction médullaire - myélogramme	***Bone marrow aspiration***
(Dos) Il faut vous allonger sur le dos.	*You must lie down on your back, please.*
(Ventre) Allongez-vous sur le ventre, avec les mains croisées sous votre tête.	*Lie down on your stomach, please, with your arms folded under your head.*
(Latéral) Le docteur préfère que vous vous allongiez sur le côté gauche/droit.	*The doctor would rather you lied down on your left/right side.*

Ponction – drainage pleural(e) – thoracentèse	***Chest drain - pleural tap – thoracentesis***
(Assis) Vous devez vous asseoir sur le bord du lit et laisser vos pieds ballants/poser vos pieds ici.	*You need to sit on the edge of the bed and let your feet dangle/put your feet here in front of you.*
Croisez les bras et posez-les sur le coussin qui est sur cette table devant vous.	*You must cross your arms, lean forward and hug the pillow in front of you.*
(Dos) Il faut vous allonger sur le dos, et mettre votre bras droit/gauche sous votre tête.	*You must lie down on your back and put your right/left arm under your head.*
Ponction d'ascite, péricardique et hépatique	***Ascetic, pericardial taps and liver biopsies***
(Dos) Il faut vous allonger sur le dos.	*You must lie down on your back, please.*
Positionnez votre main droite/gauche sous votre tête.	*Please put your right/left hand under your head.*
Positionnez votre tête à gauche/à droite.	*Please turn your head on your left/right.*
(Latéral – hépatique) Le docteur préfère que vous vous allongiez sur le côté gauche, avec votre bras droit au-dessus de la tête.	*The doctor would rather you lied down on your left side, with your right hand above your head.*
Accompagner le patient	*Supporting the patient*
Le médecin va d'abord vous injecter un anesthésiant local à l'endroit de la piqûre.	*The doctor will first inject a local anaesthetic. It will numb the area where the needle will be inserted.*
Le docteur va désinfecter la peau (inciser) et piquer. Ne bougez SURTOUT pas.	*The doctor will disinfect your skin (do a small cut) and prick. You must keep VERY still.*
(Pour les drainages) le docteur va placer un petit tube souple qui va drainer l'épanchement/collecter un peu de liquide.	*The doctor will insert a small flexible tube to drain fluids/to collect some fluid.*
Cette procédure va durer	*This procedure will last ....*
Cette procédure va vous soulager rapidement.	*This procedure is going to quickly relieve you.*

Je reste avec vous, ne vous inquiétez pas.	*I will stay with you during the procedure. Don't worry.*
Comment vous sentez-vous ? Avez-vous mal ?	*How are you feeling? Does it hurt?*
Avez-vous des nausées ? Des vertiges ?	*Do you feel sick? Do you feel dizzy?*
Avez-vous des fourmillements quelque part ? Des engourdissements ?	*Do you have pins and needles somewhere? Do you feel numb?*
C'est presque fini, vous vous en sortez très bien.	*It's almost done. You are doing very well.*
Voilà, c'est fait. Je vais vous faire le pansement.	*There. All done. I am going to do a dressing.*
Je vais vous aider à vous allonger sur le ventre/sur le dos/sur le côté.	*I am going to help you lie down on your stomach/on your back/ on your side.*
Vous devez rester allongé€ et vous reposer pendant au moins ...	*You must remain like this and rest for at least ...*
Si vous avez des maux de tête, dites-le-nous.	*If you have headaches, let us know.*
Il faut vous peser à nouveau.	*We need to check your weight again.*
Je vous laisse maintenant. Appelez-moi si ça ne va pas.	*I'll take my leave now, call me if you don't feel well.*

SPÉCIAL BÉBÉS – *FOR BABIES*

Test de Guthrie	*Guthrie test*
Bonjour, vous êtes bien les parents du petit .../de la petite ... ?	*Hello. Are you the parents of baby ...?*
Quel âge a-t-il/elle ?	*How old is he/she?*
Avec quel type de lait est-il/elle alimenté ?	*What type of milk do you feed the baby with?*
Depuis quand ?	*How long have you been feeding him/her?*
Cela se passe bien ?	*Everything goes well?*
Tous les bébés, à leur naissance, doivent subir un test, qui s'appelle le test de Guthrie.	*Every baby, when they have just been born, must undergo a test called the Guthrie test.*
Il permet de vérifier que votre enfant n'est pas atteint de certaines maladies génétiques graves.	*It is a test to make sure your baby was not born with certain congenital genetic diseases.*
C'est très rapide et très simple. Le bébé ne sentira presque rien.	*It is very fast and very easy. The baby will feel almost nothing.*
Je vais piquer son talon et recueillir quelques gouttes de sang.	*I am going to prick your baby's heel to collect a few blood drops.*
Êtes-vous d'accord ?	*Do you consent to this test?*
Avez-vous des questions ?	*Do you have any questions about it?*
Voulez-vous assister à ce test ?	*Would you like to be here when I do the test?*
Je vous donne un document à signer.	*Here is a consent form you need to sign.*
J'ai besoin de quelques informations.	*I need some information.*
A-t-il/elle eu des problèmes de santé jusqu'ici ?	*Has the baby had any health issues so far?*
Quand puis-je venir faire le test ?	*When can I come back to perform the test?*
Quand est-il/elle réveillé(e) ?	*When is the baby awake?*

Quand prend-il/elle le sein ?	*When is the next time you breastfeed the baby?*
Pour qu'il/elle ne sente rien, vous pouvez l'allaiter. Ça le/la réconfortera.	*You can breastfeed the baby if you wish him/her not to feel anything. It will comfort him/her too.*
Pour qu'il/elle ne sente rien, on peut lui donner un biberon avec une solution sucrée. Voulez-vous lui donner ?	*You can give the baby a baby bottle filled with a sweet beverage, if you wish him/her not to feel anything. Do you wish to give him/her that?*
Je vais être très rapide. Câlinez-le/la pour le/la rassurer.	*I will be very quick. Would you mind hugging the baby to comfort him/her?*
Voilà, c'est fait. Je vais lui faire un pansement.	*All done. I will dress the wound now.*
Vous ne recevrez pas de résultats. Vous serez rappelés seulement s'il y a un doute.	*You will not receive any information, except if there is a doubt.*
Soins du visage	***Face care***
Bonjour, vous êtes bien les parents du petit/de la petite … ?	*Hello. Are you the parents of baby …?*
Quand souhaitez-vous lui donner le bain ?	*When would you like to bathe him/her?*
Je reviendrai à ce moment-là pour lui faire les soins du visage.	*I will be back then for the face care.*
Je viens lui nettoyer les yeux, les oreilles et le nez. Voulez-vous observer ?	*I am going to clean his/her eyes, ears and nose. Would you like to watch?*
Il faut nettoyer les yeux avec du sérum physiologique sur une compresse.	*You need to clean his/her eyes with a compress dampened with physiological saline.*
Les paupières fermées, il faut partir de l'angle le plus propre vers le plus sale.	*You need to start cleaning the eye from its cleanest angle to the dirtiest (with his/her eyes closed).*

Ne revenez pas en arrière. Recommencez avec une nouvelle compresse à chaque fois.	*Never come back with the compress. Start with a new clean compress each time.*
Pour les oreilles, il faut aussi utiliser une compresse seule et bien sécher.	*To clean your baby's ears, once he/she is out of the bath, you need to use a dry compress and dry them thoroughly.*
Il faut nettoyer et bien sécher le pavillon, le lobe et l'entrée du conduit.	*You need to clean and dry the auricle, the earlobe, and the canal opening.*
N'utilisez jamais de coton-tige. Vous risqueriez de lui faire mal.	*You must never use a cotton swab/Q-Tip®as you might hurt him/her.*
Pour le nez, il faut enrouler un peu de coton entre vos doigts et l'imbiber de sérum.	*To clean his/her nose, you need to roll up some cotton between your fingers and dampen it with saline.*
Il faut utiliser un coton par narine.	*You need to use one clean cotton for each nostril.*
Enfin, il faut nettoyer le reste du visage avec une nouvelle compresse avec un peu d'eau.	*Then, you need to clean the whole face with a new compress dampened with some water.*
Parlez-lui quand vous lui faites des soins, ça le/la rassure !	*It is good to talk to your baby while you take care of him/her in order to soothe him/her.*
Soins du cordon	***Cord care***
Il faut nettoyer le cordon ombilical à chaque bain, et à chaque fois qu'il est sale.	*You need to clean the umbilical cord after each bath, and every time it is dirty.*
Retirez vos bijoux, vos bagues et votre montre et lavez-vous soigneusement les mains.	*You must remove all jewellery, rings and watch. You need to wash your hands thoroughly.*
Il faut nettoyer le cordon de votre enfant avec une compresse et de la Biseptine®.	*You need to clean your baby's cord with a compress and some Biseptine®.*
Il faut nettoyer en escargot de la base vers la périphérie.	*You need to clean it, as if you were drawing a snail, starting from the cord basis to the periphery.*

Couveuse – incubateur	*Incubator*
Votre bébé doit être mis en couveuse.	*Your baby will be placed in an incubator.*
C'est un habitacle fermé et chauffé.	*It is like a closed and heated cocoon.*
Votre bébé y sera comme dans le ventre de sa maman.	*Your baby will feel as he/she used to when he/she was in his mother's womb.*
La couveuse est transparente, donc vous pourrez le/la voir, lui parler, le/la rassurer et même le/la toucher.	*The incubator is transparent so you will be able to see, talk, soothe and even touch your baby.*
Votre bébé doit être mis sur une table chauffante.	*Your baby must be placed on a heating table.*
Cela va permettre à votre bébé de prendre du poids.	*It will help your baby to put on weight.*
Cela va permettre à votre bébé de prendre des forces.	*It will help your baby to be stronger.*
Cela va permettre à votre bébé de réguler sa température.	*It will help your baby to regulate his temperature.*
Vous pouvez lui laisser un vêtement ou un doudou pour qu'il/elle garde votre odeur près de lui/d'elle.	*You can give him/her a piece of clothes, or a cuddly toy/comforter. If it has your scent on it, it will comfort him.*
Avez-vous des questions ?	*Do you have any questions I might answer to?*
Photothérapie	***Phototherapy***
Nous allons placer votre bébé dans une couveuse où il va être traité par la lumière.	*We need to place your baby in an incubator that is going to treat him/her with light.*
La photothérapie permet de traiter la jaunisse de votre bébé.	*Phototherapy helps treat jaundice in babies.*
La jaunisse est un problème assez fréquent chez les nourrissons, mais qui n'est pas grave.	*Jaundice is a very common condition in new-borns, but it is harmless.*
La photothérapie est une lumière bleue intense, qui ne contient pas de rayons X.	*Phototherapy is an intense blue light, that does not contain X-rays.*

Les yeux de votre bébé vont être protégés par un masque en tissu.	*Your baby's eyes will be protected by a mask made of cloth.*
Le traitement est d'une durée variable. Parfois quelques heures suffisent.	*The treatment has a variable duration. Sometimes, a few hours will solve the problem.*
On peut mesurer s'il y a besoin de photothérapie avec une petite machine appelé le bilirubinomètre transcutané (BTC).	*We can measure if your baby needs phototherapy, using a little machine called a transcutaneous bilirubin meter (BTC).*
On appuie sur le front et sur le torse nu de l'enfant pour mesurer.	*We press a little on your baby's forehead and bare chest to measure it.*
C'est indolore pour le bébé.	*It is totally painless for your baby.*
Sonde nasogastrique	***Nasogastric tube***
On va poser à votre bébé une sonde nasogastrique. C'est un tout petit tuyau.	*We are going to insert a nasogastric tube to your baby. It is a very small tube.*
On le passe par le nez ou par la bouche pour aller directement dans l'estomac de votre bébé.	*It goes through the nose and mouth to end directly into your baby's stomach.*
Comme votre bébé est trop petit pour téter tout seul, cela permet de lui donner du lait, sans qu'il/elle ait à avaler.	*As your baby is too tiny to eat by himself, it will help feed him with milk without him/her having to swallow.*
Il/elle est trop petit(e) pour prendre du lait maternisé.	*He/she is too tiny to be fed with formula milk.*
Si vous souhaitez allaiter, on peut lui donner votre lait.	*If you wish to breastfeed your baby, we could feed him/her with your breast milk.*
On va lui donner du lait provenant du lactarium.	*We are going to feed him/her with breast milk that comes from milk donations.*
Ce lait maternel provient de donneuses. Il a été mélangé et pasteurisé.	*This breast milk comes from donors and has been mixed and pasteurised.*

Scope	*Scope*
On va coller des électrodes sur le thorax de votre bébé. Ce n'est pas douloureux.	*We are going to stick some electrodes on your baby's chest. It is painless.*
Cela va permettre de surveiller sa respiration, son cœur et l'oxygène dans son sang.	*It will enable to check his/her breathing, heartbeat and his/her blood oxygen.*
Alimentation	***Feeding your baby***
Je vais vous montrer comment préparer le biberon de votre bébé.	*I am going to show you how to prepare a baby bottle for your baby.*
Prenez un lait maternisé de 1er âge, et ensuite 2e âge. Ce sont des laits enrichis.	*You need to choose the baby formula meant for new-borns and then babies. They contain supplements.*
Il faut mettre 1 cuillère mesure pour 30 ml d'eau. Il est très important de respecter les mesures.	*You need to put one measuring spoon for 30 ml of water. It is very important to respect that.*
Ne chauffez jamais le biberon aux micro-ondes. Le lait risquerait d'être bien trop chaud.	*Do not microwave the baby bottle. The milk might get too hot.*
Vérifiez que le contenu ne soit pas trop chaud en versant quelques gouttes sur votre avant-bras.	*Always check that the milk is not too hot, by dripping a few drops on your forearm.*
Vous pouvez ajouter un épaississant pour éviter les régurgitations.	*You can add a thickener to prevent your baby from regurgitating.*
Température	***Temperature***
Placez le thermomètre sous l'aisselle et attendez un peu après le « bip » pour que se soit précis.	*Apply the thermometer under his/her armpit and wait for it to "beep", in order to have a precise temperature.*
On prend la température avant le bain pour s'assurer qu'il/elle n'ait pas déjà froid avant de le/la déshabiller.	*Check the baby's temperature before his/her bath, to make sure he/she is not feeling cold before undressing him/her.*
La température du bain doit être à 37 °C. Pensez à vérifier la température en plongeant votre coude.	*The bath temperature must be at 37 degrees. You can check it by dipping your elbow into the bath.*

Chapitre 16
Prévenir

Dans ce chapitre, vous trouverez des phrases utiles pour aborder des questions et des conseils de prévention sur le tabac, l'alimentation, l'alcool, le sport, le sommeil, les infections sexuellement transmissibles, la contraception et les gestes barrières.

TABAC – *TOBACCO*

Quel type de tabac consommez-vous ?	*What type of tobacco do you smoke?*
1) cigarettes	*1) cigarettes*
2) tabac à rouler	*2) hand-rolling tobacco*
3) cigares	*3) cigars*
4) pipes	*4) pipes*
5) narguilé ou chicha	*5) hookah or chicha*
6) bidies	*6) beedies*
Depuis quand fumez-vous ?	*How long have you smoked?*
1) moins de 5 ans	*1) less than 5 years*
2) entre 5 et 10 ans	*2) between 5 and 10 years*
3) entre 11 et 15 ans	*3) between 11 and 15 years*
4) entre 16 et 20 ans	*4) between 16 and 20 years*
5) plus de 20 ans	*5) more than 20 years*
6) plus	*6) more*
Quelle quantité de cigarettes fumez-vous par jour ?	*How many cigarettes do you smoke each day?*
1) moins de 5	*1) less than 5*
2) entre 5 et 10	*2) between 5 and 10*
3) entre 11 et 20	*3) between 11 and 20*
4) plus d'un paquet	*4) more than 1 pack*

5) plus de deux paquets	*5) more than 2 packs*
6) plus	*6) more*
Quelles sont les situations qui vous amènent à fumer ?	*In which circumstances do you likely smoke?*
1) pour commencer la journée	*1) to start the day*
2) comme coupe-faim	*2) as an appetite-suppressant*
3) comme coup de fouet	*3) to boost the energy*
4) comme déstressant	*4) to be less stressed*
5) comme repère journalier	*5) as a daily habit*
6) comme excuse de pause	*6) as an excuse to take a break*
7) comme source de plaisir	*7) for pleasure*
Quelques conseils	***Some advice***
Le tabagisme passif est identifié comme facteur de risque à part entière ; il est donc important de vous isoler pour fumer et d'éviter des endroits partagés avec des non-fumeurs.	*Passive smoking is a proven risk factor, so it is essential to be on your own when you smoke and avoid smoking in areas shared with non-smokers.*
Quand vous décidez d'arrêter de fumer, n'essayez pas la cigarette plaisir car elle est très souvent responsable d'une reprise tabagique plus importante.	*When you decide to stop smoking, you must not start by keeping your "favourite ones", because they often are responsible for relapses.*
Il existe des substituts nicotiniques qui peuvent vous aider à faire face aux symptômes de manque comme l'irritabilité, la nervosité ou les troubles du sommeil.	*There are products that help replace nicotine and help soothe withdrawal symptoms such as irritability, anxiety and sleep disorder.*

Associez votre entourage à votre décision d'arrêter de fumer ; leur soutien peut vous être précieux.	*You need to tell your relatives about your decision, as their support may be essential.*
Évitez les endroits où l'on fume.	*Try to avoid smoking areas.*
Une forte envie de fumer ne dure pas plus de 5 minutes. Mettez en œuvre des réflexes de diversion pour faire face au besoin urgent de fumer comme boire de l'eau, mâcher un chewing-gum, laver vos mains, aller marcher.	*Your craving for a cigarette will not last more than 5 minutes. When it happens, you need to keep your mind off your craving by drinking a glass of water, chewing some gum, washing your hands or going for a walk.*
Il est difficile de changer son habitude de consommation tabagique. Cela peut prendre du temps et peut nécessiter plusieurs tentatives.	*It is difficult to modify your smoking habits. It may take some time and may request several attempts to succeed.*
Il existe des professionnels, des organismes et des sites internet pour vous accompagner dans votre volonté de baisser ou d'arrêter votre consommation de tabac.	*You can have professional support from doctors, organisations, websites to help you reduce and stop your nicotine consumption.*
Associez votre arrêt tabagique à une alimentation équilibrée pour faire face à une prise de poids non souhaitée.	*You need, along with your decision, to have a well-balanced diet in order to prevent gaining too much weight.*
Buvez de l'eau jusqu'à 1,5 litre par jour, ce qui va vous aider à combattre les envies de fumer.	*You need to drink a lot of water (up to 1,5 litre per day, or 3 pints) as it helps fight your cravings.*

ALCOOL – *ALCOHOL*

Quel type d'alcool consommez-vous ?	*What type of alcohol do you drink?*
1) bière	*1) beer and ale*
2) alcool fort	*2) spirits*
3) vin	*3) wine*
4) cocktails	*4) cocktails*
5) cidre	*5) cider*
6) autre	*6) other*
Depuis quand consommez-vous de l'alcool ?	*How long have you been drinking alcohol?*
1) moins de 5 ans	*1) less than 5 years*
2) entre 5 et 10 ans	*2) between 5 and 10 years*
3) entre 11 et 15 ans	*3) between 11 and 15 years*
4) entre 16 et 20 ans	*4) between 16 and 20 years*
5) plus de 20 ans	*5) more than 20 years*
6) plus	*6) more*
Quelle est la fréquence de votre consommation d'alcool ?	*How often do you drink?*
1) une fois par mois	*1) once a month*
2) 2 fois par mois	*2) twice a month*
3) 1 fois par semaine	*3) once a week*
4) 2 à 3 fois par semaine	*4) 2 or 3 times a week*

5) 4 à 5 fois par semaine	*5) 4 or 5 times a week*
6) tous les jours	*6) every day*
Un parent, un ami, un médecin ou un autre soignant s'est-il inquiété de votre consommation d'alcool ou a-t-il suggéré que vous la réduisiez ?	*Did a friend, a relative, a physician or a caregiver get worried about your alcohol consumption and suggest you might reduce it?*
1) non	*1) no*
2) oui, mais pas cette année	*2) yes, but not this past year*
3) oui, pendant cette année écoulée	*3) yes, this past year*
Quelques conseils	***Some advice***
Buvez de l'eau si vous avez soif. L'alcool ne permet pas de calmer la soif. C'est même le contraire.	*You must drink water when you are thirsty. Alcohol will not help quench your thirst! On the contrary!*
Avant de boire de l'alcool, mangez quelque chose si vous avez faim.	*Before drinking alcohol, you must eat something, especially if you are hungry.*
Buvez de préférence dans un verre et non à la bouteille. En effet, vous boirez probablement plus à la bouteille, car vous en verrez moins vite le fond.	*You need to drink out of a glass and not out of a bottle. As you don't see the bottom of it, you tend to drink more when it is out of a bottle.*
Ne mélangez pas plusieurs sortes de boissons alcoolisées : cela perturbe votre estomac et vous donne envie de vomir plus rapidement.	*Don't mix different types of alcohol: it confuses your stomach and makes you sick more quickly.*
Ne forcez pas quelqu'un à boire si cette personne n'en a pas envie.	*Don't push someone to drink alcohol if they are not willing to.*
Prévoyez toujours un stock de boissons non alcoolisées lors d'une fête ou en cas de visite.	*Keep non-alcoholic beverages at home: it is useful when you have a party or when someone drops by.*

Si vous sortez à plusieurs, mettez-vous d'accord auparavant sur celui ou celle qui restera sobre et ramènera les autres en voiture. Ou organisez un retour en taxi.	*If you go out, sort out who is going to be "Sam" and remain sober to drive everybody home safely. Or book a cab for the way home.*
Reposer votre verre après chaque gorgée générera une consommation moins importante.	*Put down your glass every time you take a sip: you will drink less doing so.*
Prenez la peine d'essayer des cocktails sans alcool : vous seriez surpris de leur goût !	*Try and taste non-alcoholic cocktails: you will be surprised how good they are!*
Il existe des professionnels, des organismes et des sites internet pour vous accompagner dans votre volonté de baisser ou d'arrêter votre consommation d'alcool.	*You can have professional support from doctors, organisations and websites to help you reduce your alcohol consumption.*

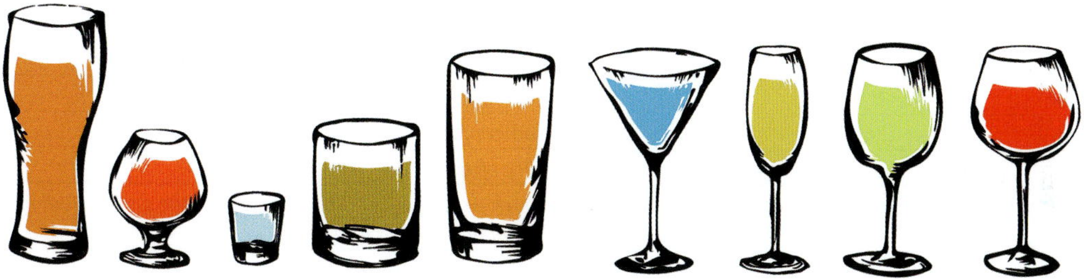

ALIMENTATION – *FOOD*

Pensez-vous que l'alimentation et les habitudes alimentaires jouent un rôle sur l'état de santé ?	*Do you believe food and food habits play an important role in keeping you healthy?*
1) pas du tout	*1) not at all*
2) plutôt non	*2) not really*
3) cela dépend	*3) it depends*
4) plutôt oui	*4) yes*
Vous arrive-t-il de sauter des repas ?	*Do you skip meals?*
1) jamais	*1) never*
2) occasionnellement	*2) sometimes*
3) assez souvent	*3) rather often*
4) très souvent	*4) very often*
Vous arrive-t-il de « grignoter » entre les repas ?	*Do you nibble – snack between meals?*
1) jamais	*1) never*
2) occasionnellement	*2) sometimes*
3) assez souvent	*3) rather often*
4) très souvent	*4) very often*
Quelle quantité de liquide (eau, thé, tisane, etc.) buvez-vous dans une journée ?	*How much water do you drink throughout the day (including tea and herbal tea)?*
1) un à deux verres	*1) one or two glasses*
2) trois verres	*2) three glasses*

3) quatre verres et plus	*3) four glasses and more*
4) je ne bois pas	*4) none*
Quelques conseils	***Some advice***
Un bon équilibre alimentaire c'est « manger de tout, avec modération ».	*In order to have a well-balanced diet, you need to eat a little of everything, without binging.*
Prenez une collation le matin si vous vous levez tôt, l'après-midi si vous rentrez tard. Elle limitera les envies de grignotage avant de passer à table (fromage blanc, fruit associé à une boisson, un grand verre d'eau, du thé ou du café léger).	*If you get up early, take a mid-morning little snack. If you go home late, take a mid-afternoon little snack (yoghurt, fruit with a drink, a glass of water, some tea or light coffee). It will stop you from nibbling before lunch or dinner.*
Les aliments et boissons sucrés sont à consommer avec modération.	*Reduce the consumption of food and beverages that are high in sugar.*
Mangez sainement, à heure fixe.	*Try and eat healthy food at a set time each day.*
Mastiquez bien les aliments avant de les avaler, cela apportera entre autres une sensation de satiété plus rapidement.	*You need to fully chew the bites you take before swallowing them. You will feel full more quickly.*
Hydratez votre corps en buvant de l'eau tout au long de la journée et, de préférence, régulièrement.	*Drink plenty of water throughout the day, in several intakes.*
Divisez par deux votre consommation de sel.	*Cut your salt consumption by two.*
Mangez et surtout bougez ! Marchez tous les jours pendant au moins 20 à 30 minutes.	*You also need to exercise: walking every day for 20-30 minutes is excellent!*
Il existe des professionnels, des organismes et des sites internet pour vous accompagner dans votre volonté de modifier votre alimentation et vos habitudes alimentaires.	*You can have professional support from doctors, organisations, and websites to help you change your eating habits.*

SPORT – *EXERCISE*

D'une manière générale pour vos loisirs, préférez-vous plutôt des activités…	*In your spare time, you enjoy activities…*
1) qui vous amènent à sortir de chez vous	*1) that you do outside*
2) qui peuvent être pratiquées à la maison	*2) that you do at home*
3) je ne sais pas	*3) I don't know*
Parmi les activités physiques suivantes, quelles sont celles que vous pratiquez ?	*Among the following activities, which ones do you practise?*
1) s'occuper d'un jardin potager	*1) gardening*
2) faire une randonnée d'au moins une demi-journée, à pied ou à vélo	*2) hiking or cycling (for at least a half-day)*
3) faire du footing ou du jogging	*3) jogging*
4) faire du yoga ou de la relaxation	*4) yoga or relaxation*
5) une autre activité physique ou sportive	*5) another sport or activity*
6) aucune de ces activités	*6) none of these activities*
Quelle est la fréquence de vos activités physiques ?	*How often do practise your activities?*
1) une fois par mois	*1) once a month*
2) 2 fois par mois	*2) twice a month*
3) 1 fois par semaine	*3) once a week*
4) 2 à 3 fois par semaine	*4) 2 or 3 times a week*
5) 4 à 5 fois par semaine	*5) 4 or 5 times a week*

Quelques conseils	*Some advice*
Le bénéfice pour l'organisme est accentué si l'on pratique une activité physique régulièrement, même à petites doses, plutôt qu'une longue séance le week-end.	*It is better for your body if you exercise a little more often rather than exercise a lot once a week.*
On ne doit jamais pratiquer un exercice sportif jusqu'à l'essoufflement. L'alternance marche et jogging est recommandée aux personnes qui commencent à courir.	*You must never exercise up to becoming out of breath. When you start jogging, it is good to switch between jogging and walking.*
Pour atteindre son meilleur rendement, un muscle doit frôler les 38 °C. Donc, avant de foncer tête baissée dans un sport, mieux vaut consacrer 10 minutes à s'échauffer.	*To reach its full capacity, a muscle needs to warm up to 38 degrees, so take the time to warm up (10 minutes)*
Ne fumez jamais pendant l'heure qui précède ni les 2 heures qui suivent une pratique sportive.	*You must not smoke before exercising and after (wait for 2 hours).*
S'hydrater et bien dormir, ce sont les rituels gagnants.	*Drink plenty of water and have a good night sleep: those are the keys to remaining fit.*
La sensation de soif est déjà le signe d'une déshydratation. Il est donc important de la repérer et de répartir sa consommation d'eau pendant l'activité.	*Don't wait for being thirsty to drink. You need to avoid dehydration by drinking throughout your practise.*
Si vous pouvez : faire du sport tous les matins est souvent considéré comme la meilleure méthode pour être en forme. Certains y arrivent dès le lever mais d'autres préfèrent se laisser 30 minutes pour « émerger ».	*If you can, exercising every morning is proven as the best way to stay fit. Some people exercise as soon as they get up, while others wait for 30 minutes to be fully awake.*
Créez-vous des habitudes sportives, des rendez-vous ritualisés ; cela permet de rythmer son corps et d'éviter de « sauter » des séances.	*Try and have exercising habits, rituals: it will help your body to keep up and enable you to avoid skipping practise.*
Bien choisir le lieu de son activité sportive en profitant de la première séance de découverte (souvent gratuite).	*You need to choose wisely where to exercise by trying at the first (often free) session.*
Aller au sport entre ami(e)s peut s'avérer très efficace quand on veut prévenir les éventuelles baisses de motivation.	*Going to your weekly practise with friends is a good means to keep your motivation.*

SOMMEIL – *SLEEP*

Êtes-vous un petit ou un gros dormeur ?	*Are you a short or long sleeper?*
Êtes-vous du matin ou du soir ?	*Are you a morning-person or an evening-person?*
Si vous viviez sans contrainte, imaginez à quelle heure vous trouveriez normal d'aller au lit :	*If you had no obligations, what time would you like to go to bed?*
1) avant minuit	*1) before midnight*
2) entre minuit et 1 heure du matin	*2) between midnight and 1 am*
3) après 1 heure du matin	*3) after 1 am*
Comment réagissez-vous à une nuit sans sommeil (voyage, veiller un enfant malade, etc.) ?	*How do you cope with a sleepless night (due to a jetlag, sick children, etc.)?*
1) vous dormez une bonne partie de la journée	*1) you sleep through the day*
2) vous essayez de faire une petite sieste	*2) you try to take a nap*
3) vous n'êtes pas sûr(e) d'arriver à faire la sieste	*3) you are not sure you can nap*
Quelques conseils	***Some advice***
Ne buvez ni café, ni thé l'après-midi, ni boisson stimulante/excitante.	*Avoid drinking coffee or tea in the afternoon, as well as energising beverages.*
Prendre un bain chaud n'est pas une bonne idée pour bien dormir car notre corps abaisse sa température interne pour se programmer à dormir ; c'est un bain tiède (37 °C au maximum), qui vous apaisera.	*Soaking in a bath before going to bed is a good idea only if it is warm (37 °C) and not hot, as your body needs to cool when you fall asleep.*

Maintenez une température fraîche dans votre chambre en ne dépassant pas les 18–19 °C, en pensant à bien l'aérer tous les jours.	*Try and keep a temperature around 18-19 °C in your bedroom. It is also important to ventilate your bedroom every day.*
Pas d'ordinateur ni de télévision dans la chambre du fait de la lumière « bleue » des écrans qui stimule l'éveil.	*Do not keep a computer or TV in your bedroom, as the "blue light" coming from the screen is interfering with your sleep.*
Le lit doit être uniquement dédié au sommeil, à l'amour et à la nuit.	*The bed should be only for sleeping and making love at night.*
Vive l'obscurité et le silence dans votre chambre ! Débarrassez-vous des bruits parasites et isolez votre chambre en un cocon protecteur.	*Darkness and silence are necessary to provide a good night sleep. It is important to get rid of unwanted noises.*
Essayez des boules Quiès® si votre conjoint(e) ronfle ou si vous êtes gêné(e) par des bruits parasites.	*Try to put on earplugs if your partner tends to snore or if you have unwanted noises.*
Écoutez les signaux du sommeil pour aller dormir, comme le clignement des yeux, les bâillements ou les paupières lourdes.	*Listen to your body when sleep is needed: you start blinking, yawning and your eyelids get heavy.*
Si vous souffrez d'insomnie, détendez-vous mais évitez de faire une sieste si vous ressentez de la fatigue importante au cours de la journée.	*If you suffer from insomnia, try to relax and try to avoid napping during the day.*

INFECTIONS SEXUELLEMENT TRANSMISSIBLES (IST) – *SEXUALLY TRANSMITTED DISEASES (STD)*

Utilisez-vous un moyen de contraception ?	*Do you have a contraceptive?*
1) oui	*1) yes*
2) non	*2) no*
Si oui, lequel ?	*If you do, which one do you use?*
1) pilule contraceptive	*1) the contraceptive pill*
2) diaphragme	*2) diaphragm*
3) stérilet (dispositif intra-utérin [DIU])	*3) intra-uterine device (IUD)*
4) implant	*4) implant*
5) anneau vaginal	*5) vaginal ring*
6) préservatif masculin	*6) male condoms*
7) préservatif féminin	*7) female condoms*
6) patch	*6) patch*
7) spermicide	*7) spermicide*
8) cape cervicale	*8) cervical cap*
9) injections	*9) injections*
Connaissez-vous son pouvoir de protection contre les infections sexuellement transmissibles ?	*Do you know how much protection you get against sexually transmitted diseases with it?*
Que faites-vous en cas de suspicion d'infections sexuellement transmissibles ?	*What would you do if you think you might have caught a sexually transmitted disease?*
1) vous appelez votre petit(e) ami(e)	*1) you call your boyfriend/girlfriend*
2) vous appelez votre médecin	*2) you call your doctor*

3) vous allez faire un dépistage gratuit	*3) you go for a free screening test*
4) vous allez chercher des médicaments chez votre pharmacien	*4) you go to the chemist's to buy over-the-counter medicines*
5) vous utilisez des médicaments qui vous restent à la maison	*5) you use left-over medicines you have in your cupboard at home*
Quelques conseils	***Some advice***
Les IST ne guérissent pas seules : il existe des traitements efficaces qui évitent la propagation et stoppent l'évolution de la maladie.	*STDs will not heal on their own. Very efficient treatments can be found to avoid propagation and stop the progression of the disease.*
Ne négligez pas une IST, car vous prenez le risque de complications et séquelles parfois handicapantes (douleurs chroniques abdominales, stérilité, etc.).	*If you have caught an STD, do not ignore it, as you are very likely to suffer from complications and after-effects that can sometimes be very disabling (chronic stomach-aches, sterility, etc.).*
Il est impératif de consulter un médecin afin d'obtenir le traitement adapté à la maladie et à son propre cas. Ne vous soignez pas seul(e) !	*It is essential to take a medical appointment in order to get the right treatment (according to the disease and to you!). Do not try and cure it yourself!*
Respectez la dose et la durée du traitement prescrit pour vous soigner efficacement.	*You must respect the posology and duration of treatment in order to be fully rid of the STD.*
Pendant le traitement, utilisez toujours un préservatif avec votre/vos partenaire(s).	*During the duration of the treatment, you must use a condom for any sexual intercourse.*
Avertissez le ou les partenaires de votre infection pour qu'ils/elles se fassent dépister et traiter.	*You must warn you sexual partner(s) that you have an STD, so that they can be examined and treated too.*
C'est également un geste de santé publique qui permet de diminuer la propagation des IST.	*Warning them is also a strong gesture in favour of public health, as it can reduce STDs from spreading.*

CONTRACEPTION – *CONTRACEPTION*

Utilisez-vous un moyen de contraception ?	*Do you have a contraceptive?*
1) oui	*1) yes*
2) non	*2) no*
Si oui, lequel ?	*If you do, which one do you use?*
1) pilule contraceptive	*1) the contraceptive pill*
2) diaphragme	*2) diaphragm*
3) stérilet (dispositif intra-utérin [DIU])	*3) intra-uterine device (IUD)*
4) implant	*4) implant*
5) anneau vaginal	*5) vaginal ring*
6) préservatif masculin	*6) male condoms*
7) préservatif féminin	*7) female condoms*
6) patch	*6) patch*
7) spermicide	*7) spermicide*
8) cape cervicale	*8) cervical cap*
9) injections	*9) injections*
Connaissez-vous son pouvoir de protection contre les infections sexuellement transmissibles ?	*Do you know how much protection you get against sexually transmitted diseases?*
1) oui	*1) yes*
2) non	*2) no*

Que faites-vous en cas de suspicion de grossesse ?	*What would you do if you think you might be pregnant?*
1) vous appelez votre petit ami	*1) you call your boyfriend*
2) vous appelez votre médecin	*2) you call your doctor*
3) vous appelez le planning familial	*3) you call the family counselling centre*
4) vous allez chercher un test de grossesse chez votre pharmacien	*4) you go to the chemist's to buy a pregnancy test*
5) vous allez chercher la pilule du lendemain chez votre pharmacien	*5) you go to the chemist's to buy the morning-after pill*
Connaissez-vous les ressources disponibles en cas de questionnement sur la contraception et ses conséquences ?	*Do you know about the professional support you can get if you have any questions about being pregnant?*
1) oui	*1) yes*
2) non	*2) no*
Quelques conseils	***Some advice***
Le préservatif (masculin ou féminin) est le seul moyen de contraception qui vous protège également des infections sexuellement transmissibles.	*Male and female condoms are the only contraceptives that also protect you from sexually transmitted diseases.*
Pour vous informer sur comment accéder à une interruption volontaire de grossesse (IVG ; démarches, déroulement de l'intervention, lieux, etc.), vous pouvez appeler le 0800 08 11 11 (gratuit et anonyme) ou consulter le site www.ivg.gouv.fr.	*To get information on how, when and where to undergo a surgical abortion, you can call the following number: 0800 08 11 11 (it is free and remains anonymous) or visit www.ivg.gouv.fr.*

Les pharmaciens sont là pour vous délivrer la contraception, vous informer et vous orienter. Ils délivrent également la contraception d'urgence.	*You can ask your chemist for any information about contraceptives. They can provide you with contraceptives as well as the morning-after-pill.*
Les infirmiers(-ières) scolaires des collèges et lycées sont aussi là pour vous informer et vous orienter. Ils/Elles peuvent délivrer la contraception d'urgence.	*The school nurses can also give you information about contraceptives as well as provide you with the morning-after-pill.*
Les médecins généralistes, gynécologues et sages-femmes sont là pour vous renseigner, vous aider à choisir le moyen de contraception qui vous convient et vous le prescrire (certains sont gratuits).	*GPs, gynaecologists and midwives can provide information, help you choose the right contraceptive for you and prescribe it. Some contraceptives are even free of charge.*
Les centres de planification et d'éducation familiale (CPEF) assurent des consultations de contraception ainsi que des actions de prévention portant sur la sexualité et l'éducation familiale.	*The Family Counselling Centres can provide you with free examinations and information about contraception and sexual intercourse.*
Les mineures peuvent obtenir, gratuitement et sans autorisation parentale, une consultation médicale, la prescription d'un moyen contraceptif, la contraception d'urgence, ainsi que les bilans et le suivi nécessaires.	*Underage women can obtain a free-of-charge medical appointment, without parental consent, be prescribed contraceptives and morning-after-pills and undergo some exams and follow-ups.*
Toute personne sans couverture sociale personnelle peut aussi bénéficier de ces prestations gratuitement.	*Any person, even without a medical insurance, can benefit from this help, for free.*

LES GESTES BARRIÈRES CONTRE LA TRANSMISSION DE MALADIES – *PREVENTIVE MEASURES TO STOP DISEASES FROM SPREADING*

Voici quelques gestes/règles pour empêcher la transmission de certaines maladies (comme le Covid).	*Here are preventive measures to stop diseases from spreading, such as Covid.*
Lavez-vous souvent les mains pendant au moins 30 secondes.	*Wash your hands often and for at least 30 seconds.*
N'oubliez pas de frotter le dessus de vos mains, vos poignets, entre vos doigts ainsi que vos ongles	*You must not forget to wash the back of your hands, your wrists, between your fingers and also scrub your nails.*
Portez un masque jetable/lavable sur le nez et la bouche.	*Cover your mouth and nose with a disposable/washable mask.*
Évitez de vous toucher les yeux, le nez, la bouche, surtout après avoir touché votre masque.	*Avoid touching your eyes, nose and mouth, especially after touching your mask.*
Toussez et éternuez dans un mouchoir jetable.	*Cough or sneeze inside a disposable tissue and throw it away.*
Vous pouvez aussi le faire à l'intérieur de votre coude.	*You can also cough or sneeze inside your elbow sleeve.*
Jetez vos mouchoirs dans une poubelle et lavez-vous les mains avec du savon ou du gel hydroalcoolique.	*Throw used tissues in the trash and immediately wash your hands with soap or alcohol-based sanitizer gel.*
Évitez les contacts avec les gens : pas d'embrassade, ne vous faites pas la bise, ne vous serrez pas la main.	*Avoid close contact with people. Do not hug, kiss on the cheek or shake hands with people.*
Restez au moins à 2 mètres des autres et évitez les foules.	*Stay at least 6 feet away from people and avoid crowded places.*
Désinfectez les chaises, tables, claviers, téléphones, poignées de portes, interrupteurs, télécommandes, etc.	*Daily clean and disinfect surfaces like chairs, tables, keyboards, phones, doorknobs, switches, remote controls…*
Surveillez vos symptômes, prenez votre température et soyez à l'affut de symptômes tels que…	*Monitor your health daily, check your temperature and be alert for symptoms such as…*
Restez chez vous même en cas de symptômes mineurs.	*Stay home and self-isolate even if you have minor symptoms.*
Si vos symptômes persistent, consultez un médecin.	*If your symptoms persist or worsen, seek medical advice.*

Chapitre 17
Questionner

Dans ce chapitre, vous trouverez des phrases et questions utiles pour interroger un patient : faire le recueil de données, un bilan médical, évaluer la douleur, la gestion des urgences et la prise en charge psychiatrique.

RECUEIL DE DONNÉES – *DATA COLLECTION*

Bonjour Monsieur/Bonjour Madame.	*Hello Sir/Hello Madam.*
Quel est votre nom ? Votre prénom ?	*What is your family name? Your first name?*
Quel est votre nom de jeune fille ?	*What is your maiden name?*
Quel âge avez-vous ?	*How old are you?*
Quelle est votre date de naissance ?	*What is your date of birth?*
Quelle est votre nationalité ?	*What is your nationality?*
Parlez-vous français ?	*Do you speak French?*
Quelle langue parlez-vous ?	*What language do you speak?*
Quel est votre métier ?	*What is your occupation?*
Êtes-vous marié(e) ? Êtes-vous en couple ?	*Are you married? Do you have a partner?*
Avez-vous des parents ? Enfants ? Proches ?	*Do you have any parents? Any children? Any relatives?*
Quel est le nom de la personne à prévenir ?	*What is the name of the person we need to contact?*
Avez-vous son numéro de téléphone ?	*Do you have his/her phone number?*
Où habitez-vous ?	*Where do you live?*
Êtes-vous croyant(e) ? Quelle est votre religion ?	*Are you a believer? What is your religion?*
Quand êtes-vous entré(e) à l'hôpital ?	*When did you check in the hospital?*
Comment êtes-vous venu(e) à l'hôpital ?	*How did you get to the hospital?*
Avez-vous été transporté(e) par le SAMU ? Le SMUR ?	*Were you driven in by a mobile emergency medical service? A mobile emergency vehicle?*
Avez-vous été transporté(e) par les pompiers ?	*Did the firemen drive you in?*

Avez-vous été transporté(e) en ambulance ?	*Did an ambulance drive you in?*
Êtes-vous arrivé(e) aux urgences ?	*Did you come to the A&E department/emergency room-ward?*
Avez-vous été dans un autre service ?	*Did you come to another ward?*
Quelle est la raison de votre entrée ?	*Why did you come to the hospital?*
Était-ce programmé ?	*Was it planned – scheduled?*
Qui est votre médecin traitant ?	*Who is your local GP?*
Êtes-vous affilié(e) à la sécurité sociale ?	*Do you have a social security number?*
Avez-vous une mutuelle complémentaire ?	*Do you have a private medical insurance?*
Avez-vous des aides ? Des allocations ?	*Do you benefit from financial support?*
Êtes-vous sous tutelle ?	*Are you under guardianship?*
Avez-vous de lunettes ? Des prothèses ?	*Do you wear any glasses? Any dentures?*
Avez-vous des antécédents médicaux ?	*Do you have any medical history I should know about?*
Souffrez-vous d'une affection de longue durée ?	*Are you affected with a chronic long-term condition?*
Avez-vous été hospitalisé(e) avant aujourd'hui ?	*Have you been hospitalised before today?*
Pour quelle raison ?	*What for?*
Avez-vous subi des interventions ?	*Have you undergone any surgical procedure?*
Avez-vous des antécédents familiaux ?	*Do you have any family history I should know about?*
Êtes-vous allergique ? À quoi ?	*Are you allergic? What are you allergic to?*
Avez-vous des intolérances alimentaires ?	*Do you have any food intolerances?*
Êtes-vous sous traitement ? Que prenez-vous ?	*Are you on medication? What do you take?*
Avez-vous un régime alimentaire spécifique ?	*Do you have a specific diet?*

Êtes-vous fumeur/fumeuse ?	*Do you smoke?*
Quelle est votre consommation d'alcool ?	*How much alcohol do you drink?*
Avez-vous une activité sportive ?	*Do you practice an activity? A sport?*
À quelle heure vous levez-vous le matin ?	*At what time do you get out of bed, in the morning?*
À quelle heure vous couchez-vous le soir ?	*At what time do you go to bed at night?*
Quel est le diagnostic médical depuis votre entrée ?	*What has the doctor diagnosed since you came in?*
Quelle est la cause de ce problème ?	*What caused this medical condition?*
Quels étaient les symptômes à votre arrivée ?	*What were the symptoms when you came in?*
Comment ce problème a-t-il évolué ?	*How did your condition evolve?*
Quels examens avez-vous passé ?	*What examinations did you do?*
Avez-vous fait des bilans ?	*Have you had any check-ups?*
Avez-vous passé un scanner ? Une IRM ? Une radio ?	*Have you had a scanner? MRI? X-ray?*
Quel est l'état de votre problème médical aujourd'hui ?	*What is the state of your condition today?*
Quels sont vos symptômes aujourd'hui ?	*What are your symptoms today?*
Comment vous sentez-vous aujourd'hui ?	*How do you feel today?*
Qu'est-ce que le médecin vous a prescrit ?	*What did the doctor prescribe?*
Quelle est la posologie ?	*What is the posology?*
Quelle est la durée du traitement ?	*How long do you have to take it?*

BILAN DE SANTÉ – *MEDICAL CHECK-UP*

Mode de vie du patient	*The patient's lifestyle*
Fumez-vous ? En quelle quantité ?	*Do you smoke? How much?*
Consommez-vous de l'alcool ? Régulièrement ?	*Do you drink alcohol? How often?*
Consommez-vous des drogues ?	*Do you take drugs?*
Êtes-vous marié(e) ? En couple ?	*Are you married? Do you live with a partner?*
Êtes-vous sexuellement actif(-ve) ?	*Are you sexually active?*
Avez-vous des enfants ?	*Do you have children?*
Vos parents sont-ils en vie ? Bien portants ?	*Are your parents still alive? Are they in good health?*
Sinon, de quoi sont-ils décédés ?	*If not, what did they die of?*
Avez-vous un travail ? Que faites-vous ?	*Do you have an occupation? What do you do?*
Comment vous rendez-vous au travail ?	*How do you get to work?*
Faites-vous du sport ? Régulièrement ?	*Do you practise a sport? How often?*
Prenez-vous des médicaments ? Que prenez-vous ? À quelle fréquence ?	*Are you on medication? What do you take? How often?*
Quelle est la posologie ?	*What is the posology?*
Antécédents du patient et familiaux	***Patient's and family history***
Souffrez-vous d'allergies ?	*Do you suffer from allergies?*
À quoi êtes-vous allergique ?	*What are you allergic to?*
Avez-vous déjà été hospitalisé(e) ? Pourquoi ?	*Have you ever been hospitalised? What for?*
Avez-vous déjà eu des maladies graves ?	*Have you had any serious diseases?*

Avez-vous eu des maladies infantiles ?	*Have you had any childhood diseases?*
Dans votre famille, y compris vous-même, y a-t-il des personnes qui souffrent ou ont souffert des affections suivantes : – allergies ? – cancer ? – problèmes cardiovasculaires ? – diabète ? – hypertension ? – asthme ? – épilepsie ? – AVC ? – tuberculose ? – IST ?	*In your family, including yourself, are there people who suffered or have been suffering from:* *– allergies?* *– cancer?* *– heart problems?* *– diabetes?* *– high blood pressure?* *– asthma?* *– epilepsy?* *– stroke?* *– tuberculosis?* *– STD?*
Santé générale	***General health***
Avez-vous des troubles de la vision ?	*Do you have any vision disorder?*
Portez-vous des lunettes ? Des lentilles ?	*Do you wear glasses? Lenses?*
Avez-vous des troubles auditifs ?	*Do you have any hearing disorder?*
Avez-vous des prothèses auditives ?	*Do you wear hearing aids?*
Montez sur la balance, s'il vous plaît.	*Can you please get on the scales?*
Avez-vous des frissons ?	*Do you have chills – shivers?*
Vous sentez-vous fiévreux(-se) ?	*Do you feel feverish?*
Revenez-vous d'un pays étranger ? D'où ?	*Have you just come back from abroad? From where?*
Vous sentez-vous fatigué(e) ces derniers temps ?	*Have you been feeling tired lately?*

Avez-vous des troubles du sommeil ?	*Do you have any sleep disorder?*
Avez-vous perdu l'appétit dernièrement ?	*Have you lost your appetite lately?*
Avez-vous la sensation d'avoir souvent soif ?	*Have you felt like being often thirsty lately?*
Avez-vous perdu du poids dernièrement ?	*Have you lost any weight lately?*
Avez-vous pris du poids dernièrement ?	*Have you put on weight lately?*
Avez-vous des crampes d'estomac ?	*Do you have any stomach cramps?*
Avez-vous un transit normal ? Des gaz ?	*Any bowel movement? Any flatulence – gas?*
Avez-vous des problèmes quand vous urinez ? Des douleurs ? Une sensation de brûlure ? Du sang dans les urines ?	*Do you have any problems when you pass urine? Any pain? Any burning sensation? Any blood?*
Vous levez-vous la nuit pour uriner ?	*Do you get up at night to go to the loo?*
Avez-vous des problèmes quand vous allez à la selle ? Des douleurs ? Du sang dans les selles ? Des selles noires ?	*Do you have any problems when you pass stools? Any pain? Any blood? Black tarry stools?*
Quand avez-vous eu des selles la dernière fois ?	*When did you last pass stools?*
Avez-vous un stimulateur cardiaque ?	*Do you have a pacemaker?*
Vous sentez-vous essoufflé(e) facilement ?	*Have you felt short of breath lately?*
Avez-vous des palpitations ? Le cœur qui s'emballe ?	*Have you had palpitations? Heart race?*
Avez-vous tendance à être rapidement en sueur dernièrement ?	*Have you been sweating a lot lately?*
Avez-vous des sueurs nocturnes ?	*Have you any night sweats?*

Avez-vous des symptômes du type : – nausée ? – vomissements ? – brûlures d'estomac ? – douleur thoracique ? – toux ? sèche ? grasse ? – fièvre ? – maux de tête ? – point de côté ? – les chevilles enflées ? – diarrhée ? – constipation ? – ballonnements ? – mauvaise haleine ? – vertiges ? – bourdonnements d'oreille ? – saignement de nez ?	*Have you had symptoms such as:* *– nausea?* *– vomiting?* *– heartburn?* *– chest pain?* *– cough? dry? loose?* *– fever?* *– headaches?* *– stitch in one side?* *– swollen ankles?* *– diarrhoea?* *– constipation?* *– bloating?* *– bad breath?* *– dizziness?* *– ear buzzing?* *– nosebleed?*
Avez-vous mal ? À un endroit précis ? Où ?	*Are you in pain? Is it localised? Where?*
Quel type de douleur avez-vous ? (Pour l'interrogation sur la douleur, voir le paragraphe suivant « Évaluer la douleur – *Pain assessment* ») p. 323.	*What kind of pain is it?*

Orientation/surveillance	*Orientation/monitoring*
Pourriez-vous me serrer les deux mains ?	*Can you squeeze both my hands please?*
Tirez-moi la langue s'il vous plaît.	*Can you please pull your tongue out?*
En quelle année sommes-nous ? En quelle saison ?	*What year are we in? What season?*
Qui est le président de la république ?	*Who is the president of...?*
Je vais regarder vos pupilles. Je vous mets de la lumière dans les yeux.	*I am going to examine your pupils. I am going to flash some light in your eyes.*
Avez-vous mal quand j'appuie ici ?	*Does it hurt when I press here?*
Avez-vous bu de l'alcool ? Combien ?	*Have you been drinking? How much?*
Avez-vous eu un traumatisme ?	*Have you had a trauma?*
Avez-vous perdu connaissance ?	*Have you passed out? – Have you fainted?*
Avez-vous vomi ?	*Have you been vomiting?*
Le médecin va venir vous ausculter.	*The doctor is going to examine you.*
Le Dr ... va vous prescrire/a prescrit des examens.	*Dr ... will prescribe/has prescribed some tests.*
Le Dr ... va répondre à vos questions/angoisses.	*Dr ... will answer your questions/ease your fears.*
Pour les femmes	***For women***
Êtes-vous réglée ?	*Are you menstruated? – Do you have your periods?*
À quel âge avez-vous été réglée ?	*When did you begin to have your periods?*
Avez-vous des douleurs liées aux règles ?	*Do you have any period pain?*
Pendant combien de temps durent-elles ?	*How long do they last on average?*
Sont-elles régulières ?	*Are your periods regular enough?*

Avez-vous des pertes ?	*Do you have any discharges?*
Avez-vous des enfants ?	*Have you got children?*
Combien de grossesses avez-vous eues ?	*How many times have you been pregnant?*
Avez-vous déjà eu une fausse couche ?	*Have you ever had a miscarriage?*
Avez-vous eu un/des accouchements difficiles ?	*Have you had any trouble with your deliveries?*
Avez-vous accouché par voie basse ?	*Have you delivered naturally?*
Avez-vous vous eu une césarienne ? Une épisiotomie ?	*Did you have a C-section? An episiotomy?*
Avez-vous allaité vos enfants ?	*Did you breastfeed your children?*
Êtes-vous enceinte ? Depuis quand ?	*Are you pregnant? Since when?*

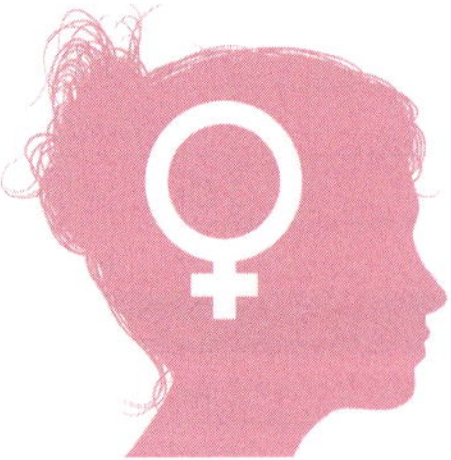

ÉVALUER LA DOULEUR – *PAIN ASSESSMENT*

Site de la douleur	*Locating the pain*
Avez-vous mal ? Où souffrez-vous ?	*Are you in pain? Where does it hurt?*
Avez-vous mal : – à la tête ? – au dos ? – au ventre ? – à une dent ? – à l'oreille ?	*Do you have:* *– a headache?* *– a backache?* *– a stomach-ache?* *– a toothache?* *– an earache?*
Avez-vous mal : – au bas ventre ? – aux reins ?	*Does it hurt:* *– in your lower abdomen?* *– in your lower back?*
Avez-vous mal : – au bras ? – au pied ? – à la main ? – à la cheville ? – au poignet ? – au genou ? – au cou ? – à la poitrine/au torse ?	*Does your:* *– arm* *– foot* *– hand* *– wrist* *– ankle* *– knee* *– neck* *– chest* *hurt?*

Est-ce que la douleur irradie ?	*Does the pain travel?*
Vers où irradie t-elle ? – La mâchoire ? – L'épaule ? – Le dos ? – De quel côté ? – Gauche ? – Droit ?	*Where does it travel?* *– Your jaw?* *– Your shoulder?* *– Your back?* *– On what side?* *– Left?* *– Right?*
Comment est-elle apparue ? – Sur un effort ? – Avec un stress ? – Avec une émotion ?	*How did it occur?* *– Due to exertion?* *– Due to stress?* *– Due to an emotion?*
Où est-elle apparue ? – Au travail ? – À la maison ? – Ailleurs ?	*Where did it occur?* *– At work?* *– At home?* *– Somewhere else?*
Est-ce qu'elle a commencé quelque part et est localisée ailleurs maintenant ?	*Did it start somewhere and is now localised elsewhere?*
Si elle est chronique, où la douleur se produit-elle le plus souvent ?	*If it comes and goes, where does the pain occur the most?*

Symptômes associés	*Associated symptoms*
Avez-vous d'autres symptômes associés à la douleur ? – Des nausées ? – Une faiblesse ? – Un engourdissement ? – Des picotements ? – Des maux de tête ? – Des troubles de la vision/de l'audition ? – Des troubles du sommeil ? – Des vertiges ? – Des acouphènes ?	*Do you have other symptoms along with the pain?* *– Any nausea?* *– Any weakness?* *– Any numbness?* *– Any tingling?* *– Any headaches?* *– Difficulties seeing/hearing?* *– Any sleeping disorder?* *– Any dizziness?* *– Ringing in the ear?*
Facteurs	***Factors***
Y a-t-il des facteurs aggravants ?	*Are there any aggravating factors?*
Qu'est-ce qui aggrave la douleur ?	*What makes it worse?*
La lumière/le bruit amplifie-t-elle/il votre douleur ?	*Does the light/noise make it worse?*
Y a-t-il des facteurs améliorants ?	*Are there any alleviating factors?*
Qu'est-ce qui soulage la douleur ?	*What makes it better?*
Est-elle soulagée dans le noir ?	*Is it better when you stay in the dark?*

Type de douleur	*Type of pain*
Quel type de douleur est-ce ? – Qui brûle ? – Sourde ? – Constante ? – Chronique ? – Récidivante ? – Permanente ? – Écrasante ? Comme un étau ? – Étouffante ? – Générale ? – Localisée ? – Lancinante ? – Pulsatile ? – Rétrosternale ? Derrière le sternum ? – Spontanée ? – Tenace ? – Ictale ? (Intense et d'apparition brutale)	*What kind of pain is it?* *– Burning pain?* *– Dull pain?* *– Constant pain?* *– Pain that comes and goes?* *– Recurring pain?* *– Permanent pain?* *– Crushing pain?* *– Squeezing pain?* *– Pain all over your body?* *– Localised pain?* *– Stabbing pain?* *– Throbbing – shooting pain?* *– Pain felt behind the sternum – breastbone?* *– Spontaneous pain?* *– Nagging pain?* *– Thunderclap pain? (Severe and sudden-onset)*

Durée de la douleur	*Timing of pain*
Quand cette douleur apparaît-elle ?	*When does the pain occur?*
Quand avez-vous le plus mal ? – Le matin ? – Le soir ? – La nuit ?	*When are you most in pain?* *– In the morning?* *– In the evening?* *– At night?*
Depuis combien de temps avez-vous mal ?	*How long have you been in pain?*
Combien de temps cette douleur dure-t-elle, en moyenne, une fois présente ?	*On average, how long does the pain last, once it has started?*
Est-ce qu'elle apparaît soudainement ou petit à petit ?	*Is it sudden or gradual?*
Est-ce une douleur constante ou intermittente ?	*Is it a constant pain or is it intermittent?*
Est-ce qu'elle est chronique ?	*Does it come and go?*
Intensité de la douleur	***Severity of the pain***
Entre 0 et 10, comment situez-vous votre douleur ?	*From 0 to 10, how intense is the pain?*
Est-ce qu'elle vous oblige à vous asseoir ? Vous allonger ?	*Does it force you to sit down? Lie down?*
Avez-vous atteint votre seuil de douleur ?	*Did you reach your pain threshold?*
Quel terme choisiriez-vous pour décrire l'intensité de votre douleur ?	*What word would you use to describe how intense your pain is?*
Pourriez-vous m'indiquer, sur l'échelle de la douleur, à quelle intensité elle se trouve ?	*Could you please show me on the pain scale how intense is the pain?*

Mild (Légère)		*Moderate* (Modérée)		*Distressing* (Éprou-vante)		*Acute* (Vive)		*Agonizing* (Agoni-sante)	
1	2	3	4	5	6	7	8	9	10
	Uncomfor-table (Inconfor-table)		*Annoying* (Agaçante)		*Intense* (Intense)		*Unbearable* (Insuppor-table)		*Excruciating* (Atroce)
Prenez-vous des antalgiques – analgésiques ?					*Do you take any painkillers?*				
Que prenez-vous ? Quel dosage ?					*What do you take? How much?*				
Depuis quand en prenez-vous ?					*How long have you been taking them?*				
Quand avez-vous pris votre dernier antalgique ? À quelle heure ?					*When did you take your last painkiller? At what time?*				

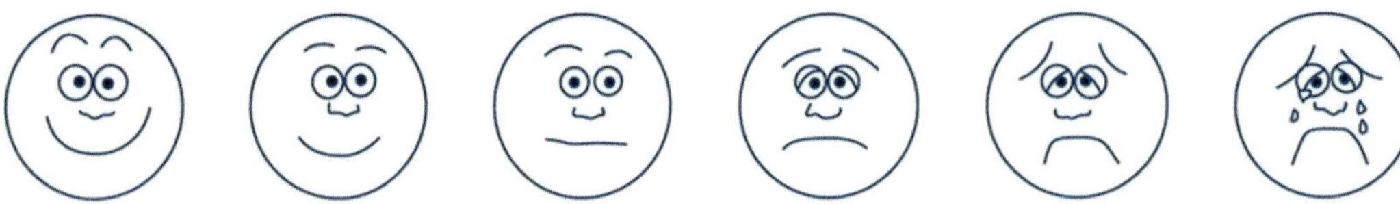

SAMU/NUMÉROS D'URGENCE – *911, EMERGENCY CALLS*

Informations essentielles	*Essential data*
Vous appelez le SAMU, un numéro d'urgence.	*You've reached an emergency line.*
Quel est le motif de votre appel ?	*Why are you calling? What is the reason of your call?*
Essayez de parler moins vite...	*Please try and slow down when you speak...*
Merci de me répondre avec des phrases courtes.	*Please try and answer with short clear sentences.*
Merci de me répondre par oui ou par non.	*Please try and answer by yes or no.*
Quel est votre nom et prénom ? Pourriez-vous l'épeler ?	*What is your name and surname? Could you spell it please?*
Êtes-vous la personne accidentée ? qui a besoin d'aide ?	*Are you the casualty? The person who needs help?*
Si ce n'est pas vous, qui est-ce ?	*If you are not the casualty, who is?*
Est-ce un homme, une femme, un adolescent, enfant ?	*Is the casualty a man? A woman? A teenager? A child?*
Quel est son nom et prénom ? Pourriez-vous l'épeler ?	*What is his/her name and surname? Could you spell it please?*
Quel âge avez-vous ?/Quel âge a la personne ?	*How old are you?/how old is the casualty?*
Quel est votre numéro de téléphone ? (Chiffres un par un)	*Can you please tell me your phone number?*
Où êtes-vous ? Avez-vous un nom de rue près de vous ?	*Where are you? Can you see the name of a road beside you?*
Pourriez-vous épeler le nom de la rue s'il-vous-plaît ?	*Could you spell the name of the road please?*
Avez-vous fait/la personne a-t-elle fait un malaise ?	*Have you fainted/has the person fainted?*
Êtes-vous blessé(e) ?/La personne est-elle blessé(e) ?	*Are you injured? Wounded?/Is the person injured? wounded?*
Êtes-vous tombé(e) ? La personne est-elle tombé(e) ?	*Did you fall?/Did the person fall?*
Y a-t-il eu un accident ? Un accident de la route (AVP) ?	*Was there an accident? Was there a road accident?*

Restez en ligne, je vais parler au médecin.	*Please hold the line, I am going to speak to the doctor.*
Restez sur place, je vous envoie une ambulance, le SMUR, les pompiers.	*Stay put, as we speak now, I am sending an ambulance, the paramedics, the firemen.*
Accidentés de la route (AVP)	***Road casualties***
Y a-t-il eu un accident De la route ?	*Was there a road accident?*
Impliquant un piéton ? Plusieurs piétons ?	*Involving a pedestrian? Several pedestrians?*
Impliquant un vélo ? Une moto ?	*Involving a cyclist? A motorcyclist?*
Impliquant une voiture ? Des voitures ? Un camion ?	*Involving a car? Several cars? A truck?*
Combien de victimes y a-t-il ?	*How many casualties are there?*
Avez-vous été témoin de l'accident ?	*Did you see the accident yourself?*
Êtes-vous vous-même blessé(e) ?	*Are you injured/wounded yourself?*
Sont-elles encore exposées à un danger quelconque ?	*Are the casualties still exposed to some danger?*
Y a-t-il des gens encore coincés dans un véhicule ?	*Are some of the casualties still stuck in their vehicles?*
Y a-t-il des personnes qui saignent ?	*Are one or several of the casualties bleeding?*
D'où vient le sang ? De quelle partie du corps ?	*Where is the blood coming from? What body part?*
La personne/les personnes souffre(nt)-elle(s) ?	*Are one or several of the casualties in pain?*
Y a-t-il des personnes inconscientes ?	*Are one or several casualties unconscious?*

Suspicions d'AVC	*Stroke*
Est-ce que le discours de la personne est confus ? incohérent ?	*Is the person's speech slurred? garbled?*
Est-ce qu'il/elle a la moitié de son visage qui s'affaisse ?	*Is a side of his/her face droopy?*
Arrive-t-il/elle à lever les deux bras ? Demandez-le-lui.	*Does he/she manage to raise both arm? Ask him/her to do it.*
Suspicions de problèmes cardiaques	*Heart issues*
Est-ce que vous/que la personne a une vive douleur à la poitrine ?	*Do you/does the person have violent chest pains?*
Est-ce que vous/qu'il/elle a mal dans le bras gauche ?	*Do you/Do they have shooting pains up and down the left arm?*
Malaise	*Fainting*
Est-ce vous qui avez fait un malaise ?	*Are you the person who has fainted?*
Si la réponse est « oui » : comment vous sentez-vous ?	*How are you feeling now?*
Avez-vous mal quelque part ?	*Are in any pain? Where?*
Avez-vous des antécédents médicaux ?	*Any medical history we should know about?*
Avez-vous un médecin traitant en France ? Qui est-ce ?	*Do you have a GP in France? Who is it?*
Êtes-vous suivi par un médecin en France ? Par qui ?	*Are you being treated by a physician in France? Who?*
Prenez-vous un traitement ?	*Are you on any medication?*
Quel traitement est-ce ? Quel type de médicament ?	*What medication are you on? What type of medicine is it?*
Si la réponse est « non » : qui a fait un malaise ? Est-elle consciente ?	*Who has fainted? Is the casualty conscious?*
Si la personne est consciente : comment se sent-elle ?	*Can you ask him/her how he/she is feeling.*
Est-ce qu'elle a mal quelque part ?	*Is the person in any pain? Where?*

A-t-il/elle des antécédents médicaux ?	*Any medical history we should know about?*
A-t-il/elle un médecin traitant en France ? Qui est-ce ?	*Does the person have a GP in France? Who is it?*
Est-t-il/elle suivi par un spécialiste en France ? Par qui ?	*Is the person being treated by a physician in France? Who?*
Est-ce qu'elle prend un traitement ?	*Is the person on any medication?*
Quel traitement est-ce ? Quel type de médicament ?	*What medication is it? What type of medicine is it?*
Si elle n'est pas consciente : observez-la	*If the person is unconscious, watch him/her closely.*
Est-ce qu'elle respire ? Observez sa cage thoracique.	*Is the person still breathing? Watch the person's chest.*
Collez votre oreille à sa bouche. L'entendez-vous respirer ?	*Place your ear next to the person's mouth. Hear anything?*
Est-ce qu'il/elle a un pouls ? À son poignet ?	*Can you feel a pulse? On the person's wrist?*
Personne blessée	***Wounded – injured person***
Est-ce vous qui êtes blessé(e) ?	*Are you the person who is injured? Wounded?*
Si la réponse est « oui » : comment vous sentez-vous ?	*How are you feeling now?*
Êtes-vous blessé ? Où est située la blessure ?	*Are you injured? Where is your injury located?*
Saignez-vous ? De quelle partie du corps saignez-vous ?	*Are you bleeding from anywhere? Where from?*
Avez-vous mal quelque part ?	*Are you in any pain? Where?*
Êtes-vous tombé(e) ?	*Have you fallen?*
Tombé(e) de votre hauteur ? Sinon, de quelle hauteur ?	*Have you fallen from your own height? If not, how high?*
Est-ce dû à un malaise ? (*Voir page précédente*)	*Have you fallen because you have fainted?*
Si la réponse est « non » : qui est blessé(e) ?	*Who is injured ? Wounded ?*
Est-ce que la personne est consciente ?	*Is the casualty conscious?*
Si la personne est consciente : comment se sent-elle ?	*Can you ask the person how he/she is feeling.*

Est-ce qu'elle a mal quelque part ?	*Is the person in any pain? Where?*
Est-elle blessée ? Où est située la blessure ?	*Is the person injured? Where is the injury located?*
Est-ce qu'elle saigne ? De quelle partie du corps ?	*Is the person bleeding from anywhere? Where from?*
Est-elle tombée ?	*Has the person fallen?*
Tombée de sa hauteur ? Sinon, de quelle hauteur ?	*Have he/she fallen from their own height? If not, how high?*
Est-ce dû à un malaise ? (*Voir page précédente*)	*Has the person fallen because he/she has fainted?*
Si elle n'est pas consciente : observez-la	*If the person is unconscious, watch him/her closely*
Est-ce qu'elle respire ?	*Is the person still breathing?*
Observez sa cage thoracique. Est-ce qu'elle bouge ?	*Watch the person's chest. Is it moving?*
Collez votre oreille à sa bouche. L'entendez-vous respirer ?	*Place your ear next to his/her mouth. Do you hear anything?*
Est-ce qu'il/elle a un pouls ? À son poignet ?	*Can you feel a pulse? On the person's wrist?*
Actions de premiers secours	***First Aid***
Placez la brûlure sous l'eau du robinet pendant 15 minutes.	*Place the burnt body part under tap water for at least 15 mn.*
Si vous ne savez pas ce que votre enfant un ingéré, collectez un échantillon du produit et emmenez-le.	*If you don't know what your child has ingested, collect a sample of the product and take it with you to the ER/A&E.*
Placez la personne en position demi-assise.	*Place him/her in a half-sitting position.*
Aidez la personne à s'asseoir/s'allonger à terre.	*Help the person sit down/lie down on the floor.*
Éloignez les objets autour de la personne pour sécuriser l'espace autour d'elle pendant la crise.	*Move all the objects away from the person, to safe-proof the area around him/her until the fit is over.*
Relevez les jambes de la personne.	*Raise the person's feet up.*
Desserrez ses vêtements serrés (écharpe, cravate, etc.)	*Loosen any tight clothes (scarf, tie, etc.)*

Tapez-lui 5 fois entre les omoplates.	*Slap him/her five times between the shoulder blades.*
Si vous avez été formé(e) aux premiers secours...	***If you have been trained how to do it...***
Mettez la personne en position latérale de sécurité.	*Place the person in the recovery position, on one side*
Savez-vous faire la procédure d'Heimlich ?	*Do you know how to perform Heimlich? Chest thrust?*
Savez-vous faire du bouche-à-bouche ?	*Do you know how to perform rescue breaths?*
Savez-vous faire un massage cardiaque ?	*Do you know how to perform CPR?*
Si oui, faites-le.	*If you do, do it now.*
Restez sur place, je vous envoie une ambulance, le SMUR, les pompiers.	*Stay put, as we speak now, I am sending an ambulance, the paramedics, the firemen.*
Parlez-lui jusqu'à l'arrivée de l'ambulance.	*Talk to him/her until the ambulance gets there.*
Si vous avez un véhicule, allez très vite aux urgences.	*If you have a car, drive as fast as you can to the ER/A&E.*

SITUATIONS D'URGENCE SUR LE TERRAIN – *EMERGENCIES ON THE PREMISES*

Est-ce que vous m'entendez ?	*Can you hear me?*
Que s'est-il passé ?	*What's happened?*
Savez-vous où vous êtes ?	*Do you know where you are?*
Quel jour sommes-nous ?	*What day are we today?*
Quel est votre nom ?	*What is your name?*
Serrez-moi les mains.	*Could you squeeze my hands please?*
Ouvrez les yeux.	*Open you eyes.*
Bougez vos mains et vos pieds.	*Move your hands and feet.*
Avez-vous mal à la tête ?	*Do you have a headache?*
Avez-vous vomi ? Des nausées ?	*Did you vomit? Do you feel nauseous?*
Avez-vous perdu connaissance ?	*Did you faint? – Pass out?*
Avez-vous envie de dormir ?	*Do you feel drowsy? Do you want to sleep?*
Avez-vous mal quelque part ? Où ?	*Are you hurting anywhere? Where does it hurt?*
Quel type de douleur est-ce ?	*What kind of pain is it?*

SITUATIONS D'URGENCE DANS L'AMBULANCE – *EMERGENCIES IN THE AMBULANCE*

Nous allons vous immobiliser dans le matelas coquille pour vous transporter.	*We are going to immobilize your body inside a vacuum mattress in order to carry you inside.*
Cela va éviter des douleurs trop importantes pendant le trajet vers les urgences.	*It will spare you from being in too much in pain while we get to the A&E department/emergency room-ward.*
Dans l'ambulance, vous allez être installé(e) dans le sens inverse de la marche.	*Inside the ambulance, you will be placed rearward facing.*
C'est pour protéger votre tête si l'ambulance venait à être percutée par derrière.	*It will enable to keep your head from getting hurt, in the unlikely event of an accident.*
Il se peut que vous ayez envie de vomir. Dites-le nous si c'est le cas. Nous vous donnerons un sac.	*You may get nauseous. Please let us know if you do. We will give you a sick bag.*
Nous allons enclencher la sirène pour aller plus vite. Attention aux oreilles !	*We are about to set off the siren, in order to go faster. Mind your ears !*
Votre femme/mari/conjoint(e)/fils/fille, etc. nous suit en voiture. Il/Elle vous rejoint aux urgences.	*Your wife/husband/partner/son/daughter, etc. will follow the ambulance. They will meet you there.*
Pour éviter des douleurs au niveau de votre dos, je vais mettre le brancard en position souple.	*To spare you from any back pain, I am going to set the gurney in the flexible mode.*
Pendant le trajet, je vais vous reprendre la tension, la saturation en oxygène et votre pouls.	*While we get to the A&E department/ER, I am going to check your blood pressure, sats and pulse.*
Comme vous êtes sur le point d'accoucher, vous serez positionnée les pieds vers le fond si le bébé vient à venir pendant le trajet.	*As you are about to deliver a baby, you will be placed rearward facing, in case the baby might wish to come out!*

AUX URGENCES – *A&E DEPARTMENT – EMERGENCY ROOM*

À l'arrivée	*At the reception desk*
Je suis l'infirmier(-ière) d'accueil.	*I am the reception nurse.*
Je vais vous prendre en charge et vous questionner afin de vous orienter vers le secteur de soin adapté.	*I am going to take care of you and ask you some questions in order to send you to the right ward.*
Administratif	*Checking-in*
Pouvez-vous me donner vos nom, prénom et date de naissance s'il vous plaît ?	*Could you please give me your full name and date of birth?*
Pouvez-vous me donner le nom et le numéro de téléphone d'une personne à prévenir ?	*What is the name and telephone number of the person I should notify of your being here?*
Quel est le lien de parenté ? Voulez-vous la désigner comme personne de confiance ?	*What is the kinship? Would you consider this person as someone you can trust?*
Sinon quelle serait votre personne de confiance ?	*If not, whom would you consider as a trustworthy person?*
Souhaitez-vous avertir votre famille ? Vos proches ? Qui souhaitez-vous prévenir ? Quel est le numéro ?	*Would you like us to notify your family? Relatives? Who should I call? What is the telephone number?*
Quel est le nom de votre médecin traitant ?	*What is the name of your local GP?*
Je vais vous mettre un bracelet avec votre nom. Pouvez-vous vérifier si votre nom y est bien écrit ?	*I am going to give you a wristband with your name on it. Could you check that your name is spelled right?*
Motif d'arrivée	*Reason for incoming*
Que s'est-il passé ?	*What has happened?*
Neurologique	***Neurologic***
Est-ce que vous m'entendez ?	*Can you hear me?*

Ouvrez les yeux.	*Open your eyes, please.*
Serrez-moi les mains.	*Squeeze my hands.*
Bougez vos mains et vos pieds.	*Move your hands and feet.*
Avez-vous perdu connaissance ? Combien de temps ?	*Have you fainted – passed out? How long have you been unconscious?*
Y avait-il des témoins ?	*Were there any witnesses?*
Pouvez-vous nous dire où nous sommes ici ?	*Could you tell me where we are here?*
Quel jour sommes-nous ?	*What day are we, today?*
Avez-vous mal à la tête ?	*Do you have a headache?*
À quelle heure les premiers signes ont-ils débuté ?	*At what time did your symptoms start?*
Avez-vous bu de l'alcool ?	*Have you been drinking alcohol?*
Avez-vous pris de la drogue ? Laquelle et comment ?	*Have you taken any drugs? Which ones? How?*
Cardiaque	***Cardiologic***
Avez-vous mal à la poitrine ?	*Do you have a chest pain?*
Cette douleur vous serre-t-elle ?	*Is it a crushing pain?*
Irradie-t-elle vers la mâchoire ?	*Does it travel to the jaw?*
Irradie-t-elle vers le bras gauche ?	*Does it travel to the left arm?*
Votre douleur a-t-elle été déclenchée par un effort ?	*Was the pain triggered by exertion?*
Depuis combien de temps avez-vous mal ?	*How long have you been hurting?*
Cette douleur est-elle permanente ?	*Is it a permanent pain?*
A-t-elle cessé après avoir fait votre spray de Trinitrine® ?	*Did you it stop after you had your Trinitrine® spray?*
Avez-vous senti arriver votre malaise ?	*Did you feel you were about to faint?*

Avez-vous eu des sueurs ?	*Did you start sweating?*
Avez-vous déjà fait un infarctus du myocarde ? Quand ?	*Have you ever had a myocardial infarction before? When?*
Avez-vous un stent ?	*Do you have a stent?*
Avez-vous eu un pontage ?	*Have you ever had a bypass?*
Traumatologique	***Traumatologic***
Comment vous êtes-vous fait mal ?	*How did you get hurt?*
Avez-vous chuté ?	*Did you fall?*
De combien de mètres êtes-vous tombé(e) ? De combien de marches êtes-vous tombé(e) ?	*How many meters did you fall from? How many steps did you fall from?*
Je vais regarder votre plaie.	*I am going to check the wound.*
Je retire votre pansement.	*I am going to peel off – remove your dressing.*
Votre plaie a besoin de points de suture.	*The wound needs suturing.*
Êtes-vous à jour de votre vaccination pour le tétanos ?	*Are you tetanus vaccinations up to date?*
Quand avez-vous eu votre dernier rappel ?	*When did you have your last booster?*
Je vais vous poser une minerve.	*I am going to set a neck brace.*
Je vais vous mettre le bras en écharpe.	*I am going to place your arm in a sling.*
Respiratoire	***Respiratory***
Avez-vous du mal à respirer ?	*Do you have any trouble breathing?*
Avez-vous de l'oxygène à la maison ? Combien de litres ?	*Have you got any oxygen at home? How much?*
Digestif	***Gastrointestinal***
Avez-vous vomi ?	*Did you vomit?*
Avez-vous des nausées ?	*Do you feel nauseous – sick?*

Avez-vous mal au ventre ?	*Do you have a stomach-ache?*
Douleur générale (Pour l'interrogation sur la douleur, voir p. 323 le paragraphe « Évaluer la douleur – Pain assessment »)	***Pain***
Avez-vous mal quelque part ? Où ?	*Are you hurting anywhere? Where does it hurt?*
Pouvez-vous me décrire votre douleur ?	*Can you describe the pain?*
À combien chiffreriez-vous votre douleur sur une échelle de 0 à 10 ? Ou sur une échelle de 0 à 4 ?	*How severe is your pain on a scale from 0 to 10? On a scale from 0 to 4?*
Avez-vous pris un antalgique ? Lequel ? Combien ? Il y a combien de temps ?	*Have you taken a painkiller? Which one? How much? How long ago?*
État général	***General***
Avez-vous de la fièvre ? Combien ? Depuis combien de temps ?	*Do you have a temperature? How much? How long have you had it?*
Avez-vous vu votre médecin traitant ? quand ?	*Have you seen your local GP lately? When?*
Antécédents	***Medical history – antecedents***
Avez-vous des antécédents particuliers à me signaler ?	*Do you have any particular medical history I should know about?*
Avez-vous fait un voyage à l'étranger récemment ? Où ?	*Have you travelled abroad lately? Where?*
Quand êtes-vous rentré(e) ?	*When did you come back?*
Avez-vous fait les vaccinations obligatoires avant de partir ?	*Did you do all the necessary vaccinations before going?*
Avez-vous des allergies ? À quoi ?	*Do you have allergies? What are you allergic to?*
Traitements	***Medication***
Prenez-vous des traitements tous les jours ? Lesquels ?	*Are you on daily medication? What are you on?*
Êtes-vous sous anticoagulant ? Lequel ?	*Do you take an anticoagulant? Which one?*

Premiers soins (voir chapitre 15, p. 244)	*First aid*
Je vais vérifier vos paramètres vitaux (tension, pouls, saturation, température).	*I am going to check your vitals (blood pressure, pulse, sats, temperature).*
Je vais mettre de la glace.	*I am going to apply some ice.*
Je vais vous donner un antalgique.	*I am going to give you a painkiller.*
Quel est votre poids ?	*How much do you weigh?*
Prise en charge	***Checking the patient in***
Je vais vous expliquer comment cela va se passer.	*I am going to explain how it's going to work.*
Vous allez être pris(e) en charge dans un box de soins d'ici quelques minutes/dès que possible.	*You will be taken care of in an emergency cubicle within a few minutes/as soon as possible.*
Vous allez devoir patienter quelque temps ici à l'accueil des urgences.	*You will have to wait here for a few moments at the A&E department/ER reception.*
Vous allez devoir patienter en salle d'attente.	*You will have to wait in the waiting room.*
Votre temps d'attente risque d'être long car il y a beaucoup de monde. Cela peut prendre 1 à 2 heures.	*You may have to wait for a while because there are a lot of patients waiting. It might take an hour or 2.*
Si vous avez besoin de moi, vous pouvez m'appeler/venir me voir.	*If you need me, you can call for me/come to see me.*
Vous ne pouvez pas vous lever seul(e), vous devez nous appeler.	*You cannot get up on your own, so you need to call for us.*
Vous devez rester allongé(e) à plat.	*You must lie back.*
Un médecin va venir vous voir/je vais en parler au médecin.	*A doctor will come and examine you/I am going to talk to a doctor.*
Vous n'avez pas le droit de manger, boire ou fumer pour l'instant.	*You are not allowed to eat, drink or smoke for now.*
On va venir vous chercher pour ... (pour les techniques d'imagerie, voir chapitre 14)	*We will come and get you for ...*

SCORE NIHSS - *NIHSS SCORE (NATIONAL INSTITUTES OF HEALTH STROKE SCALE)*

Je vais vous poser des questions pour tester votre vigilance.	*I will ask you some questions to check how alert you are.*
Est-ce que vous m'entendez bien ?	*Can you hear me properly?*
Hochez la tête, serrez ma main, clignez des yeux si « oui ».	*Please nod, squeeze my hand, wink at me if you can.*
Pourriez-vous me dire où vous êtes ?	*Could you tell me where you are?*
Quel jour sommes-nous aujourd'hui ? Quel âge avez-vous ?	*What day is it today? How old are you?*
Sans bouger la tête, suivez mon doigt des yeux.	*Without moving your head, please follow my finger.*
Voyez-vous le stylo ? Mon doigt ?	*Can you see the pen? my finger?*
Pouvez-vous me sourire et me montrer vos dents ?	*Can you smile and show me your teeth?*
Fermez vos yeux très forts, s'il-vous-plaît.	*Please squeeze your eyes shut.*
Pouvez-vous bouger et ensuite froncer des sourcils ?	*Could you raise your eyebrows and then frown at me?*
Pourriez-vous serrer votre poing, puis le relâcher ?	*Could you please make a fist and then let go?*
Pouvez-vous soulever votre bras gauche ? Droit ? Jambe gauche ? Droite ? Et rester ainsi pendant 5 secondes ?	*Could you please raise your left arm? Right arm? Left leg? Right leg? And hold it up for 5 seconds*
Faites comme moi : ouvrez vos bras, touchez votre nez avec votre index gauche, ouvrez, avec votre index droit	*Do as I do: open your arms wide, then touch your nose with your left forefinger, open wide, then do it with the right.*
Est-ce la même sensibilité des deux côtés quand je touche vos épaules ? Bras ? Jambes ? Pieds ? Plus sensible ? Moins ?	*Does it feel exactly the same on both sides when I touch your shoulders? Arms? Legs? Feet? Is it more tender? Less tender?*
Nommez-moi cet objet / décrivez-moi cette image.	*Could you name this object, please? / describe this image?*
Lisez cette phrase / répétez ces mots après moi.	*Read this aloud / repeat those words after me.*

RECUEIL DE DONNÉES ET SUIVI DU PATIENT – PSYCHIATRIE – *DATA COLLECTION AND FOLLOW-UP – PSYCHIATRY*

Entourage et histoire du patient	*Patient's relatives and history*
Quelle relation avez-vous avec votre famille ? Parents ? Conjoint ? Enfants ? Frères et sœurs ? Êtes-vous proches ?	*What kind of relationship do you have with your family? Your parents? Your spouse? Your siblings? Are you close?*
Avez-vous des amis dont vous êtes proche ? Qui sont là pour vous ? En qui vous avez confiance ? Qui ?	*Do you have any close friends? Friends who will be there if you need them? Friends you trust? Who?*
Qui souhaitez-vous désigner comme personne de confiance ?	*Who would you consider to be trustworthy enough to call?*
Êtes-vous d'ici ? Où êtes-vous né(e) ? Ou avez-vous grandi ?	*Are you from here? Where were you born? did you grow up?*
Avez-vous un travail ? Une formation ? Des revenus ?	*Do you have a job? A diploma? Incomes?*
Comment pouvez-vous qualifier votre enfance ?	*How was your childhood like?*
Des événements dans votre enfance qui vous ont marqué(e) ?	*Any specific events worth knowing about your childhood?*
Antécédents psychiatriques	***Patient's psychiatric antecedents***
Pourquoi avez-vous été hospitalisé(e) aujourd'hui ?	*Why have you been hospitalized today?*
Êtes-vous rentré(e) de votre plein gré ? Ou est-ce à la demande d'une personne ? De quelle personne ?	*Have you decided yourself to come here today? Or is it someone else's request? Who?*
Avez-vous déjà été hospitalisé(e) en psychiatrie ?	*Have you ever been hospitalized before in a psychiatric ward?*
Quand avez-vous été hospitalisé(e) ?	*When were you hospitalized?*
Pour quelles raisons ? Où ?	*What for? Where?*
À votre connaissance, avez-vous déjà été traité(e)/suivi(e) pour des problèmes psychiatriques ?	*To the best of your knowledge, have you ever been treated/followed for mental issues?*
Pour quel problème ? Maladie ? Pathologie ?	*Which condition was it? Which pathology? Which disease?*

Quand ce problème a-t-il été diagnostiqué ?	*When was this condition diagnosed?*
Par quel docteur ? Quel est son nom ?	*By which doctor? What is his/her name?*
Où travaille-t-il/elle ? Dans quelle clinique ? Hôpital ?	*Where does he/she work? In which clinic? Hospital?*
Êtes-vous suivi(e) par un psychiatre depuis ? Qui ?	*Have you seen a psychiatrist since then? Who is it?*
Quand avez-vous vu le psychiatre pour la dernière fois ?	*When did you last see your psychiatrist?*
Vous-a-t-il prescrit un traitement ?	*Has he/she prescribed a treatment?*
Quel traitement prenez-vous/avez-vous pris ?	*What medication are you on? were you on?*
Prenez-vous correctement votre traitement ?	*Do you take your treatment properly? comply with it?*
Quand avez-vous arrêté de le prendre ? Pourquoi ?	*When did you stop taking your treatment? Why?*
Habitudes de consommation du patient	***Patient's consumption habits***
Fumez-vous ? Consommez-vous de l'alcool ? Souvent ?	*Do you smoke? Do you drink alcohol? How often?*
Vous arrive-t-il de prendre de la drogue ?	*Do you sometimes take drugs?*
Que prenez-vous ? Quelle quantité ? À quelle fréquence ?	*What do you take? How much? How often?*
Quand en avez-vous pris pour la dernière fois ?	*When did you last take some?*
Signes alertants	***Warning signs***
Comment vous sentez vous aujourd'hui ?	*How do you feel today?*
Sauriez-vous m'expliquer pourquoi ?	*Could you try and explain why?*
Êtes-vous angoissé(e) ? Quand cela vous arrive-t-il le plus ?	*Do you tend to be anxious? When does it happen the most?*
Avez-vous déjà eu des crises d'angoisse ? Dues à quoi ?	*Have you ever had any panic attacks? What triggered them?*
Avez-vous déjà entendu des voix ? Quand ?	*Have you ever heard voices? When?*

Actuellement, sont-elles présentes ?	*Do you hear them now?*
Que disent-elles ? Sont-elles angoissantes ? Inquiétantes ?	*What are they telling you? Are they frightening? Disturbing?*
Avez-vous déjà eu des hallucinations visuelles ?	*Have you ever seen things that are not there? Hallucinations?*
Est-ce souvent ? À un moment précis ?	*Is it often? Does it happen at a specific moment?*
Actuellement, est-ce le cas ? Sont-elles présentes ?	*Do you see them right now?*
Que voyez-vous ? Est-ce angoissant ? Inquiétant ?	*Could you describe what you see? Is it frightening? Disturbing?*
Avez-vous des sensations bizarres, comme si quelqu'un vous voulait du mal ?	*Do you have disturbing feelings as if someone might want to hurt you?*
Avez-vous l'impression qu'on vous vole vos pensées ?	*Do you feel someone is trying to steal your thoughts?*
Avez-vous l'impression qu'on vous dicte vos pensées ?	*Do you feel that someone is trying to tell you what to think?*
Comment dormez-vous la nuit ? Sommeil agité ?	*How do you sleep at night? Is your sleep restless?*
Avez-vous du mal à vous endormir ?	*Do you have any trouble falling asleep?*
Vous vous-réveillez tôt ou plusieurs fois dans la nuit ?	*Do you wake up very early or several times during the night?*
Avez-vous déjà pris des médicaments pour dormir? Quoi?	*Have you ever taken a medicine to help you sleep? Which one?*
Faites-vous parfois des cauchemars ? Est-ce souvent ?	*Do you sometimes have nightmares? Is it often?*
Vous vous en souvenez ? Pourriez-vous m'en raconter un ?	*Do you recall them? Could you please try and tell me one?*
Vous sentez-vous parfois déprimé(e) ? Des idées noires ?	*Do you feel blue sometimes? Ever had gloomy thoughts?*
Avez-vous déjà pensé à vous faire du mal ? Idées suicidaires ?	*Have you ever had thoughts of hurting yourself? Kill yourself?*
Comment avez-vous pensé à vous faire du mal ?	*How did you think of hurting yourself?*
Avez-vous pensé à un scénario ?	*Have you given thoughts to a specific scenario?*
Est-ce que ces idées sont toujours présentes ?	*Do you still have these thoughts now?*

Vous pensez pouvoir passer à l'acte ?	*Do you think you could do it?*
Avez-vous déjà fait une tentative de suicide ? Quand ? Comment ?	*Have you ever tried to commit suicide? To kill yourself? When? How?*
Avez-vous été hospitalisé(e) pour cette tentative ? Où ?	*Have you been hospitalized for this attempt? Where?*

NOTES PERSONNELLES

Elsevier Masson SAS
65, rue Camille-Desmoulins
92442 Issy-les-Moulineaux cedex

Dépôt légal : août 2021

Composition : SPI

Imprimé en Pologne par Dimograf